Geschichte des Rettungsdienstes 1945–1990

Medizingeschichte im Kontext
Herausgegeben von Karl-Heinz Leven

Begründet als Freiburger Forschungen zur
Medizingeschichte von Ludwig Aschoff,
fortgesetzt von Eduard Seidler

Band 13

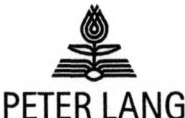

PETER LANG
Frankfurt am Main · Berlin · Bern · Bruxelles · New York · Oxford · Wien

Nils Kessel

Geschichte des Rettungsdienstes 1945–1990

Vom „Volk von Lebensrettern"
zum Berufsbild „Rettungsassistent/in"

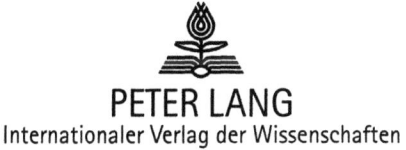

PETER LANG
Internationaler Verlag der Wissenschaften

Bibliografische Information der Deutschen Nationalbibliothek
Die Deutsche Nationalbibliothek verzeichnet diese Publikation
in der Deutschen Nationalbibliografie; detaillierte bibliografische
Daten sind im Internet über <http://www.d-nb.de> abrufbar.

Gedruckt auf alterungsbeständigem,
säurefreiem Papier.

ISSN 1437-3122
ISBN 978-3-631-56910-8
© Peter Lang GmbH
Internationaler Verlag der Wissenschaften
Frankfurt am Main 2008
Alle Rechte vorbehalten.

Das Werk einschließlich aller seiner Teile ist urheberrechtlich
geschützt. Jede Verwertung außerhalb der engen Grenzen des
Urheberrechtsgesetzes ist ohne Zustimmung des Verlages
unzulässig und strafbar. Das gilt insbesondere für
Vervielfältigungen, Übersetzungen, Mikroverfilmungen und die
Einspeicherung und Verarbeitung in elektronischen Systemen.

Printed in Germany 1 2 3 4 5   7

www.peterlang.de

Meinen Eltern

Vorwort

Dieses Buch ist die überarbeitete, inhaltlich unveränderte Fassung meiner Magisterarbeit, die im Sommersemester 2006 an der Albert-Ludwigs-Universität Freiburg i. Br. eingereicht wurde.
Danken möchte ich Allen, die an der Entstehung der Arbeit und des Buches beteiligt waren. Einen bedeutenden Anteil daran haben meine beiden Betreuer am Historischen Seminar und am Institut für Geschichte der Medizin, Prof. Sylvia Paletschek und Prof. Karl-Heinz Leven. Beide haben mich bei dem Vorhaben, eine erste wissenschaftliche Aufarbeitung der Geschichte des Rettungsdienstes zu verfassen, von Beginn an unterstützt und mir wertvolle Anregungen geliefert.
Es ist für mich eine besondere Freude, dass diese Arbeit als Buch erscheinen konnte. Dafür möchte ich zum einen Prof. Karl-Heinz Leven danken, der die Arbeit in die Reihe „Medizingeschichte im Kontext" aufgenommen hat. Zum anderen bin ich der Björn-Steiger-Stiftung e.V., im besonderen Dr. med. h.c. Siegfried Steiger, für die Finanzierung des Drucks zu Dank verpflichtet. Dr. Kurt Wallat und Bianca Becker vom Peter-Lang-Verlag danke ich für die Hilfestellung bei der Veröffentlichung. Ohne sie alle hätte dieses Buch nicht erscheinen können.
Ebenso möchte ich den vielen Beteiligten im Rettungsdienst danken, die mir bereitwillig ihr Quellenmaterial überließen. Eine besondere Erwähnung gebührt Jörn Fries. Er gewährte nicht nur Einblick in das Zeitungsartikelarchiv der Björn-Steiger-Stiftung, sondern ermöglichte mir zudem umfangreiches Quellenmaterial aus seiner privaten Sammlung von Rettungsdienst-Schrifttum zu sichten. Andreas Franz, Joachim Herchet, Martin Spies und Dieter Wulff haben mir Materialien zur Geschichte des Rettungsdienstes zur Verfügung gestellt. Christiane Kurbel und Dr. Anne Hundt berichteten mir aus ihrer Erfahrung als Rettungsassistentinnen.
Bedanken möchte ich mich bei Holger Frerichs, dem Institut für Geschichte der Medizin der Universität Heidelberg und den Mitarbeiterinnen und Mitarbeitern in den Pressestellen der Berufsfeuerwehren Bremerhaven, Hamburg, Köln und Wiesbaden, im Archiv und der Abt. Öffentlichkeitsarbeit des Arbeiter-Samariter-Bundes, in der Abt. Öffentlichkeitsarbeit des Deutschen Roten Kreuzes, der Pressestelle der Johanniter-Unfall-Hilfe und der Öffentlichkeitsarbeit des Malteser-Hilfsdienstes. Sie alle haben mit großer Geduld und Freundlichkeit meine Anfragen bearbeitet und mir die Nutzung des Bildmaterials möglich gemacht.
Den Korrektor/innen meiner Magisterarbeit danke ich für ihre wertvollen Hinweise und Korrekturen. Bei meinen Freunden, besonders bei Anthony Mette, möchte ich mich für ihre Geduld und Unterstützung bedanken. Fehler in diesem Buch verantworte allein ich.

Freiburg, im März 2007   Nils Kessel

Inhaltsverzeichnis

Vorwort..VII
Einleitung..1
   Fragestellung und Gliederung..2
   Forschungsstand und Quellenlage..6
1 Versuch einer historischen Standortbestimmung..13
   1.1 Kriterien für eine geschichtswissenschaftliche Erforschung......................13
   Organisationsstruktur...14
   Medizinische Indikation und spezielle Ausstattung.......................................15
   Transportziel..15
   Vorstellungen von Gesundheit und Krankheit..16
   1.2 Anfänge des organisierten Rettungswesens ca. 1850-1942......................17
   1.3 Improvisation mit neuen Spielregeln 1942-1949......................................22
      1.3.1 Von den Nationalsozialisten zu den Alliierten..................................22
      1.3.2 Strukturelle Neuordnung?..24
      1.3.3 Improvisation: Automobil- und Materialbeschaffung........................30
2 Auf dem Weg zum „Volk von Lebensrettern"(1950-1969)..........................33
   2.1 Vor dem Hintergrund der Katastrophe..33
      2.1.1 Zivilschutz..34
      2.1.2 Katastrophenschutz und Rettungswesen...35
   2.2 Subsidiarität und Uniformität...37
      2.2.1 Organisation und Weltbild...37
      2.2.2 Hierarchie und Uniformität..41
      2.2.3 Geschlecht und Arbeit..42
   2.3 Krankentransport im Frieden: Ausbau, Finanzierung, Normen................44
      2.3.1 Monopol und Dominanz..44
      2.3.2 Expansion und Konkurrenz..45
   2.4 Theorie und Wirklichkeit der Krankenbeförderung..................................48
      2.4.1 „Es ist ein Mercedes 180, bestens ausgerüstet".................................48
      2.4.2 Ausstattung...49
      2.4.3 Ansätze einer Professionalisierung durch Ausbildung......................50
   2.5 Mobile und stationäre Unfallrettung...52
      2.5.1 „Der Einsatz an den Autobahnen ist hart."..52
      2.5.2 Die Unfallhilfsstellen –
   Synergieeffekte von Katastrophenschutz und Unfallrettung.........................54
      2.5.3 Die Unfallhilfsstellen – Symbole eines antiquierten Systems...........57

3 Von Pionieren und Experten (1957-1975) 61
   3.1 Vorarbeiten: Der Arzt am Unfallort 61
      3.1.1 „Bei der Bergung verletzt, auf dem Transport moribund,
      bei Klinikeinweisung tot." 61
      3.1.2 Ärzte, Autos, Universitäten 64
      3.1.3 Von der „Rettungskette" zum „Ludwigshafener Modell" 69
      3.1.4 Spezialisierung und ‚Verärztlichung' des Rettungsdienstes.
      Notfallmedizinische Randbemerkungen zur Medikalisierungsdebatte 72
   3.2 Reformzeit 77
      3.2.1 Mängel 77
      3.2.2 Verkehrsunfälle als mediale Inszenierung? 82
      3.2.3 Wendepunkt 84
   3.3 Experten des Rettungsdienstes 87
      3.3.1 Die Bund/Länder-Frage 87
      3.3.2 Koordinierung 89
      3.3.3 Das neue System in Praxis und Gesetz 92
      3.3.4 Verbändeherrschaft? 99
   3.4 Epilog und Präludium: Das ungelöste Problem der Ausbildung 102
      3.4.1 Der Kompromiss von 1977 104

4 Beharren und Verändern (1975-1989) 107
   4.1 Das Ende des Ausbaus, Anfang des Abbaus? 107
   4.2 „Koexistenz unmöglich" – Konkurrenz, Wohlfahrt und Geschäft 111
   4.3 Kampf um das Berufsbild 114
      4.3.1 „Legalisierte Schwarzarbeit" und „Hobbysanitäter" 116
      4.3.2 Der ‚Zivi' 118
      4.3.3 Berufsbild Rettungsassistent 119
   4.4 RettungsassistentIN 121

Fazit und Ausblick 125

Anhang 129
   Abkürzungsverzeichnis 129
   Glossar 130
   Tabellen 134
   Karten 139
   Abbildungen 142
   Bildnachweis 154
   Bibliographie 155

Quellen 155
  Drucksachen Bundestag und Bundesrat (BR) 155
  Gesetze 155
  Unveröffentlichte Quellen 156
  Aufsätze in Zeitschriften, Zeitungsartikel, monographische Quellen 156
  Internetquellen 174

Sekundärliteratur 176
Register 183

Einleitung

Ein „Volk von Lebensrettern" sollten die Deutschen werden, forderte der Chirurg Rudolf Frey in den fünfziger Jahren.[1] Wenn erst einmal ein Großteil der bundesrepublikanischen Bevölkerung in Erster Hilfe ausgebildet wäre, dann würde sich die Sterblichkeit bei Verkehrsunfällen, die in den fünfziger Jahren besonders stark zugenommen hatte, auch signifikant verringern lassen. Tatsächlich sollte es aber noch bis in die siebziger Jahre des zwanzigsten Jahrhunderts dauern, bis in Deutschland die Todesrate bei Verkehrsunfällen wieder zu sinken begann. Schlagzeilen wie „Es stirbt sich leicht auf Deutschlands Straßen", der „Tod fährt schneller" und „beim Unfall bestimmt der Zufall" gaben diesem als unerträglich wahrgenommenen Zustand sein mediales Gesicht.[2] Die hohe Sterberate wurde zu einem wichtigen Argument für die Reorganisation des Rettungswesens, an dessen vorläufigem Ende Mitte der 1970er Jahre mit den ersten Rettungsdienstgesetzen in Deutschland eine rechtlich fixierte Organisationsstruktur stand.[3] Diese ‚Verrechtlichung' erforderte zur Einhaltung von Qualitätsnormen eine stärkere Verantwortung des Personals.[4] So waren insbesondere die siebziger und achtziger Jahre von einer Professionalisierung, der „Verberuflichung"[5], des Rettungsdienstes geprägt, begleitet und beeinflusst von medizinischen Innovationen. Auf die Gesetze, die zuerst nur den Aufbau des Systems regelten, folg-

---

[1] AHNEFELD, F. W.: Vom Samariter zum Notarzt, in: ADAC-Luftrettung, 2003, H. 2, S. 19-25, S. 25.
[2] Es stirbt sich leicht auf Deutschlands Straßen, in: Stern, 16. Jg., 1963, H. 44, S. 20-27; Muncke, G.: Der Tod fährt schneller, in: Die Zeit vom 14.11.1969, S. 76; Beim Unfall bestimmt der Zufall. Spiegel-Report über den westdeutschen Rettungsdienst, in: Der Spiegel, 26. Jg., 1972, H. 21, S. 52-66. Diese Stellen wurden erstmals zitiert bei HAHN, C.: Entwicklung des öffentlichen Rettungswesens in der Bundesrepublik Deutschland unter besonderer Berücksichtigung Schleswig-Holsteins, unveröffentlichte Magisterarbeit, Kiel 1994, S. 10.
[3] Zur Beschreibung des Krankentransportes und des Rettungsdienstes werden in der Arbeit die Begriffe „Institution", im Sinne einer gesellschaftlichen Einrichtung, und der Begriff des ‚Systems' verwendet. Der Begriff Institution ist zwar zu Recht als „amorph" bezeichnet worden, aber kann nur schwer durch einen treffenderen ersetzt werden. Vgl. dazu im Besonderen REINHARD, W.: Geschichte der Staatsgewalt. Eine vergleichende Verfassungsgeschichte Europas von den Anfängen bis zur Gegenwart, München ²2000, S. 125; STOURZH, G.: Wege zur Grundrechtsdemokratie. Studien zur Begriffs- und Institutionengeschichte des liberalen Verfassungsstaates, Wien/Köln 1989, S. 360; ausführlich SCHELSKY, H., Zur soziologischen Theorie der Institution, in: Ders. (Hrsg.), Zur Theorie der Institution, Düsseldorf 1970, S. 15; vgl. auch allgemeiner EBERLE, F./MAINDOK, H.: Einführung in die soziologische Theorie, München/Wien ²1994; ESSER, H.: Institutionen, Frankfurt/New York 2000; GUKENBIEHL, H. L.: Institution und Organisation, in: Korte, H./Schäfers, B. (Hrsg.): Einführung in die Hauptbegriffe der Soziologie, Opladen ⁴1998, S. 97-113; TREIBEL, A.: Einführung in soziologische Theorien der Gegenwart, Opladen 1993.Vgl. zum Begriff der „Organisation" ESSER, Institutionen, S. 240ff; detailliert BÜSCHGES, G./ABRAHAM, M.: Einführung in die Organisationssoziologie, Stuttgart 2. überarb. Auflage 1997.
[4] Den Trend zur „Justizialisierung" als eine Ausdehnung rechtlicher Regelung bei SCHÄFERS, B.: Sozialstruktur und sozialer Wandel in Deutschland. Mit einem Anhang: Deutschland im Vergleich europäischer Sozialstrukturen, Stuttgart 7. überarb. Auflage 1998, S. 11.
[5] Diesen Begriff übernehme ich von KREUTZER, S.: Vom „Liebesdienst" zum modernen Frauenberuf. Die Reform der Krankenpflege nach 1945, Frankfurt a. M. 2005, S. 275.

te eine weitergehende Standardisierung durch Normen für Material und Fahrzeuge sowie Ausbildungsverordnungen für das Personal. 1989 wurde erstmals ein Berufsbild für den Rettungsdienst, der/die so genannte Rettungsassistent/in geschaffen. Diese Entwicklung ging einher mit einer allmählichen Zurückdrängung von ehrenamtlichen Kräften. Während das Konzept eines „Volkes von Lebensrettern" noch auf einer freiwilligen Helferschaft aus Laien basierte, die in ihrer Freizeit Krankenwagen fuhren, wurde mit dem ‚Rettungsassistent/in' die Tätigkeit zum Beruf erhoben.[6]

Fragestellung und Gliederung

Ziel der Arbeit ist es, diesen Wandel im Krankentransport und im Rettungsdienst von einem nichtmedizinischen, zumeist ehrenamtlichen Verletzten- und Krankentransport hin zu einem organisierten, professionellen, auf notfallmedizinischem Handeln gestützten Berufsrettungsdienst zu untersuchen.[7] Diesem Ansatz liegen mehrere Leitfragen zu Grunde, die Ulrich Herbert bereits für den Wandel der bundesrepublikanischen Gesellschaft der sechziger Jahre formuliert hat:[8] Welche Auseinandersetzungen, Entscheidungen und Entwicklungen sorgen für den Wandel? Wer sind seine Trägergruppen? Welche Faktoren verlangsamen und beschleunigen ihn? Wie tief greifend ist dieser Veränderungsprozess?

Die Arbeit versucht durch die Analyse des Wandels in Krankentransport und Notfallrettung Entwicklungen zu akzentuieren, um einer tiefer gehenden Erforschung der zwei Institutionen den Weg zu ebnen.[9] Das erscheint umso wichtiger, da Qualitätsstandards im Rettungsdienst, der Zugang zum Rettungsdienst und seine Finanzierung heute Gegenstand von Diskussionen sind, worin die „historischen Vorbedingungenals

---

[6] In der Arbeit wird die Eigenbezeichnung des Personals in den Hilfsorganisationen als Helfer übernommen. Die Begriffe ‚Ehrenamt' und ‚Hauptamt' werden, trotz ihrer normativen Aufladung des Verständnisses halber beibehalten. ‚Ehrenamtlich' beschreibt in der Arbeit den Status des/der freiwilligen, nicht angestellten Helfers/in einer Hilfsorganisation. ‚Hauptamtlich' wird synonym zu ‚hauptberuflich' verwendet, ‚nebenamtlich' zu ‚nebenberuflich'. Im Allgemeinen wird in der Untersuchung bei Berufsbezeichnungen die männliche Form für beide Geschlechter verwendet.
[7] Zum Begriff des Wandels als zentralem Untersuchungsgegenstand der Geschichtswissenschaft HOWELL, M./PREVENIER, W.: Werkstatt des Historikers. Eine Einführung in die historischen Methoden, Köln/Weimar/Wien 2004, S. 149ff.
[8] HERBERT, U.: Liberalisierung als Lernprozeß. Die Bundesrepublik in der deutschen Geschichte - eine Skizze, in: Ders. (Hrsg.): Wandlungsprozesse in Westdeutschland. Belastung, Integration, Liberalisierung 1945-1980, Göttingen 2002, S. 7-49, S. 9.
[9] Eine solch weit gefasste Fragestellung nach einem generellen Wandlungsprozess verfolgt das Ziel, übergreifende Entwicklungen nachzuvollziehen. Damit kann und will die Arbeit keine vollständige Dokumentation der Geschichte des Rettungsdienstes liefern. Die Beschränkung auf einzelne Bundesländer aufgrund ihrer legislativen Zuständigkeit erscheint nur unter juristischen Gesichtspunkten notwendig; vgl. anders BLOOS, J. - C.: Das baden-württembergische Rettungswesen in seiner Entwicklung (1969-1984). Maßnahmen - Durchführung - Mängel, unveröffentlichte Diplomarbeit, Konstanz 1985, S. 24 und HAHN, Rettungswesen, S. 11.

Argument für die Veränderung oder Beibehaltung bestehender Strukturen dienen.[10] Diesen ‚Determinanten' möchte diese Arbeit auf den Grund gehen.

In der Literatur zum Rettungswesen, sei sie wissenschaftlich oder nicht, herrscht eine große Begriffsvielfalt, bei denen die Begriffe ‚Rettungsdienst', ‚Rettungswesen' und ‚Krankentransport' synonym gebraucht werden.[11] Diese Uneindeutigkeit erstreckt sich nicht nur auf die Literatur. Selbst die Texte der Rettungsdienstgesetze, obwohl mehrfach novelliert, sind nicht klarer in der Begriffswahl.

Aufgrund unterschiedlicher Bedeutungsinhalte wird in dieser Arbeit zwischen ‚Krankentransport', ‚Rettungswesen', ‚Unfallrettung' und ‚Rettungsdienst' unterschieden.[12] Damit wird gleichzeitig der Untersuchungsrahmen abgesteckt. Die Begriffe ‚Krankenbeförderung' und ‚Krankentransport' wurden für die Beförderung eines Kranken oder Verletzten mittels Tragen oder ähnlichen Transportgestellen, Kutschen oder Automobilen und für den Transport mit Eisenbahnen, Sanitätsflugzeugen oder Schiffen verwendet. Ab 1970 verengt sich der Begriff auf den Transport Kranker. Dahingegen wurde vor allem in den fünfziger und sechziger Jahren die Versorgung Verletzter mit Blick auf die hohe Zahl der Verkehrsunfälle als ‚Unfallrettung' beschrieben. Die Gesamtheit von Krankentransport und Unfallrettung umfasste der Begriff ‚Rettungswesen'.[13] Ab den siebziger Jahren ersetzte ihn der Terminus ‚Rettungsdienst' als „die

---

[10] Vgl. DALHOFF, M.: Finanzierungsregelungen im Rettungsdienst. Gegenwart und Zukunftsperspektiven, in: Neue Zeitschrift für Sozialrecht, 4. Jg., 1995, H. 4, S. 153-162; HAUSNER, H.: Mitwirkung Privater am Rettungsdienst. Ein Beitrag zur Problematik der öffentlichen Verwaltung durch Private, jur. Diss., Universität Regensburg 1993; JAKOB, H.: Muß die Vorrangstellung der Hilfsorganisationen in der Notfallrettung einem freien Wettbewerb weichen? in: Leben retten, 1995, S. 143-145; ORLOWSKI, M.: Der Rettungsdienst und die Berufsfreiheit des Art. 12 Absatz 1 GG: Abkehr vom Vorrangprinzip der Hilfsorganisationen, jur. Diss., Universität Regensburg 1997; SCHMIEDBAUER, R.: Der Rettungsdienst/Krankentransport von privaten und nichtprivaten Anbietern. Eine Analyse am Beispiel der Johanniter-Unfall-Hilfe Regensburg e.V., Diplomarbeit, Regensburg 1998; SCHULTE, M.: Rettungsdienst durch Private, Berlin 1999; NADLER, G.: Funktionale Einheit von Notfallrettung und Krankentransport: Reform angebracht, in: Rettungsdienst, 24. Jg., 2001, H. 7, S. 54-56; LIPPAY, C.: Wie entwickelt sich der Arbeitsmarkt für das RD-Personal? in: Rettungsdienst, 24. Jg., 2001, H. 1, S. 34-35; STADLER, J./BOCK, Y.: Rettungsdienst auf dem Prüfstand des europäischen Wettbewerbsrechts, in: Bayerische Verwaltungsblätter, 134. Jg., 2003, H. 2, S. 40-44. SCHULTE, Private, S. 16 bemerkt, dass die Neufassungen der Landesrettungsdienstgesetze „auf fast 50 Jahre bestehende Strukturen [treffen], die wesentlich von den großen, privaten gemeinnützigen Hilfsorganisationen [ASB, DRK, JUH, MHD, DLRG] geprägt worden sind. Von einer bundesweiten Einheitlichkeit ist man jedoch weit entfernt, denn es gibt aufgrund *historischer Vorbedingungen* [Hervorhebung N.K.] sowohl zwischen den einzelnen Ländern als auch zwischen deren Regionen zum Teil erhebliche Unterschiede."
[11] Auf diese Problematik haben bereits HAHN, Rettungswesen, S. 7 und SCHULTE, Private, S. 19 hingewiesen. Vgl. BLOOS, Rettungswesen, S. 21. Definitionsvorschläge finden sich im Glossar.
[12] Vgl. Kap. 1.1.
[13] Artikel „Rettungswesen", in: Der Große Brockhaus, Bd. 9, Wiesbaden ^{16}1956, S. 696; BESKE, F./HALLAUER, J. F.: Das Gesundheitswesen in Deutschland. Struktur - Leistung - Weiterentwicklung, Köln ^{3}1999, S. 209; vgl. auch die Definitionen von HESSE, E.: Das Rettungswesen, seine Entwicklung und Wandlung in Deutschland, in: Ärztliche Mitteilungen, 39. Jg., 1954, H. 12, S. 412-416,

Organisationsstruktur zur Optimierung der Behandlung und des Transportes von Notfallpatienten" oder die „organisierte Hilfe, die bei Notfallpatienten am Notfallort lebensrettende Maßnahmen durchführt, die Transportfähigkeit herstellt oder verbessert und die betroffenen Personen unter Aufrechterhaltung der Transportfähigkeit und Vermeidung weiterer (zusätzlicher) Schäden in ein geeignetes Krankenhaus bringt".[14] Dabei ist es aus historischer Perspektive gesehen hinderlich, Krankentransport und Rettungsdienst von vornherein als eine Einrichtung der öffentlichen Hand oder des privaten Gewerbes zu betrachten, weil gerade die Aneignung dieser Aufgabe durch den Staat oder nichtstaatliche Akteure Teil der Untersuchung ist.[15]

Eine Behandlung von Spezialdiensten, die an unterschiedliche geographische Bedingungen angepasst operieren, war in dieser Arbeit weder möglich noch Teil der Fragestellung. Wasser-, Berg- und Luftrettung, das Militärsanitätswesen sowie Fragen der technischen Rettung der Feuerwehr oder des Technischen Hilfswerks (THW) wurden nicht behandelt. Dagegen wurden die Entwicklungen der Ersten Hilfe, der Unfallchirurgie und der Notfallmedizin mit einbezogen, da sie zentrale Elemente des Rettungswesens bis in die Gegenwart sind.[16]
Die Untersuchung konzentriert sich auf Westdeutschland zwischen 1945 und 1990, das heißt auf die Gebiete, aus denen 1945 die amerikanische, britische und französische Besatzungszone und 1949 die Bundesrepublik Deutschland geschaffen wurden.[17] Die sowjetische Besatzungszone und spätere Deutsche Demokratische Repu-

---

S. 412 und KRAUSE-WICHMANN, L.: Rettungswesen - Krankentransportwesen, in: Lehmkuhl, H./Pürckhauer, F. (Hrsg.): Berufe und Einrichtungen des Gesundheitswesens, Teil A: Grundlagen, Stuttgart 1964, S. 457-476, S. 457, der auf den Charakter der Erste-Hilfe-Leistung abhebt.

[14] In der Reihenfolge des Auftretens zit. nach Artikel „Rettungsdienst", in: Pschyrembel. Medizinisches Wörterbuch, Hamburg ^{257}1994, S. 1328; MÜLLER, W.: Handbuch für den Arbeiter-Samariter-Bund. ASB-Organisationshandbuch, Köln 1981, Abs. 10.2.4, S. 2. Die Einheit von Krankentransport und Notfallrettung als Rettungsdienst wird bis in die Gegenwart in Frage gestellt, ist aber im Untersuchungszeitraum noch gegeben. Vgl. BRINKMANN, H.: Ist Wohlfahrt drin, wo Wohlfahrt draufsteht? Eine ökonomische Analyse des deutschen Marktes für Rettungsdienstleistungen, Edewecht 2002, S. 5.

[15] Ebenso BLOOS, Rettungswesen, S. 6, S. 26ff; anders HAHN, Rettungswesen, S. 10, der versucht mit der Beschränkung auf den ‚öffentlichen Rettungsdienst' die Vernachlässigung der betrieblichen Rettungsdienste zu legitimieren. Dann gesteht er aber ein, dass „streng genommen (…) ein öffentlicher Rettungsdienst erst seit dem Zeitpunkt, an dem der Gesetzgeber ihn in den frühen 70er Jahren als öffentliche Aufgabe anerkannte [existiert]." Zur Problematik des Begriffs „öffentlich" vgl. HAUSNER, Mitwirkung, S. 1, S. 26ff. und ORLOWSKI, Berufsfreiheit, S. 61ff. Zudem missversteht HAHN, Rettungswesen, S. 11 den Begriff des „öffentlichen" wenn er „eine Abgrenzung von dem betrieblichen und **dem aus rein kommerziellen Gründen betriebenen Rettungssystem** [Hervorhebung N.K.] deutlich (…) machen" möchte. Auch profitorientiert arbeitende Privatunternehmer können im öffentlichen Rettungsdienst beauftragt werden.

[16] Vgl. Kap. 1.3.3.

[17] Das Saarland, obwohl erst 1957 zur Bundesrepublik gekommen, und Westberlin wurden einbezogen; zur Problematik einer rein bundesrepublikanischen Darstellung vgl. das Kapitel „Die Bundesrepublik als Gegenstand der Geschichtsforschung" bei MORSEY, R.: Die Bundesrepublik Deutsch-

blik (DDR) wurde aus der Problemstellung herausgenommen. Die gesetzlichen Grundlagen, der Aufbau und der ideologische Rahmen unterscheiden sich zu stark von den bundesrepublikanischen Gegebenheiten, um sie in dieser Untersuchung herauszuarbeiten.

Die Wiedervereinigung[18] 1990 bildet den Schlusspunkt der Arbeit. Mit den fünf neuen Bundesländern, die die westdeutschen Strukturen ohne Änderungen übernahmen, traten fünf neue Akteure im Rettungsdienst auf, deren Bearbeitung den Rahmen der Arbeit gesprengt hätte. Außerdem macht die zeitliche Nähe zu heute die Bewertung vieler Vorgänge nach 1990 schwierig.[19] Zu viele Entwicklungen haben erst begonnen, deren Ende so noch nicht abzusehen ist. Gerade die Auswirkungen der Wettbewerbspolitik der Europäischen Union sind noch unklar.

Der Aufbau der Arbeit folgt weitgehend den oben gestellten Leitfragen, dem eine historische Begriffsbestimmung als erstes Kapitel vorangestellt ist. Darin wird im ersten Teil das Rettungswesen auf seine Ursprünge untersucht, um dann im zweiten Teil des Kapitels die direkten Grundlagen des bundesrepublikanischen Systems zu bestimmen. Dafür wurden als Eckpunkte das Jahr 1942 als Zeitpunkt der Übertragung des gesamten Krankentransportes auf das Deutsche Rote Kreuz und das Jahr 1949, die Gründung der Bundesrepublik, gewählt. Das erste Datum markiert eine wichtige Zäsur noch vor dem Ende des Zweiten Weltkrieges, in deren Folge der Krankentransport und die Unfallrettung unter neuen politischen Gegebenheiten umgestaltet wurden. Der langfristig wirksame Eingriff der Besatzungsmächte in die Organisation des Krankentransports hat es erfordert, den Untersuchungsgegenstand auf die gesamten vierziger Jahre des letzten Jahrhunderts auszudehnen.[20]

Das zweite Kapitel ist dem Krankentransport und der Unfallrettung bis zum Ende der sechziger Jahre gewidmet. Es soll dem Leser die Grundlagen zum Verständnis des Rettungswesens bis circa 1970 vermitteln. Die relative Ausführlichkeit der Darstellung ist zum einen der Komplexität des Themas geschuldet, zum anderen soll auf dieser Basis zu weiteren Forschungen angeregt werden.

Im folgenden dritten Kapitel wird die chronologische Abfolge der Gliederung unterbrochen. Frühe von Ärzten ab 1957 entwickelte Alternativmodelle zum bestehenden Rettungswesen werden auf ihre ‚Pionierrolle' untersucht und Trägergruppen des Wandels identifiziert sowie voneinander abgegrenzt. In einem zweiten Schritt wird dann der konkrete Reformprozess betrachtet und der Anteil, den die einzelnen Betei-

---

land. Entstehung und Entwicklung bis 1969, München ⁴2000, S. 117-122.

[18] Normativ aufgeladene Begriffe wie ‚Wiedervereinigung' oder ‚Kalter Krieg' werden zugunsten eines besseren Verständnisses beibehalten, wenn sie die Fragestellung nicht berühren. Die Verwendung von Begriffen aus der Sprache des Dritten Reiches (Lingua Tertii Imperii) wurde vermieden.

[19] Zu 1990 als Zäsur für den Rettungsdienst HAHN, Rettungswesen, S. 10, FN 6.

[20] Vgl. Kap. 1.3. Zu 1945 als Epochenjahr der Zeitgeschichte, zur Problematik der Periodisierung gelungen zusammenfassend SELLIN, V.: Einführung in die Geschichtswissenschaft, Göttingen 2005, S. 177ff.

ligten an ihm hatten, herausgearbeitet.[21] Des Verständnisses halber wurde auf die detaillierte Behandlung der länderspezifischen Gesetzesregelungen verzichtet, sondern diese weitgehend typisiert.[22]
Im Kapitel vier soll dann für die Jahre 1975 bis 1990 der Frage nach Tiefe und Auswirkungen des Wandels nachgegangen werden. Dabei konzentriert sich die Untersuchung auf die Probleme der Finanzierung, der Professionalisierung und des Zugangs zum Rettungsdienst.

Forschungsstand und Quellenlage

Die ersten wissenschaftlichen Darstellungen zur Geschichte des Krankentransports und des Rettungswesens bis 1956 beziehungsweise 1970 lieferten Erich Hesse und Friedrich Curio, wobei beide für diese Arbeit nur noch Quellenwert haben.[23] Mit seiner Magisterarbeit zur Entwicklung des Rettungsdienstes in Baden-Württemberg von 1969 bis 1984 legte Jörg-Christian Bloos 1985 die erste sozialwissenschaftliche Regionalstudie vor, deren besonderer Wert in der politischen Analyse der Umbruchzeit 1969 bis 1975 liegt.[24] Die erste geschichtswissenschaftliche Darstellung zur Geschichte des Rettungsdienstes lieferte 1994 Christian Hahn.[25] Obwohl sich seine Arbeit auf Schleswig-Holstein konzentrierte, stellte er bundesweite Strukturen und Prozesse ausführlich dar. Allerdings beschränkte er sich auf das Deutsche Rote Kreuz und ging nicht auf die Vielfalt der Anbieter des Krankentransportes und Rettungsdienstes ein. Zudem verzichtete Hahn darauf, Entwicklungslinien herauszuarbeiten, sondern lieferte vielmehr eine erste historische Faktensammlung zum Rettungswesen. Eine Monographie zur Geschichte des Rettungsdienstes steht noch aus.[26]

---

[21] Vgl. zur methodischen Herangehensweise bei der Beschreibung von Wandlungsprozessen BERNHARD, P.: Zivildienst zwischen Reform und Revolte. Eine bundesdeutsche Institution im gesellschaftlichen Wandel 1961-1982, München 2005, S. 4.
[22] Vgl. zur Typenbildung in der Geschichtswissenschaft SELLIN, Geschichtswissenschaft, S. 147ff. HAHN, Rettungswesen, S. 11 hält eine Bearbeitung des Themas auf Bundesebene für undurchführbar, räumt aber ein, dass „[seine] Beschränkung nur auf Schleswig-Holstein (...) nicht möglich [war], da viele Prozesse und Entscheidungen bundesübergreifend heranreiften und dann von den einzelnen Bundesländern übernommen wurden".
[23] HESSE, E.: Das Rettungswesen, seine Entwicklung und Wandlung in Deutschland, in: Ärztliche Mitteilungen, 39. Jg., 1954, H. 12, S. 412-416.; DERS.: Das Krankenbeförderungswesen im Wandel der Zeiten, München 1956.; CURIO, F.: Die Geschichte des Krankentransportes, Med. Diss., Universität Köln 1971.
[24] BLOOS, J. - C.: Das baden-württembergische Rettungswesen in seiner Entwicklung (1969-1984). Maßnahmen - Durchführung - Mängel, unveröffentlichte Diplomarbeit, Konstanz 1985.
[25] HAHN, C.: Entwicklung des öffentlichen Rettungswesens in der Bundesrepublik Deutschland unter besonderer Berücksichtigung Schleswig-Holsteins, unveröffentlichte Magisterarbeit, Kiel 1994.
[26] Dies konstatierte MÖNCH, W.: Bibliographie zur Geschichte der Rettungsdienst Stiftung Björn Steiger e.V. und der Deutschen Rettungsflugwacht e.V. (DRF) 1969 bis 2004, Winnenden 2004, S. XIV.

Wichtige Impulse für die Arbeit haben die jüngst erschienenen Dissertationen von Patrick Bernhard zur Geschichte des Zivildienstes und von Susanne Kreutzer zur Geschichte der Krankenpflege seit 1945 mit dem Schwerpunkt der Berufspolitik geliefert.[27] Zusammen mit den Erkenntnissen der Forschungsgruppe um Ulrich Herbert gelang es mit Hilfe dieser Werke Entwicklungen der bundesrepublikanischen Gesellschaft der sechziger und siebziger Jahre am Rettungsdienst zu exemplifizieren.[28] Eine wichtige Grundlage für die Geschichte des Deutschen Roten Kreuzes, des größten Rettungsdienstanbieters in der Bundesrepublik, stellte die Monographie von Dieter Riesenberger dar, bislang das einzige Überblickswerk zur Geschichte einer Sanitätsorganisation.[29] Der Sammelband von Adam Wienand zur Geschichte des Johanniter- und Malteserordens, 1977 in der zweiten und 1988 in der dritten Auflage erschienen, wurde von den verantwortlichen Führungspersönlichkeiten des Ordens beziehungsweise seiner Ordenswerke geschrieben und kann nicht als wissenschaftliche Publikation gelten.[30]

Dem Fehlen einer historischen Überblicksdarstellung zum Rettungsdienst steht eine unüberschaubare Fülle an Schriften zum Rettungsdienst gegenüber, die die Institution unter medizinischen, organisatorischen, juristischen oder ökonomischen Fragestellungen behandeln. Die mehrheitlich in Form von Aufsätzen erschienenen Arbeiten haben vor allem in den neunziger Jahren des letzten Jahrhunderts noch einmal zugenommen.[31]

Dem Mangel an Sekundärliteratur steht eine sehr große Menge an unveröffentlichten und publizierten Quellen gegenüber.[32] Im Rahmen dieser Arbeit wurden fast ausschließlich Letztere analysiert. Zum einen ist bereits dieses Material in großer Zahl vorhanden, zum anderen sind die Bestände in Archiven des Bundes, der Länder und der Kommunen sowie die der Hilfsorganisationen noch nicht erschlossen. Teilweise

---

[27] BERNHARD, P.: Zivildienst zwischen Reform und Revolte. Eine bundesdeutsche Institution im gesellschaftlichen Wandel 1961-1982, München 2005; KREUTZER, S.: Vom „Liebesdienst" zum modernen Frauenberuf. Die Reform der Krankenpflege nach 1945, Frankfurt a. M. 2005.
[28] Vgl. die Beiträge in HERBERT, U./RAPHAEL, L. (HRSG.): Wandlungsprozesse in Westdeutschland. Belastung, Integration, Liberalisierung 1945-1980, Göttingen 2002.
[29] RIESENBERGER, D.: Das Deutsche Rote Kreuz. Eine Geschichte 1864 - 1990, Zürich 2002. Der Begriff Sanitätsorganisation wird verwendet, um die Konzentration auf (para-)medizinische Hilfeleistungen zu betonen. Der Begriff der Hilfsorganisation wird synonym verwendet. Beide Begriffe bezeichnen in dieser Arbeit die vier großen Hilfsorganisationen ASB, DRK, JUH und MHD.
[30] WIENAND, A. (HRSG.): Der Johanniter-Orden, der Malteser-Orden. Der ritterliche Orden des hl. Johannes vom Spital zu Jerusalem, Köln 1970.
[31] Vgl. den Forschungsstand nach MÖNCH, Steiger-Stiftung, S. XIV; Die Forschungslage entspricht der des Gesundheitswesens; vgl. dazu LINDNER, U.: „Wir unterhalten uns ständig über den Milchpfennig, aber auf die Gesundheit wird sehr wenig geachtet". Gesundheitspolitik und medizinische Versorgung 1945 bis 1972, in: Schlemmer, T. (Hrsg.): Bayern im Bund. Bd. 1: Die Erschließung des Landes 1949-1973, München 2001, S. 205-272.
[32] Dies gilt weitgehend für die Geschichte der Bundesrepublik Deutschland, vgl. MORSEY, Bundesrepublik, S. 126.

sind sie aufgrund der Sperrfristen nicht zugänglich. Neben Quellen in Archiven der Kreise und Städte als Träger des Rettungsdienstes ab 1972/73 wäre Material der Hilfsorganisationen von großem Nutzen, wobei unklar ist, wie gut der Rettungsdienst dokumentiert ist. Studien zum DRK dürften weiterhin aufgrund der Menge des Materials am ergiebigsten sein. Ab 1970 steht das Archiv der Björn-Steiger-Stiftung zur Verfügung, dessen umfangreiche Sammlung an Zeitschriftenartikeln aus der Anfangszeit der Stiftung vertiefende Studien zur medialen Rezeption der Defizite im Rettungswesen ermöglichen würden. Die Quellen zu den Debatten über die Reorganisation des Rettungswesens im schleswig-holsteinischen Landtag und im Bundestag hat in Teilen schon Christian Hahn erschlossen. Inwieweit das Bundesarchiv und die Archive der Länder über unveröffentlichte Dokumente zum Rettungswesen verfügen, ist beim jetzigen Stand der Forschung nicht klar.

Um eine qualitative Analyse zu ermöglichen, wurde versucht eine möglichst breite Quellenbasis zu schaffen, bei der schriftliche Quellen die Mehrheit bilden. Zum Teil basiert die Arbeit auch auf Bildquellen, die in der Literatur zu finden sind. Dank ihnen war es möglich wichtige Informationen über Personal, Fahrzeuge, Material und Uniformen zu bekommen.[33]

Als unverzichtbare schriftliche Quellen stehen für die fünfziger bis sechziger Jahre Handbücher zum Rettungswesen zur Verfügung, wie das „DRK-Handbuch für den Krankentransport" von Franz Steingruber aus dem Jahr 1957, das präzise den gesetzlichen, organisatorischen und medizinischen Rahmen der fünfziger Jahre beschreibt.[34] Ergänzt durch Ludwig Krause-Wichmanns faktenreichen Aufsatz von 1964 konnten allgemeine Grundlagen von Krankentransport und Unfallrettung zusammengetragen werden.[35] Die Quellenlage zu Organisation und Aufbau des Rettungswesens wird außerdem bereichert durch Jahrbücher der Hilfsorganisationen, wobei von allen den Rettungsdienst durchführenden Organisationen und Unternehmen das DRK am besten dokumentiert ist.[36] Da die Feuerwehren in Deutschland lokal organisiert sind und

---

[33] Quellenkritisch problematisch sind Übungsszenen, die schwer von realen Situationen unterscheidbar sind. Fahrzeuge, Kleidung, Material und Personal sind davon weitgehend unbeeinflusst.

[34] STEINGRUBER, F.: Handbuch für den Krankentransport, Heidelberg 1957.

[35] KRAUSE-WICHMANN, L.: Rettungswesen - Krankentransportwesen, in: Lehmkuhl, H./Pürckhauer, F. (Hrsg.): Berufe und Einrichtungen des Gesundheitswesens, Teil A: Grundlagen, Stuttgart 1964, S. 457-476.; außerdem von Bedeutung DEUTSCHES ROTES KREUZ (HRSG.): Arbeitsbedingungen für Angestellte und Arbeiter des Deutschen Roten Kreuzes. Stand vom 1.10.1968, o. O. 1968.; MÜLLER, W.: Handbuch für den Arbeiter-Samariter-Bund. ASB-Organisationshandbuch, Köln 1981.; BIESE, A. F./LÜTTGEN, R. (HRSG.): Handbuch des Rettungswesens. Erste Hilfe, Rettungsdienst und Krankentransport, Hagen 1974.

[36] Zur Bearbeitung stehen die Jahrbücher des DRK, die Zeitschrift Deutsches Rotes Kreuz und eine Fülle an apologetischen Schriften zur Verfügung. Vgl. den Forschungsstand bei RIESENBERGER, D.: Das Deutsche Rote Kreuz. Eine Geschichte 1864 - 1990, Zürich 2002. Ferner wurden verwendet: DRK WERBUNG GMBH (HRSG.): Adressenhandbuch des DRK, Bonn 1969; DRK-GENERALSEKRETARIAT (HRSG.): Rotkreuz-Werk 1945-51, o. O. 1952; HAHN, Rettungswesen, S. 12 sieht darin sogar die Bestätigung eine Geschichte des Rettungsdienstes nur auf Basis des DRK zu schreiben, da „andere am Rettungswesen beteiligte Organisationen im Gegensatz dazu [zum DRK] einen so geringen Anteil

auch sie geschichtswissenschaftlich fast nicht bearbeitet wurden, existiert weder eine zusammenfassende Darstellung, die ihre Rolle im Rettungsdienst erfasst, noch finden sich ausgewertete Quellenbestände für den behandelten Zeitraum. Daher wurde auf die Internetpräsentationen der Berufsfeuerwehren zurückgegriffen, die den Rettungsdienst durchführen.[37]

Als wichtige Quellen zu Funktion und Schwächen des Rettungswesens vor den 1970er Jahren haben sich Berichte, Denkschriften und Resolutionen zum Rettungswesen, insbesondere die Tagungsberichte der Rettungskongresse des DRK erwiesen.[38]

Sowohl von Seiten der Hilfsorganisationen, als auch bei den Autoren der Geschichte der Notfallmedizin dominieren apologetische Schriften. Die Hilfsorganisationen und Feuerwehren haben ihre Geschichte oft von den eigenen Führungskräften in Form von Chroniken, Memoiren oder Bildbänden schreiben lassen.[39] Trotz einzelner

---

[haben], dass sie die Entwicklung nicht maßgeblich beeinflußt haben".

[37] Die historische Studie von ENGELSING, T.: Im Verein mit dem Feuer. Die Sozialgeschichte der Freiwilligen Feuerwehr von 1830 bis 1950, Lengwil 1999 ist die einzige dem Verfasser bekannte Arbeit zur Geschichte der Feuerwehr in der Bundesrepublik Deutschland; als Internetquellen wurden die Homepages der Berufsfeuerwehren Berlin, Bremen, Bremerhaven, Düsseldorf, Hamburg, Hannover, München und Saarbrücken verwendet. Außerdem wurde auf SACK, G./VOLK, R.: Chronik der Berufsfeuerwehr Wiesbaden, in: http://www.feuerwehr-wiesbaden.de/File/Start.php3?page =./File/Chronik_lang_01.dat, Zugriff am 01.03.2006 zurückgegriffen.

[38] DEUTSCHES ROTES KREUZ (HRSG.): Der Unfallhilfs- und Rettungsdienst. Maßnahmen und Vorschläge des Deutschen Roten Kreuzes, Bonn 1964.; DERS.: Resolution des 2. Rettungskongresses des Deutschen Roten Kreuzes vom 13. bis 15. Oktober 1970 in: Biese, A. F./Lüttgen, R. u.a. (Hrsg.): Handbuch des Rettungswesens, Grundwerk G 2.1, Hagen 1970, S. 1.; DERS.: Resolution des 3. Rettungskongresses des Deutschen Roten Kreuzes vom 19. bis 22. März 1974 in Sindelfingen, in: Ebd., Grundwerk G 2.2, Hagen 1974, S. 5-13.; DERS.: Resolution des 4. Rettungskongresses des Deutschen Roten Kreuzes 1978, in: Ebd., Ergänzung 2/78, G 2.3, Hagen 1978, S. 1-13.; DERS.: Resolution des 5. Rettungskongresses des Deutschen Roten Kreuzes 1982, in: Ebd., Ergänzung 2/82, G 2.4, Hagen 1982, S. 1-8.; DERS.: Resolution des 6. Rettungskongresses des Deutschen Roten Kreuzes 1986, in: Ebd., Ergänzung 3/86, G 2.5, Hagen 1986, S. 1-8.; DERS.: Ergebnisse des 7. Rettungskongresses des DRK in Saarbrücken 1990, in: Ebd., Ergänzung 1/91, Hagen 1991.; DERS. (HRSG.): 6. Rettungskongreß des Deutschen Roten Kreuzes. Analysen, Berichte, Ergebnisse, Bonn 1986.; Unfallrettungsdienst in der Bundesrepublik. Bericht des Bundesverkehrsministeriums über gegenwärtigen Stand und erforderliche Verbesserungen, in: Deutsches Ärzteblatt, 67. Jg., 1970, H. 21, S. 1642-1646.; AHNEFELD, F. W.: Der Rettungsdienst im Spiegel unserer Zeit. Festvortrag, in: Engelhardt, G. H./ Rupprecht, H. (Hrsg.): Der Rettungsdienst im Spiegel unserer Zeit, Edewecht 1994, S. 15-19; ZIEGLER, E.: Forschungsbeiträge und Analysen über Straßenverkehrsunfälle und ihre Verhütung, Bonn-Bad Godesberg 1970.

[39] KLÜHS, A.: Die Geschichte des Arbeiter-Samariter-Bundes. Von der Gründung 1888 bis 1967, Berlin 1968; ERDMANN, W.: Ohne Befehl. Das Rote Kreuz in Schleswig-Holstein, damals - gestern - heute, Kiel 1969; WIENAND, A. (HRSG.): Der Johanniter-Orden, der Malteser-Orden. Der ritterliche Orden des hl. Johannes vom Spital zu Jerusalem, Köln 1970; BLOS, D.: Das Berliner Rote Kreuz 1945 - 1976, Berlin 1979; MÜLLER, W.: Unser Dienst am Nächsten. Der Arbeiter-Samariter-Bund. Ein Buch über das Helfen, Wiesbaden 1983; DERS.: ASB-Chronik 1888-1984. Ein Buch über die Geschichte des ASB, Bonn 1984; DRK-LANDESVERBAND BADEN WÜRTTEMBERG (HRSG.): 125 Jahre Ro-

falscher Angaben können dennoch wertvolle Informationen gewonnen werden, wenn die Möglichkeit besteht, andere Quellen zum Vergleich hinzuzuziehen. Entwicklungen der Notfallmedizin in Deutschland sind hauptsächlich von den Medizinern geschrieben worden, die aktiv an diesen mitgewirkt haben.[40] Tatsächlich blieben die in der Tradition einer „heroischen Geschichtsauffassung" verfassten Schriften dieser ‚Pioniere' die wirkmächtigsten.[41] Sie boten ein lineares Geschichtsbild im Sinne einer Fortschrittsgeschichte bis zur Gegenwart.[42] Und so beherrscht die dort vorgebrachte Sichtweise nicht nur die wenigen Beiträge zur Geschichte des Rettungsdienstes, sie hat auch Eingang in die Lehrbücher des Rettungsdienstes gefunden.[43]

---

tes Kreuz 1863-1988. Vom Württembergischen Sanitätsverein zum DRK-Landesverband Baden-Württemberg, Stuttgart 1988; MÜLLER, W.: Mit einem Unfall fing es an. Illustrierte Geschichte des Arbeiter-Samariter-Bundes, Wiesbaden 1988; JORDAN, G. v./ZAWADZKY, W. v.: Dem Schwachen hilf. 35 Jahre im Dienst am Nächsten, Bonn 1989; BAUER, T.: „". die Haupthätigkeit doch eine soziale ist". 125 Jahre Rotes Kreuz in Frankfurt am Main 1866-1991, Frankfurt am Main 1991; WERMKE, G. (HRSG.): Werden, Wachsen, Wirken. 50 Jahre Johanniter-Unfall-Hilfe e.v., Probedruck, o. O. 2002.
[40] Vgl. AHNEFELD, F. W.: Notfallmedizin und Rettungsdienst. Ein Rück- und Ausblick, in: DERS./ Brandt, L./ Safar, P. (Hrsg.): Notfallmedizin. Historisches und Aktuelles, o. O. 1991, S. 6-10; DERS.: Der Rettungsdienst im Spiegel unserer Zeit. Festvortrag, in: Engelhardt, G. H./ Rupprecht, H. (Hrsg.): Der Rettungsdienst im Spiegel unserer Zeit, Edewecht 1994, S. 15-19; AHNEFELD, Samariter; DERS.: „Das deutsche Volk muss ein Volk von Lebensrettern werden". Zur Geschichte der Notfallmedizin, in: Rettungsdienst, 28. Jg., 2005, H. 5, S. 22-29; DICK, W. F./SCHÜTTLER, J.: Notfallmedizin, in: Schüttler, J. (Hrsg.): 50 Jahre Deutsche Gesellschaft für Anästhesiologie und Intensivmedizin. Tradition und Innovation, Berlin/Heidelberg 2003, S. 272-284; FRIEDHOFF, E.: Ein Pionier erzählt. Zur Geschichte des Kölner Notarztdienstes, in: Der Rettungssanitäter, 6. Jg., 1983, H. 1, S. 3-5; HERZOG, W.: Rettungsdienst, Wiehl 1999; SEFRIN, P.: Geschichte der Notfallmedizin in Deutschland - unter besonderer Berücksichtigung des Notarztdienstes, in: Lüttgen, R. u.a. (Hrsg.): Handbuch des Rettungswesens, Ergänzung 2/03, A 0 /10, Hagen 2003, S. 1-10.
[41] RAPHAEL, L.: Die Verwissenschaftlichung des Sozialen als methodische und konzeptionelle Herausforderung für eine Sozialgeschichte des 20. Jahrhunderts, in: Geschichte und Gesellschaft, 22. Jg., 1996, H. 2, S. 165-193, S. 188.
[42] Fortschrittsgeschichte wird hier als Gegensatz zu einer eher zyklischen Geschichtsschreibung verstanden, die das Jetzt nicht als teleologischen Schlusspunkt einer Vorwärtsbewegung begreift, sondern als eine realisierte Variante, die ihrerseits wieder eine Gegenbewegung, eine neue Variante, hervorruft. Vgl. die Kritik der Fortschrittsgeschichte bei PAUL, N./SCHLICH, T.: Einführung: Medizingeschichte. Aufgaben, Probleme, Perspektiven, in: Dies. (Hrsg.): Medizingeschichte. Aufgaben, Probleme, Perspektiven, Frankfurt/New York 1998, S. 9-21, S. 12 und HOWELL, PREVENIER, Werkstatt, S. 151f.
[43] Vgl. die Berichte der „Pioniere" der Notfallmedizin in AHNEFELD, F. W./BRANDT, L./SAFAR, P. (HRSG.): Notfallmedizin. Historisches und Aktuelles, o. O. 1991 und ihre Übertragung bei AHNEFELD, F. W./GORGASS, B./ROSSI, R.: Rettungsassistent und Rettungssanitäter, Berlin/Heidelberg, 5. überarb. Auflage 1999, der seit 1980 mittlerweile in der siebten Auflage 2005 erschienen ist; BAUER, M./HELLWIG, H. H.: Geschichte des Rettungsdienstes, in: Kühn, D./Luxem, J./Runggaldier, K. (Hrsg.): Rettungsdienst, München/Jena 2001; DICK/SCHÜTTLER, Notfallmedizin; Neben den genannten gab es noch weitere Lehrbücher: LICK, R. F./SCHLÄFER, H.: Unfallrettung. Medizin u. Technik, Stuttgart ²1985; LIPPERT, H. - D./WEISSAUER, W.: Das Rettungswesen. Organisation - Medizin - Recht, Berlin et al. 1984; BERTSCHAT, F./MÖLLER, J./ZANDER, J. (HRSG.): Lehrbuch für den Rettungsdienst, Berlin/New York 1999.

Ab den siebziger Jahren kommt rettungsdienstspezifisches statistisches Material als Quelle hinzu.[44] Rettungsdienstpläne, die für Baden-Württemberg 1975 und 1985 erstellt wurden, sowie zahlreicher werdende Studien zur Entwicklung des Rettungsdienstes stehen zusätzlich zu dem reichhaltigen Material, das Hahn bereits ausgewertet hat, zur Verfügung.[45] Ihr Engagement zur Verbesserung des Rettungsdienstes hat die 1969 gegründete Björn-Steiger-Stiftung in Winnenden in ihrem Archiv präzise dokumentiert.[46] Erstmals einen regionalen Quellenbestand für die Forschung erschlossen hat Holger Frerichs akribische Dokumentation des Rettungsdienstes in Friesland.[47] Mit der seit 1978 monatlich erscheinenden Zeitschrift „Der Rettungssanitäter", die ab 1985 unter dem Namen „Rettungsdienst" weitergeführt wurde, bekam der Rettungsdienst sein erstes Periodikum, das unverzichtbar ist, will man die Entwicklung in den achtziger Jahren nachvollziehen. Das „Deutsche Rote Kreuz. Zentralorgan des Deutschen Roten Kreuzes in der Bundesrepublik Deutschland" wurde ergänzend für die sechziger Jahre hinzugezogen.

---

[44] Die Bundesgeschäftsstelle des ASB legte erstmals 1970 statistisches Material über Rettungsdienst und Krankentransport vor, vgl. MÜLLER, Geschichte, S. 297; DEUTSCHES ROTES KREUZ (HRSG.): Anschriftenverzeichnis - Leistungsübersicht 1991, Bonn 1991; DERS. (HRSG.): Anschriftenverzeichnis - Leistungsübersicht 1992, Bonn 1992.

[45] MINISTERIUM FÜR ARBEIT, GESUNDHEIT UND SOZIALORDNUNG: Rettungsdienstplan Baden-Württemberg, Stuttgart 1975; MINISTERIUM FÜR ARBEIT, GESUNDHEIT, FAMILIE UND SOZIALORDNUNG (HRSG.): Rettungsdienst in Baden-Württemberg. Organisation, Leistungen, Finanzierung, Stuttgart 1987; auch HAHN, Rettungswesen, S. 13.

[46] Herr Jörn Fries von der Björn-Steiger-Stiftung, dem ich sehr zu Dank verpflichtet bin, hat mir nicht nur das Archiv der Stiftung, die kompletten Jahrgänge der Zeitschrift „Der Rettungssanitäter/Rettungsdienst" und das Handbuch des Rettungswesens mit allen Änderungen zugänglich gemacht, sondern stand auch für Fragen und Diskussionen zur Verfügung.

[47] FRERICHS, H.: Vom Krankenkorb zum Rettungsdienst Friesland. Dokumente zur Geschichte der Krankenbeförderung und der Notfallrettung im Landkreis Friesland 1884 bis 2004, Jever 2005.

1 Versuch einer historischen Standortbestimmung

Das folgende Kapitel steht ‚zwischen den Kapiteln'. Es ist nicht mehr Teil der Einleitung, beginnt für einen Einstieg in die Geschichte des bundesrepublikanischen Rettungswesens aber etwas zu früh, immerhin wird die Antike bemüht.
Dennoch hat dieses Kapitel seine Berechtigung. Es ist der Versuch, Krankentransport und Unfallrettung historisch zu verorten. Damit sollen zum einen die mythischen Traditionslinien in Frage gestellt werden. Zum anderen sollen länger wirkende Entwicklungen, die auch noch die Bundesrepublik erfassen, einbezogen werden, die sonst drohten in der ‚Vorgeschichte' unterzugehen. Zu Anfang werden Kriterien entwickelt, die bei der Beantwortung der Frage helfen sollen, ab wann man von Krankentransport und Unfallrettung sprechen kann. Daraus ergibt sich eine kurze historische Hinleitung, um Kontinuitäten und Brüche in der Langzeitperspektive zu erkennen. Im großen dritten Teil werden die bestimmenden Strukturen, die das Rettungswesen bis in die Gegenwart noch prägen, als Entscheidungen der Jahre 1942 bis 1949 identifiziert.

1.1 Kriterien für eine geschichtswissenschaftliche Erforschung

Kollektive oder individuelle Hilfeleistungen, etwa die Versorgung von verletzten Kriegern aus den Quellen der Antike werden häufig als Frühformen heutiger rettungsdienstlicher Versorgung angeführt.[48] In Einzelfällen werden anachronistische Analogieschlüsse gezogen wie bei Curios Vermutung, „daß die Griechen am Ankerplatz ihrer Schiffe so etwas wie einen ‚Hauptverbandsplatz' eingerichtet hatten", wenn er sich dabei auf folgende Verse in der Ilias Homers stützt: „Denn sie alle bereits, die vordem die Tapfersten, liegen umher bei den Schiffen, mit Wurf und mit Stoße verwundet.'"[49]

---

[48] BLOOS, Rettungswesen, S. 4 führt die ihre verletzten Krieger versorgenden Germanen bei Tacitus an; HESSE, E./BRUCKMEYER, F.: Rettungs- und Krankenbeförderungswesen, Berlin 1937, S. 5 generalisieren dies für alle Völker, verweisen aber in ihrem Buch von 1937 [!] noch speziell auf die germanische Kräuterheilung; DERS.: Das Krankenbeförderungswesen im Wandel der Zeiten, München 1956, S. 4 erinnert sich der Daker auf der Trajanssäule, die ihre Verwundeten bergen; SCHULTE, Private, S. 27f. verweist auf Livius, bei dem die Römer ihre Verwundeten durch Hilfstruppen (auxilarii) bergen lassen, wobei anzunehmen ist, dass er in Rückgriff auf CURIO, F.: Die Geschichte des Krankentransportes, Med. Diss., Universität Köln 1971, S. 6f. lediglich HESSE, Krankenbeförderung, S.4 zitiert; vgl. auch STEIN, C.: Dokumentationsstudie Notarzt- und Rettungsdienst München 1978/79, med. Diss., Universität München 1982. Zwei Beispiele sollen die von Ilias Homers sollen die konstruierten Traditionslinien illustrieren. Hom. Il., XIV, 429: „Doch ihn erhebend trugen die Freund' auf den Armen aus Kriegsarbeit [vermutlich Speere oder Schilde, N.K.] zu den Rossen". Diese Stelle führt HESSE, Krankenbeförderung im Kontext organisierter Verwundetenbeförderung an. Die Stelle Hom. Il., XI, 396-400 „und er sprang in den Sessel, dem Wagenlenker gebietend, daß zu den räumigen Schiffen er kehrete, denn ihn umfing Gram" dient CURIO, Krankentransport, S. 3 als Beleg für Vorläufer des modernen Krankentransportes.

Die Langlebigkeit dieser Traditionslinien ist der Tatsache geschuldet, dass keine geschichtswissenschaftlich tauglichen Kriterien formuliert wurden, die definieren, was Krankentransport und Rettungsdienst historisch ausmacht. Dies soll hier nachgeholt werden:

Organisationsstruktur

Rettungsdienst ist von freiwilligen, spontanen paramedizinischen Hilfeleistungen zu unterscheiden.[50] Er bedarf eines gewissen Organisationsgrades, das heißt es müssen Strukturen vorhanden sein, in denen Helferinnen beziehungsweise Helfer zum Zweck eines medizinisch notwendigen Transports mit Material zur Versorgung und einem entsprechenden Transportmittel vorgehalten werden.[51] Zumindest für die frühen Kulturen hat Seidler betont, dass sie keinen ärztlichen oder pflegenden Stand kennen. Das gilt auch für den Krankentransport.[52] Immer wieder aufgegriffen als Idealtypus einer solchen Hilfeleistung, quasi der ‚Hippokrates des Rettungswesens' ist das Bibelgleichnis vom barmherzigen Samariter.[53] Kaum eine Darstellung, die nicht auf den Samariter in der Bibel rekurriert, kaum ein Werk zum Rettungswesen, das nicht eine Traditionslinie zu den Sanitätern des zwanzigsten Jahrhunderts zieht: „Vom Samariter bis zum Berufsbild des Rettungssanitäters vergingen ca. 2000 Jahre."[54] All diesen Beispielen fehlt aber jeglicher Organisationsgrad, es sind individuelle Hilfeleistungen. Eine Beeinflussung späterer Systeme ist zumindest nicht ersichtlich.[55] Relevant für die Entwicklung des Krankentransports sind eher die Erfindungen im frühen neunzehnten Jahrhundert, die von den Erfahrungen mit den ersten Mas-

---

[49] Hom. Il, XI, 825; Curio, Krankentransport, S. 3. Der von Curio in diesem Zusammenhang gebrauchte Begriff „Hauptverbandsplatz" erscheint auch bei Schulte, Private, S. 27 mit Verweis auf Homer.

[50] Der Begriff „paramedizinisch" „paramedical" beschreibt nicht nur ärztliche Assistenztätigkeit, sondern meint auch mit der akademischen Medizin konkurrierende Medizinen. Vgl. ausführlich Larkin, G.: The emergence of paramedical professions, in: Bynum, W.F./Porter, R. (Hrsg.): Companion Encyclopedia of the history of medicine, Bd. 2, London/New York 1993, S. 1329-1349.

[51] Dabei gilt für Krankentransport und Rettungsdienst, was Seidler, E.: Geschichte der Medizin und der Krankenpflege, Stuttgart/Berlin/Köln ⁶1993, S. 29 für die Entwicklungsgeschichte der Pflege betont hat: Auch wenn kein ausgebautes System vorliegt, zählt das Grundmuster.

[52] Seidler, E./Leven, K.-H.: Geschichte der Medizin und der Krankenpflege, Stuttgart ⁷2003, S. 17; anders Curio, Krankentransport, S. 3, der Sumerer, Babylonier und Ägypter nennt.

[53] Lukas 10,25-37. Der „Mythos Hippokrates" personifiziert in der Medizin das ethisch korrekte Handeln, das im Hippokratischen Eid niedergelegt ist. Person und Eid stellen die wohl wirkmächtigste Traditionslinie in der Medizin dar. Vgl. zu Person und Mythos Seidler/Leven, Geschichte, S. 52ff.; ausführlich die Darstellung bei Leven, K.-H.: Antike Medizin. Ein Lexikon, München 2005.

[54] Herzog, Rettungsdienst, S. 7; Der „Endpunkt" der Traditionslinie ist austauschbar, das „Berufsbild des Rettungssanitäters", was es übrigens nie gegeben hat, bis zum Rettungsdienst im allgemeinen wird angeführt; vgl. auch Lippert/Weissauer, Rettungswesen, S. 3; anders Seidler, Leven, Geschichte, S. 75, der dezidiert von individueller Hilfeleistung spricht; Hahn, Rettungswesen, S. 15 verweist auf das Samariter-Gleichnis der Bibel als bekanntestem Akt der Hilfeleistung, sieht dieses als spontane Hilfeleistung nicht in der Kontinuität zum Krankentransport oder Rettungsdienst, führt es aber im Kapitel „Geschichte des Rettungswesens bis 1945" auf.

senarmeen inspiriert waren.[56] Jean-Dominique Larrey (1766-1842), der ‚Vater' des modernen Militärsanitätswesens und Chefchirurg Napoleons I. (1769-1821), entwickelte 1803 seine ‚ambulances volantes', mit 4 Pferden bespannte, geschlossene Wagen zum Liegendtransport von mehreren Verletzten. Die neue Herausforderung, mit verbesserten medizinischen und technischen Kenntnissen eine möglichst große Zahl von verwundeten Soldaten so zu versorgen, dass sie danach wieder eingesetzt werden konnten, wurde damals auch im Bereich des Transports angenommen. Im Laufe des neunzehnten und zwanzigsten Jahrhunderts entstanden daraus hoch spezialisierte Transportvarianten für alle geographischen Räume.[57]

Medizinische Indikation und spezielle Ausstattung

Krankentransport und Rettungsdienst lassen sich von reinem Taxendienst durch ihre **medizinische Indikation** abgrenzen. Dies schließt nicht unbedingt die Anwendung medizinischer Therapien während des Transports mit ein. Denn ein Krankentransport hat für den Verletzten oder Erkrankten erst dann einen Nutzen, wenn er ihm gegenüber einem nicht medizinischen indizierten Transport einen Vorteil verschafft. Ginge es nur um die Fortbewegung von A nach B, würde jedes Gefährt genügen. Dies erklärt, warum erst mit der verbesserten Federung und Polsterung der Fahrzeuge, der Einführung von schnellen Automobilen und dem Vorhandensein eines breiten medizinischen Wissens im zwanzigsten Jahrhundert der Krankentransport sich gegenüber dem Transport mit Privatfahrzeugen durchgesetzt hat.

Transportziel

Krankentransport und Unfallrettung müssen über ein oder mehrere potentielle immobile Transportziele verfügen, die Orte der medizinischen Therapie sind. Dafür kommen Krankenhäuser oder Arztpraxen in Frage.[58] Krankentransport und Rettungs-

---

[55] Dies betont auch BRINKMANN, Wohlfahrt, S. 40. HESSE, Krankenbeförderung, S. 129 sieht den Krankentransport primär als militärische Notwendigkeit an.
[56] Erste organisierte Transporte bis hin zu chirurgischer Versorgung sind bei der militärischen Verwundetenversorgung relativ früh nachzuweisen. Ob aber die Feldschere der Landsknechtsheere Kaiser Maximilians (1459-1519) oder die nach der Schlacht von Fehrbellin 1675 zwischen Brandenburgern und Schweden eingesetzten Karren wesentliche Vorläufer des modernen Krankentransports und des Rettungsdienstes sind, bleibe dahingestellt. Vgl. HESSE/BRUCKMEYER, Krankenbeförderungswesen, S. 6; DERS., Krankenbeförderung, S. 5; CURIO, Krankentransport, S. 17; HAHN, Rettungswesen, S. 15; SCHULTE, Private, S. 28; HERZOG, Rettungsdienst, S. 8; SEFRIN, Notfallmedizin, S. 1.
[57] HESSE, Krankenbeförderung, S. 8f; CURIO, Krankentransport, S. 20ff; PRIETZ, W.: Rettungswesen in Niedersachsen. Entwicklung und derzeitiger Stand, med. Diss., Medizinische Hochschule Hannover 1995, S. 9; AHNEFELD/GORGASS/ROSSI, Rettungsassistent, S. 11; HERZOG, Rettungsdienst, S. 9; SEFRIN, Notfallmedizin, S. 1. BLOOS, Rettungswesen, S. 4 datiert Larrey als Chefchirurg der napoleonischen Armeen mit einem „militärischen Notarztsystem" bereits in das Jahr 1792. Da Napoleon erst 1799 Erster Konsul wurde, ist dies unmöglich.

dienst hängen also von niedergelassenen Ärzten und Krankenhäusern ab.[59] Letztere entstehen als Orte der medizinischen Therapie erst gegen Ende des 18. Jahrhunderts und lösen die Hospitäler als reine Pflege- und Verwahranstalten ab.[60] Nun wurde der Krankentransport aufgrund der räumlich geringeren Häufigkeit der Krankenhäuser gegenüber den Arztpraxen in verstärktem Maße nötig.

Vorstellungen von Gesundheit und Krankheit

Weder Krankentransport noch Rettungsdienst waren oder sind anthropologische Konstanten.[61] Rettungsdienst macht nur Sinn in einer Gesellschaft, deren Weltbild Krankheit und Verletzung als behandelbare Fehlfunktion eines naturwissenschaftlichen erklärbaren Organismus ansieht. Werden Unfälle und Krankheiten aber als Gottesstrafe angesehen, werden Krankentransport und Rettungsdienst als spezifische Einrichtungen obsolet.[62] Im Mittelalter hätten Krankentransport und Rettungsdienst als soziale Fürsorgeleistungen nicht in das Weltbild des christlichen Europas gepasst. Während des ganzen christlichen Mittelalters galt „die Krankheit (…) als sichtbar auszeichnende Prüfung durch Gott, sie war eine von ihm geschlagene Brücke zum Heil."[63] Die weltlichen Männer- und Frauenvereine zur Pflege Kranker, vor allem aber die Orden seit der Zeit der Kreuzzüge (1096-1270) haben den Transport und die Pflege der Verwundeten nicht in der Annahme durchgeführt, ihren Kampfgenossen eine medizinisch indizierte Therapie zukommen zu lassen.[64] Die Tätigkeit wurde

---

[58] Die Variante, dass der Zielort des Kranken kein Ort naturwissenschaftlicher Medizin sein könnte, beispielsweise ein Ort der Wunderheilung, kommt für den Krankentransport nicht in Betracht, weil er per definitionem naturwissenschaftlich-medizinisch indiziert ist. Vgl. in Abgrenzung obige Annahmen zur Organisationsstruktur.

[59] Dies trifft für die Ärzte im Griechenland des fünften Jahrhunderts vor Christus nicht zu, sie waren noch Wanderärzte, vgl. SEIDLER/LEVEN, Geschichte, S. 50: „Hippokratische Ärzte waren Reisende". Traditionslinien bis ins homerische Griechenland verlieren nicht zuletzt deshalb an Überzeugungskraft.

[60] So wurde 1784 das Wiener Allgemeines Krankenhaus errichtet, vgl. zu Spitälern und dem Wiener Allgemeinen Krankenhause Ebd., S. 78ff, S. 167. Zu mittelalterlichen Hospitaltypen siehe MITCHELL, P. D.: Medicine in the crusades. Warfare, wounds and the medieval surgeon, Cambridge et al. 2006, S. 48ff.

[61] Hilfeleistungen jeder Art als Ausdruck des „uralte[n] Daseinskampf[es]" und „instinktmäßige[r] Triebe" als Vorläufer der modernen Krankenpflege und des Rettungswesens zu sehen, ignoriert die Planung der Systeme. Vgl. Hesse, Krankenbeförderungswesen im Wandel, S. 4.

[62] Ebenso BRINKMANN, Wohlfahrt, S. 41.

[63] SEIDLER, Geschichte der Medizin, S. 109; vgl. auch LABISCH, A.: Homo Hygienicus. Gesundheit und Medizin in der Neuzeit, Frankfurt/New York 1992, S. 247f; erwähnt auch bei BAUER/ HELLWIG, Rettungsdienst, S. 602.

[64] In den historischen Einleitungen finden sich bei HESSE/BRUCKMEYER, Krankenbeförderungswesen, S. 6; DERS., Krankenbeförderung, S. 5; CURIO, Krankentransport, S. 14f; LIPPERT/WEISSAUER, Rettungswesen, S. 4f; HERZOG, Rettungsdienst, S. 8; SCHULTE, Private, S. 27ff. die Orden des Mittelalters als Vorgänger des modernen Rettungsdienstes. Es gab im Mittelalter aber allenfalls Ansätze einer chirurgischen Versorgung auf dem Schlachtfeld; vgl. dazu SEIDLER, Geschichte der Medizin, S. 126.

vielmehr als konkrete Umsetzung christlicher Nächstenliebe gegenüber Glaubensbrüdern verstanden. Erst im 18. und 19. Jahrhundert werden tatsächlich Vorläufer des modernen Rettungsdienstes sichtbar, als sich Bürger der Stadt Amsterdam 1767 in einer Lebensrettungsgesellschaft für Ertrinkende, der „Maatschappir tot Redding van Drenkelingen" zusammenfinden.[65] Hier deutet sich ein Wandel in der Wahrnehmung von Unfall und Krankheit an, der sich im neunzehnten Jahrhundert endgültig durchsetzt. Frerichs hat anhand der fürstlichen Erlässe des 18. Jahrhunderts und ihrer mangelhaften Befolgung überzeugend nachgewiesen, dass auch die Versorgung von Verletzten und Erkrankten durch Dritte lange Zeit keine ungeteilte Zustimmung fand: „[Anhand der Rettungsverordnungen im Land Oldenburg] wird zunächst erkennbar, dass im Gegensatz zu manch gängiger Auffassung die behördlich geförderte und im allgemeinen Bewußtsein der Öffentlichkeit heute selbstverständliche ‚Rettung von Menschen aus Lebensgefahr' und in medizinischen Notlagen erst ein Phänomen des späten 18. und frühen 19. Jahrhunderts war."[66]

Welche Folgen haben derartige Traditionslinien für das moderne Rettungswesen, die bis auf die Antike und die Bibel rekurrieren? Durch sie wird der Rettungsdienst des 20. Jahrhunderts in die Tradition einer nicht berufsmäßigen, freiwilligen Hilfeleistung des Menschen gestellt, die instinktgeleitet oder religiös motiviert ist. Wenn Rettungsdienst gewissermaßen naturgegebene Instinkthandlung oder religiöser Opferdienst war, dann konnte es sich nicht um ein Gewerbe handeln. Dieser Aspekt ist sehr wichtig, wenn man bedenkt, dass der Rettungsdienst in seiner heutigen Form von den Hilfsorganisationen und den Feuerwehren dominiert wird. Welche berufspolitischen und wirtschaftlichen Auswirkungen dies hat, wird in der Arbeit noch gezeigt werden.[67]

1.2 Anfänge des organisierten Rettungswesens ca. 1850-1942

Krankentransport und Rettungsdienst sind Einrichtungen des neunzehnten und zwanzigsten Jahrhunderts. Ohne Urbanisierung und medizinische Innovation hätten sie keine Vorteile gegenüber einer improvisierten Hilfeleistung geboten. Nicht umsonst wurden auf dem flachen Land noch bis in das zwanzigste Jahrhundert Verletzte und Erkrankte mit Pferdewagen der Bauern zum Arzt oder ins Krankenhaus transportiert. Ein organisierter Krankentransport, der selbst nur über Gespanne oder langsame Au-

---

[65] MÜLLER, Geschichte, S. 9; SEFRIN, Notfallmedizin, S. 1.
[66] Diese Auffassung vertreten HESSE, Krankenbeförderung, S. 7; AHNEFELD, F. W./BRANDT, L.: Wo liegen die Wurzeln des modernen Reanimationsgedankens? in: Dies./Safar, Notfallmedizin, S. 10-44, S. 17; BAUER/HELLWIG, Rettungsdienst, S. 603. Das Zitat stammt aus FRERICHS, H.: Vom Krankenkorb zum Rettungsdienst Friesland. Dokumente zur Geschichte der Krankenbeförderung und der Notfallrettung im Landkreis Friesland 1884 bis 2004, Jever 2005, S. 9f. Die Edikte der aufgeklärten Fürsten zur Rettung Ertrunkener wurden vom Volk selten befolgt, da die Berührung von Verunfallten und Toten als Unglück bringend gewertet wurde. Daher mussten hohe Prämien bis zu einem Goldstück pro Gerettetem ausgesetzt werden.
[67] Vgl. Kap. 2.2, 4.3.

tomobile verfügt, hätte aufgrund von langen Anfahrtszeiten keinerlei Verbesserung bedeutet. In den Städten aber wurde der Krankentransport als Transport zu einem qualitativ verbesserten Ort medizinischer Therapie immer wichtiger: Die Infektionsprophylaxe, die Asepsis, die verbesserte Wundbehandlung und die Fortschritte in der Chirurgie ließen den Faktor Zeit wichtiger werden denn je.[68] In Hamburg war schon seit 1850 ein von Pferden gezogener Krankenwagen in Gebrauch.[69] Gegen Ende des neunzehnten Jahrhunderts waren es dann hauptsächlich die Metropolen und Großstädte, in denen Krankentransportdienste eingerichtet werden konnten, weil er dort sowohl finanziell rentabel als auch ausgelastet war. Daher wurden diese Transporte zuerst von privaten Fuhrunternehmern wahrgenommen.[70]

Ab der zweiten Hälfte des neunzehnten Jahrhunderts entstanden wichtige Strukturen für den Krankentransport in Form von Hilfsgesellschaften, die Krankentransport und Erste Hilfe zu ihren Aufgaben zählten. Meist als Vereine zur Förderung und Lehre der Ersten Hilfe gegründet, boten sie die sanitätsdienstliche Betreuung von Veranstaltungen an und führten mittels eigener Fahrzeuge Krankentransporte durch.[71] Der bekannteste Verband dieser Art, das 1864 gegründete Rote Kreuz, ist zugleich der untypischste. Zum Zwecke des militärischen Sanitätsdienstes gegründet, entwickelten die Rotkreuzgruppen erst daraus den zivilen Einsatz ihrer für den Krieg vorgehaltenen Kräfte.[72] Heute in Vergessenheit geratene Samariter- und Rettungsgesellschaften aus bürgerlichen Kreisen, wie die 1881 unter dem Eindruck des Wiener Ringtheaterbrandes mit vielen Verletzten und Toten gegründete „Wiener Freiwillige Rettungsgesellschaft" der Grafen Wilczek, Lamezan und des Baron von Mundy oder die 1877 in England gegründeten St. John's Ambulance, entsprachen eher dem Bild des karitativen Kranken- und Verletztentransports.[73] Die St. John's Ambulance, eine Gründung des englischen Zweigs des Johanniterordens, nahm sich der Kieler Professor der Chirurgie Friedrich von Esmarch (1823-1908) zum Vorbild, als er 1881 in Kiel einen bürgerlichen Samariterverein ins Leben rief, der bereits vierzehn Jahre später als Deutscher Samariterbund nationale Ausdehnung erreichte.[74] Als Gegenentwurf zu den bürgerlich dominierten Samaritervereinen und dem auf das Militärsanitätswesen fixierten Rote Kreuz, gründeten Arbeiter 1888 in Selbsthilfe eine eigene

---

[68] PRIETZ, Niedersachsen, S. 11.
[69] HAHN, Rettungswesen, S. 16.
[70] MÄKEL, M./DÖHNERT, D./HILLER, I.: Zur Geschichte des Berliner Rettungswesens, in: Zeitschrift für die gesamt Hygiene und ihre Grenzgebiete, 34. Jg., 1988, H. 12, S. 704-706, S. 705.
[71] MÜLLER, Dienst, S. 15.
[72] Vgl. zur Geschichte des Roten Kreuzes RIESENBERGER, DRK.
[73] PRIETZ, Niedersachsen, S. 9; AHNEFELD/GORGASS/ROSSI, Rettungsassistent, S. 12; SEFRIN, Notfallmedizin, S. 1.
[74] HESSE/BRUCKMEYER, Krankenbeförderungswesen, S. 11; MÜLLER, Dienst, S. 14; MÜLLER, Geschichte, S. 10f; SCHULTE, Private, S. 28; SEFRIN, Notfallmedizin, S. 1; FRERICHS, Friesland, S. 13. MÜLLER, Dienst, S.18 gibt das Jahr 1910 als Gründung des Deutschen Samariterbundes an. Er meint aber wahrscheinlich die 1908 gegründete ‚Deutsche Gesellschaft für Samariter- und Rettungswesen'; vgl. dazu HESSE/BRUCKMEYER, Krankenbeförderungswesen, S. 11. HERZOG, Rettungsdienst, S. 20 nennt bereits im Jahr 1870 für Köln die ‚Rettungsgesellschaft für Notfälle', gegründet von dem Chirurgieprofessor B. Bardenheuer (1839-1913).

Arbeiter-Samariter-Kolonne zur Ersten Hilfe, da sie mehr als andere Bevölkerungsteile von Unfällen betroffen waren. 1909 schlossen sich die vielen lokalen Kolonnen dann auf Reichsebene zum Arbeiter-Samariter-Bund (ASB) zusammen.[75] Im frühen zwanzigsten Jahrhundert boten in den Städten entweder Privatunternehmer oder karitative Organisationen die Krankenbeförderung an.[76] Ab 1897 begannen Ärzte in Berlin eigenfinanzierte „Rettungswachen" einzurichten, die mit Sanitätswachen und Unfallstationen 1903 im „Verband für erste Hilfe" zusammengeschlossen wurden. 1913 wurden die Verwaltung dieser nun siebzehn Rettungsstellen zusätzlich zu den dreizehn in Krankenhäusern befindlichen Stellen vom Berliner Magistrat übernommen, also zur ‚öffentlichen Aufgabe' erklärt.[77]
Andere deutsche Städte ließen Rettungseinrichtungen bei Polizei- und Feuerwachen und in so genannten Rettungssäulen deponieren, sowie einzelne Sanitätsstationen mit Verbandkästen und Tragen installieren.[78] Hamburg besaß nach Wiener Muster Krankenwagen und auf allen Wachen Rädertragen; München hatte eine ‚Freiwillige Rettungsgesellschaft' und die ‚Freiwillige Sanitätshauptkolonne München'.[79] In anderen Großstädten gab es schon früh kommunale Rettungsdienste, die von der Feuerwehr betrieben wurden, so in Köln seit 1899, in Frankfurt am Main seit 1903 oder im österreichischen Salzburg durch die Freiwillige Feuerwehr seit 1906. In Frankfurt arbeiteten bereits seit 1890 die ‚Frankfurter Freiwillige Rettungsgesellschaft' und seit 1899 der ‚Frankfurter Samariterverein' am Krankentransport mit, in dem langsam

---

[75] MÜLLER, Dienst, S. 15; DERS., Geschichte, S. 14; zur militärischen Orientierung des Deutschen Roten Kreuzes RIESENBERGER, DRK, S. 65ff; vgl. auch MÜLLER, Chronik, S. 15ff. Die St. John's Ambulance war streng hierarchisch gegliedert, vom „serving brother" oder der „serving sister" über den „officer" bis zum „commander". Zu ihren Aufgaben gehörte neben der Erste Hilfe-Leistung und –Ausbildung, Krankenpflege und Hygieneunterricht auch der Militärsanitätsdienst in Kriegszeiten. Vgl. JORDAN/ZAWADZKY, Dem Schwachen hilf, S. 14.

[76] Großschadensfälle wie die Cholera-Epidemie 1892 in Hamburg wurden vom Militärsanitätswesen betreut. Vgl. MÜLLER, Geschichte S. 24; zur Cholera-Epidemie genauer EVANS, R. J.: Tod in Hamburg. Stadt, Gesellschaft und Politik in den Cholera-Jahren 1830 - 1910, Hamburg ³1996.

[77] MÄKEL/DÖHNERT, HILLER, Geschichte, S. 704; MÜLLER, Dienst, S. 15 gibt 1909 als Datum der Unterstellung unter die Kommunalbehörden an. Für Berlin liegen auch Angaben über die Transportkosten vor, die sich zwischen 8 und 25 Reichsmark je nach Anbieter und Komfort der Fahrzeuge bewegten; vgl. MÜLLER, Dienst, S. 15. Zur öffentlichen Aufgabe vgl. Kap. 3.3.1.

[78] In den anderen europäischen und amerikanischen Metropolen der Jahrhundertwende wie London, Paris oder New York waren immer noch die Polizeibeamten als Ersthelfer tätig; vgl. Müller, Dienst, S. 15f. Nur in Dänemark breitete sich das 1906 in Kopenhagen von dem jungen Dänen Falck neben der Berufsfeuerwehr und dem Roten Kreuz als Unfallhilfs- und Katastrophenrettungsdienst gegründete „Falck's Redningskorps" schnell über das Land aus und nahm in der Provinz die Stelle der Freiwilligen Feuerwehr ein; dazu ausführlich DAM, W.: Das Dänische Rettungskorps, in: Der Anästhesist, 17. Jg., 1968, H. 4, S. 123-125; auch erwähnt bei HORNUNG, W.: Feuerwehrgeschichte, Stuttgart/Berlin/Köln ³1990, S. 79.

[79] Auch Kombinationsmodelle zwischen privatem und öffentlichem Krankentransport waren möglich. Im Gebiet von Alt-Hamburg führte die Firma Schlüter und Söhne mit einem Fahrer den Krankentransport durch, die Gesundheitsbehörde stellte die Krankenträger. Vgl. STADT HAMBURG: Rettungsdienst. Geschichte, in: http://fhh.hamburg.de/stadt/Aktuell/behoerden/inneres/feuerwehr/auf gaben-und-aktivitaeten/rettungsdienst/geschichte/start.html, 25.06.2004, Zugriff am 17.03.06.

die Rädertragen durch Pferdekutschen ersetzt wurden.[80] In Wiesbaden war die Polizei für die Unfallrettung zuständig und dafür mit Tragen und Verbandmaterial ausgestattet, die Feuerwehr führte Krankentransporte durch.[81] In Köln experimentierten die Krankenhausärzte auch bereits mit Modellen, bei denen ein Arzt in einem schnellen Zweispänner in der Klinik abgeholt wurde, um vor Ort die Erstversorgung zu übernehmen.[82] Auch die Ausbildung von Hilfspersonal der Vereine oder Feuerwehren wurde in dieser Frühphase unter ärztlicher Aufsicht geregelt. Derartige Reglements und Initiativen unterschieden sich aber von Ort zu Ort. Daran änderten auch die 1912 vom Reichsgesundheitsrat erlassenen „Grundsätze für die Ordnung des Rettungs- und Krankenbeförderungswesens" nichts. Letztendlich waren sie nur Empfehlungen für die Regierungen der deutschen Einzelstaaten zu ihrer Umsetzung in Landesrecht. Die einzigen verpflichtenden Regelungen des Kaiserreichs, die für den Krankentransport bestanden, waren Hygienevorschriften, die vor allem bei der Beförderung von Infektionskranken eine Ausbreitung der Krankheiten verhindern sollten.[83]

Ansätze zu einer stärkeren Institutionalisierung des Rettungswesens in Form des 1901 von der preußischen Regierung gegründeten „Zentralkomitees für das Rettungswesen in Preußen", des „Ersten Internationalen Rettungskongresses" 1908 in Frankfurt am Main, oder des 1910 geschaffenen „Zentralverbandes für das Rettungswesen" wurden nur zwei Jahre später vom Ersten Weltkrieg unterbrochen.[84] Jetzt spielte der zivile Krankentransport nur noch unter Berücksichtigung militärischer Bedürfnisse eine Rolle. Diese Schwerpunktverlagerung brachte dem Krankentransport zugleich wichtige Innovationsschübe im Bereich der Transportlogistik und -techniken. Im Weltkrieg mit seinen hohen Verwundetenzahlen und komplizierten Verletzungen entwickelten Sanitätsoffiziere ein mehrstufiges Transportsystem. Von der Front wurden die Verletzten per Krankenträger zur „Krankensammelstelle" getragen, dort nach der Triage per Eisenbahn in die Feld- und später in die Kriegslazarette gebracht. Neue Transportmittel wie Kraftwagen, Seilbahn und Straßenbahn wurden für den Krankentransport nutzbar gemacht.[85] Die Automobilisierung des mi-

---

[80] Vgl. Abb. 7; Abb. 8; MÜLLER, Dienst, S. 16; Die Stadt Bremerhaven erhält erst 1898 ihren ersten Krankenwagen für Pferdebespannung; vgl. FEUERWEHR BREMERHAVEN: Rettungsdienst bei der Feuerwehr Bremerhaven, in: www.feuerwehr-bremerhaven.de/rett_bhv.htm, Zugriff am 01.03.2006.
[81] SACK, G./VOLK, R.: Chronik der Berufsfeuerwehr Wiesbaden, in: http://www.feuerwehr-wiesbaden.de/File/Start.php3?page=./File/Chronik_lang_01.dat, Zugriff am 01.03.2006. Sie tat dies bis zur Vereinheitlichung des Krankentransports 1942/43.
[82] HERZOG, Rettungsdienst, S. 20.
[83] HESSE, Krankenbeförderung, S. 125; KRAUSE-WICHMANN, Rettungswesen, S. 465. Dafür wurde ab 1905 die Desinfektion der benutzten Fahrzeuge in öffentlichen Desinfektionsanstalten Pflicht.
[84] HAHN, Rettungswesen, S. 16; PRIETZ, Niedersachsen, S. 10; BAUER/HELLWIG, Rettungsdienst, S. 604.; LECHLEUTHNER, A./MAURER, K.: Die „Rettungsdienst-Evolution". Ein historischer Exkurs, in: Rettungsdienst, 20. Jg., 1997, H. 1, S. 18-22, S. 19 ordnet den Kongress fälschlicherweise dem Deutschen Roten Kreuz zu. Es handelte sich aber um eine organisationsübergreifende Veranstaltung. HESSE/BRUCKMEYER, Krankenbeförderungswesen, S. 20 und HAHN, Rettungswesen, S. 16, geben 1910 als Gründungsdatum an, PRIETZ, Niedersachsen, S. 10, führt 1914 als Gründungsjahr an.
[85] Die Bedeutung des Ersten Weltkrieges für den Krankentransport unterstreicht ALTGELT, C.: Feldsanitätswesen, in: Schwarte, M. (Hrsg.): Der Große Krieg 1914-1918, Bd. 9, Teil 2, Leipzig 1923, S. 401-539, S. 428: „In keinem früheren Kriege hat der Krankentransport eine derartige Be-

litärischen Krankentransports erfolgte in rasantem Tempo, die des zivilen kam zeitverzögert in den zwanziger Jahren mit fortgeschrittener Massenfertigung der automobilen Krankenwagen, die Ende des Jahrzehnts ihre behufte Konkurrenz zahlenmäßig überholten.[86] 1926 startete der preußische Minister für Volkswohlfahrt mit der Herausgabe der „Grundsätze für den planmäßigen Aufbau und die Ordnung des Rettungs- und Krankenbeförderungswesens" eine erneute Initiative im Zeitalter einer beginnenden Automobilisierung der Großstädte die Unfallversorgung zu verbessern.[87]

Nach der Machtübernahme der Nationalsozialisten wurde der Krankentransport im Deutschen Reich komplett umgestaltet. Der noch 1933 verbotene Arbeiter-Samariter-Bund musste seinen ganzen Besitz an das DRK übertragen, das seine Machtstellung stark ausbauen konnte. Die Vielfalt der Weimarer Republik, in der neben den beiden karitativen Organisationen noch kommunaleigene Krankentransportdienste, die Feuerwehren, die Polizei, andere Rettungsverbände und eine Vielzahl von Privatunternehmern Patienten beförderten, wurde jetzt sukzessive eingeschränkt. Die überall durchgeführte ‚Gleichschaltung' der Institutionen und Verbände des Reiches machte auch nicht vor dem Rettungswesen halt, dessen Dachorganisation, der 1926 eingerichtete ‚Deutsche Zentralverband für das Rettungswesen', jetzt in die ‚Reichsarbeitsgemeinschaft für das Rettungswesen' eingegliedert wurde.[88] Im Dezember 1937 vollendete das „Gesetz über das Rote Kreuz" die seit 1935 betriebene Militarisierung des DRK. Die alten unabhängigen Rechtskörperschaften wie Sanitätskolonnen und Männer- und Frauenvereine wurden in die neue Gesamtkörperschaft überführt. Mit dem § 2 des Gesetzes wurde das DRK zur Mitarbeit im Sanitätsdienst der Wehrmacht verpflichtet. Die im Rettungsdienst tätigen Feuerwehren in Preußen wurden schon 1933 den Polizeibehörden unterstellt, 1938 folgte die Eingliederung der „Feuerschutzpolizei" in die reguläre Polizei.[89]

Aus dieser Betrachtung des neunzehnten und frühen zwanzigsten Jahrhunderts wird ersichtlich, dass das Rettungswesen weitgehend privater Initiative überlassen blieb und ein Nebeneinander zwischen freiwilligen Rettungsorganisationen, die in Vereinen organisiert waren, gewerblichen Anbietern und einzelnen kommunalen Rettungseinrichtungen bestand. Staatliche Stellen griffen äußerst selten ein und versuchten lediglich Mindeststandards zu setzen. Dies änderte sich ab 1933, als die National-

---

deutung und einen solchen Umfang erlangt, wie im Großen Kriege 1914-1918". Zum ersten Weltkrieg ebenfalls glorifizierend ZÖLLNER, F.: Drei Jahre Chefarzt einer Sanitätskompagnie, in: Schriftleitung der Deutschen Medizinischen Wochenschrift (Hrsg.): Vor 20 Jahren. Deutsches Ärztetum im Weltkrieg. Erlebnisse und Berichte, Leipzig 1935, S. 56-65.

[86] HERZOG, Rettungsdienst, S. 18 gibt für das Jahr 1914 54 Automobile in 53 Städten an; vgl. STEINGRUBER, F.: Handbuch für den Krankentransport, Heidelberg 1957, S. 9; den Ersten Weltkrieg in Bezug auf die Kolonnen des Roten Kreuzes dokumentiert RIESENBERGER, DRK, S. 153.

[87] PRIETZ, Niedersachsen, S 10; 1924 zählte man bereits 1356 Verkehrstote im Deutschen Reich, was bei der Zahl von 130.000 PKW, 60.000 LKW und ca. 100.000 Motorrädern einen hohen Anteil bedeutete; MÜLLER, Geschichte, S. 124.

[88] PRIETZ, Niedersachsen, S. 11; HAHN, Rettungswesen, S. 17.

[89] FEUERWEHR BREMERHAVEN, Rettungsdienst.

sozialisten den Krankentransport „gleichschalteten" und aus militärischen Erwägungen zu großen Teilen dem Roten Kreuz unterstellten.

1.3 Improvisation mit neuen Spielregeln 1942-1949[90]

1.3.1 Von den Nationalsozialisten zu den Alliierten

Mit dem 'Führererlaß' vom 30. November 1942 übertrugen die Nationalsozialisten dem DRK die alleinige Verantwortung für den zivilen Krankentransport und entzogen den Feuerwehren sowie allen anderen darin verbliebenen Stellen zum 01. Mai 1943 diesen Bereich.[91] Begründet wurde dieser Schritt mit der angeblichen Überlastung der Feuerwehren, die verstärkt für den Brandschutz eingesetzt werden müssten.[92] Das Vorgehen lässt den Wunsch nach einer weiteren Vereinheitlichung und besserer Kontrolle über Material und Menschen vermuten.[93] Der Mangel an Feuerwehrmännern durch den Einsatz in der Wehrmacht mag auch eine Rolle gespielt haben, obwohl es auch dem Roten Kreuz an Helfern mangelte. Selbst im „(...) traditionelle[n] Arbeitsgebiet für die Angehörigen der männlichen Bereitschaften"[94] arbeiteten jetzt Frauen als Krankentransportfahrerinnen hauptberuflich „wobei sich auch weibliche Personen (als Fahrer) recht gut bewährt haben."[95] Trotz Personalmangel und eingeschränkter Versorgung mit Ersatzteilen befand sich der Krankentransport des DRK im Frühsommer 1943 auf seinem Höhepunkt: Die Organisation verfügte zu diesem Zeitpunkt über die beachtliche Zahl von 4800 Krankentransportwagen, 1500

---

[90] Es existiert zum Krankentransport und Rettungswesen der Besatzungszeit keine aktuelle wissenschaftliche Darstellung. HAHN, Rettungswesen, S. 56, erwähnt die Jahre der Besatzung nur in seiner Beschreibung des DRK; die Zeit des Wiederaufbaus fasst MORSEY, Bundesrepublik, S. 1-16, zusammen.
[91] Erlaß des Führers über die Vereinheitlichung des Krankentransports vom 30. 11.1942, in: RGBl. I, 1943, S. 17; Verordnung zur Durchführung des Erlasses des Führers über die Vereinheitlichung des Krankentransports vom 18. Januar 1943, in: Ebd., S. 19f.; vgl. STEINGRUBER, Handbuch, S. 23; KRAUSE-WICHMANN, Rettungswesen, S. 471; BAUER, Hauptthätigkeit, S. 96.
[92] HESSE, Krankenbeförderung, S. 140.
[93] Vgl. anders BAUER/HELLWIG, Rettungsdienst, S. 604 und SCHULTE, Private, S. 29, die den Brandschutz als Ursache ansehen.
[94] DRK-GENERALSEKRETARIAT (HRSG.): Rotkreuz-Werk 1945-51, o. O. 1952, S. 40.
[95] HESSE, Krankenbeförderung, S. 147. Der Einsatz von Frauen im Krankentransport wurde nach Kriegsende nicht weitergeführt. Gründe waren zum einen weit verbreitete Vorurteile wie mangelnde Fahrkompetenz, denen sich Frauen ausgesetzt sahen, zum anderen die Rückkehr von Männern aus Krieg und Gefangenschaft an ihre alten Arbeitsplätze. Vgl. Kap. 2.2 und 4.4.

Behelfs-Krankentransportwagen und 2290 Krankentransportwachen.[96] Nach dem Krieg sollten es unter 1000 sein.[97]
Im Zweiten Weltkrieg wurde der hauptsächlich in den Städten befindliche zivile Krankentransport durch die Bombardements der Alliierten und stattfindende Kämpfe beim Einmarsch ins Reichsgebiet stark getroffen. Je mehr sich der Krieg auf das Reichsgebiet verlagerte, desto stärker wurden Automobile und andere Fuhrwerke des Krankentransports sowie Verbandmaterial, von der sich zurückziehenden Wehrmacht oder den vorrückenden Alliierten beschlagnahmt.[98]
Dementsprechend bot der Krankentransport aus Sicht des DRK als einzig verbliebenem Betreiber ein trauriges Bild. Vom Fahrzeugpark war ein Teil zerstört, beschlagnahmt oder nicht mehr in Betrieb zu nehmen, weil wichtige Ersatzteile und Treibstoff fehlten. Das Personal musste sich, soweit nicht zur Wehrmacht eingezogen, um das eigene Überleben und das seiner Familie kümmern.[99] Dennoch bestand erst einmal das alte System mit dem DRK, das sich jetzt in einzelnen Regionen „Neues Deutsches Rotes Kreuz" nannte, unter den Alliierten weitgehend fort.[100] Die Besatzungsmächte hatten auch, gerade im Bereich des Krankentransports, gar keine andere Wahl als sich vorerst einmal des Roten Kreuzes, dem einzig übrig gebliebenen Betreiber, zu bedienen. Neben Krankenhäusern war der Krankentransport unverzichtbar zur Aufrechterhaltung der öffentlichen Gesundheit. Hierbei spielte nicht unbedingt die Sorge um die deutsche Zivilbevölkerung eine Rolle, sondern vor allem die Angst vor einer Gefährdung der eigenen Truppen. Denn wenn sich um die alliierten Truppen herum in der deutschen Zivilbevölkerung Seuchen ausbreiteten, konnten die Be-

---

[96] DRK-GENERALSEKRETARIAT, Rotkreuz-Werk, S. 8. Noch drei Jahre zuvor hatte sich die Gesamtzahl aller Krankenwagen auf knapp 4400 belaufen, wovon damals schon circa 2100 Fahrzeuge dem Roten Kreuz gehörten vgl. HESSE, Krankenbeförderung, S. 145. DERS., Rettungswesen, S. 414 ging für das DRK im Jahr 1939 noch von 1700 Krankenwagen und 150 –gespannen aus. Die gleichen Zahlen nennt RIESENBERGER, DRK, S. 340 für 1942 in Berufung auf HESSE, E.: Krankenbeförderung und DRK, in: Jahrbuch des Deutschen Roten Kreuzes, 1942, S. 114-118, S. 114f.
[97] Eigene Schätzung der Krankenwagen nach den Informationen aus DRK-GENERALSEKRETARIAT, Rotkreuz-Werk, S. 40. Vgl. auch Abb. 1.
[98] Für die Wehrmacht vgl. FRERICHS, Friesland, S. 125; im damals noch nicht geteilten Berlin setzten die Sowjets ihre Demontagepolitik auch im Bereich des Krankentransports fort, vgl. BLOS, Berlin, S. 27: „Der gesamte mobile Besitz, auch alle Krankenwagen, waren während der zwei Monate, in denen die Russen allein die Macht ausübten, als Kriegsbeute beschlagnahmt und abtransportiert worden."; DRK-GENERALSEKRETARIAT, Rotkreuz-Werk, S. 40 nennt 593 beschlagnahmte Krankenwagen. Es bleibt aber unklar, ob diese von der Wehrmacht oder den einrückenden Alliierten beschlagnahmt wurden; SCHLÖGEL, A.: Neuaufbau des Deutschen Roten Kreuzes nach dem II. Weltkrieg. Geschichte des DRK 1945 - 1950, Bonn ²1983, S. 65 geht von 600 durch die Alliierten beschlagnahmten Fahrzeugen aus; STEINGRUBER, Handbuch, S. 13 gibt bis zu 80% Verluste des Wagenparks an.
[99] Das Leben in der Trümmerlandschaft, vor allem in den Städten, schildert zusammenfassend GÖRTEMAKER, M.: Geschichte der Bundesrepublik Deutschland. Von der Gründung bis zur Gegenwart, Frankfurt am Main 2004, S. 29; Das Personal im Krankentransport litt wie die Restbevölkerung unter der schlechten Versorgung, kam zudem aber regelmäßig mit Infektionspatienten zusammen, vgl. dazu RIESENBERGER, DRK, S. 388ff; STADT HAMBURG, Rettungsdienst.
[100] FRERICHS, Friesland, S. 114.

satzungsmächte dies nicht ignorieren. Daher wurde der Krankentransport unverändert weitergeführt und das Personal auf seinen Posten belassen, um das Gesundheitssystem so weit wie möglich zu sichern.[101] Tatsächlich hatte sich der Gesundheitszustand der Bevölkerung bis Mitte 1945 massiv verschlechtert. Zwar ging es den Menschen auf dem Land häufig noch relativ gut, da viele als Bauern Selbstversorger waren oder leichter an Nahrungsmittel kamen. Außerdem waren die ländlichen Regionen, insbesondere ihre Infrastruktur, weniger stark vom Krieg betroffen worden.[102] In den Städten aber war die Situation für die Bevölkerung weitaus dramatischer. Viele Menschen waren obdachlos geworden und suchten nach Notunterkünften oder verfügten, wenn sie noch ein Dach über dem Kopf hatten, über keinerlei Heizmaterial.[103] Der Mangel an ausreichender Ernährung und die schlechte Hygiene taten ein Übriges und machten die städtische Bevölkerung besonders anfällig für Krankheiten und Seuchen.[104] Der schlechte Gesundheitszustand spiegelte sich in einem erhöhten Einsatzaufkommen, insbesondere von Infektionstransporten, in der Krankenbeförderung und in einer erhöhten Sterberate wider.[105]

1.3.2 Strukturelle Neuordnung?

Angesichts derartiger Zustände war es zumindest direkt nach ihrem Einmarsch im Interesse der Alliierten, ein einigermaßen funktionierendes Krankentransportsystem

---

[101] FEUERWEHR BREMERHAVEN, Rettungsdienst; SONS, H.: Das öffentliche Gesundheitswesen in Nordrhein-Westfalen nach dem Zweiten Weltkrieg bis zur Gründung der Bundesrepublik Deutschland, phil. Diss., Universität Düsseldorf 1981, S. 224f; vgl. für die Gesundheitspolitik der amerikanischen Besatzungszone ELLERBROCK, D.: „Healing Democracy" – Demokratie als Heilmittel. Gesundheit, Krankheit und Politik in der amerikanischen Besatzungszone 1945-1949, Bonn 2004.

[102] GALL, A.: „Gute Straßen bis ins kleinste Dorf". Verkehrspolitik und Landesplanung 1945-1976, in: Schlemmer, Bayern, S. 128, hat für das ländliche Bayern eine relativ geringe Zerstörung gefunden.

[103] BIRKE, A. M.: Nation ohne Haus. Deutschland 1945-1961, Berlin 1998, S. 23; ESCHENBURG, T.: Jahre der Besatzung 1945-1949, Stuttgart 1983, S. 61f; GÖRTEMAKER, Bundesrepublik, S. 29.

[104] BIRKE, Nation, 30; RIESENBERGER, DRK, S. 388ff. Noch im Winter 1947/48 herrschte der Hunger in den Städten, was immer wieder zu Hungerprotesten und Streiks führte, vgl. dazu MORSEY, Bundesrepublik, S. 152. ESCHENBURG, Besatzung, S. 62f., gibt für Oktober 1945 als Kalorienwert der täglichen Lebensmittelrationen für die französische Zone 1200 kal, für die britische Zone 1350 kal und für die US-Zone 1500 kal an. Erst 1948 erreichte man in Deutschland die Richtlinie des Völkerbundes von 1936 wieder, wonach ein Mensch in völliger Ruhe 1600 Kalorien, bei achtstündigem Arbeitstag 3000 Kalorien haben sollte.

[105] So kamen z.b. im ländlichen Friesland auf 201 Transporte im November/Dezember 1945 nur 27 Unfalltransporte, aber immerhin 63 Infektionstransporte, das heißt Transporte, bei denen aufgrund der hohen Ansteckungsgefahr besondere Schutzkleidung getragen werden musste, und an die sich eine verpflichtende Desinfektion des Fahrzeugs anschloss. FRERICHS, Friesland, S. 115. SONS, Gesundheitswesen, S. 272, gibt für das Jahr 1945 in Nordrhein-Westfalen 209812 Todesfälle an, bereits 1946 sei diese Zahl aber wieder auf den Stand von 1939 (ca. 135000 Tote) zurückgefallen. Opfer von Kampfhandlungen sind eingerechnet, waren aber in der Minderheit; vgl. auch BIRKE, Nation, S. 25ff; STADT HAMBURG, Rettungsdienst, verweist auf lange Transportzeiten pro Patient, weil viele Krankenhäuser kriegsbeschädigt waren und daher nicht angefahren werden konnten.

aufrechtzuerhalten ohne dieses strukturell zu verändern. Nach Einrichtung des alliierten Kontrollrats am 30. August 1945 begannen die Besatzungsmächte mit der Entnazifizierung ihrer Zonen und dem Aufbau von ‚demokratischen Strukturen'.[106] Keine der vier Besatzungsmächte wollte sich diese neuen Strukturen mit einem zentralistisch aufgebauten Deutschen Roten Kreuz vorstellen, das nach ihrer aller Meinung eben nicht nur eng mit dem nationalsozialistischen Regime verwoben, sondern auch ein Träger seiner Ideologie war.[107]
Besonders entschlossen gingen die Sowjets in ihrer Besatzungszone vor. Sie verstaatlichten den Krankentransport und lösten das DRK in ihrer Zone noch im Oktober 1945 auf.[108] Erst in den fünfziger Jahren wurde das ‚DRK der DDR' gegründet und daraus die so genannte ‚Schnelle Medizinische Hilfe' (SMH), das ostdeutsche Pendant zum Rettungsdienst, geschaffen.[109] Die westlichen Besatzungsmächte entwickelten unterschiedliche Konzepte in ihren Zonen, die auch die Rettungsdienststrukturen in den späteren Bundesländern nachdrücklich bis in die Gegenwart prägen.[110] Die US-Besatzungsbehörden wollten den Krankentransport stärker dezentralisieren, ihn aber in den Händen von Rotkreuzgruppen auf lokaler Ebene lassen, deren Gründung sie schon im Mai 1945 in ihrer Zone genehmigt hatten.[111] In Bayern, Württemberg-Baden und Großhessen transportierten daher in den ersten Nachkriegsjahren nur die Krankenwagen des Roten Kreuzes die Patienten.[112] Ohne nationalen Überbau sollte ein dezentralisiertes und demokratisiertes Rotes Kreuz auf lokaler und regiona-

---

[106] Art und Ausmaß von Entnazifizierung und Demokratisierung unterschieden sich je nach Zone und politischer Ideologie. Für eine detailliertere Darstellung der Besatzungspolitik vgl. die Literaturangaben bei THRÄNHARDT, D.: Geschichte der Bundesrepublik Deutschland, Frankfurt am Main 4. erw. u. überarb. Auflage 1996; MORSEY, Bundesrepublik; GÖRTEMAKER, Bundesrepublik.

[107] RIESENBERGER, DRK, S. 376; WILLING, M.: Fürsorge/Sozialhilfe in den Westzonen, in: Wengst, U. (Hrsg.): Die Zeit der Besatzungszonen 1945-49. Sozialpolitik zwischen Kriegsende und der Gründung zweier deutscher Staaten, Bd. 2,1, Berlin/Koblenz 2001, S. 596-621, S. 602.

[108] BLOS, Berlin, S. 22, 27; RIESENBERGER, DRK, S. 378, unterstützt die zeitgenössische amerikanische Analyse, bei der Auflösung durch die Sowjets habe es sich eher um einen Schlag gegen das als „kapitalistisches Instrument" verrufene Internationale Rote Kreuz gehandelt; vgl. auch HAHN, Rettungswesen, S. 56 und MÜLLER-WERTHMANN, G.: Die Geschäfte des Roten Kreuzes. Konzern d. Menschlichkeit, Rastatt 1986, S. 21ff.

[109] BAUER/HELLWIG, Rettungsdienst, S. 605.

[110] Zur Neuordnung des Rettungswesens durch die Alliierten vgl. BAUER, Haupttätigkeit, S. 99; GÖGLER, E.: Das Rettungswesen der 50er und 60er Jahre, in: Ahnefeld/Brandt/Safar, Notfallmedizin, S. 55-59, S. 56; SCHULTE, Private, S. 29; BAUER/HELLWIG, Rettungsdienst, S. 605; DICK/SCHÜTTLER, Notfallmedizin, S. 279; zur französischen Besatzungspolitik MORSEY, Bundesrepublik.

[111] DRK-GENERALSEKRETARIAT, Rotkreuz-Werk, S. 10.

[112] In der US-amerikanischen Zone wurden am 19. September 1945 die Länder Bayern, Großhessen, Württemberg-Baden gebildet; BIRKE, Nation, S. 59 weist darauf hin, dass das zum amerikanischen Besatzungsgebiet gehörende Bremen nach britischen Direktiven verwaltet wurde. Der bremische Krankentransport wurde 1947 ebenfalls nach britischem Vorbild den Feuerwehren übertragen; vgl. STEINGRUBER, Handbuch, S. 18; FEUERWEHR BREMEN: Die Feuerwehr Bremen. Historie, in: http://www.feuerwehr-bremen.org/Historie.223.0.html, Zugriff am 01.03.2006. Detaillierte Darstellungen der Besatzungszonen finden sich u.a. bei ESCHENBURG, Besatzung, S. 25, S. 64ff., S. 77ff.; THRÄNHARDT, Bundesrepublik, S. 49ff; GÖRTEMAKER, Bundesrepublik, S. 33ff.

ler Ebene wohlfahrtspflegerische Tätigkeiten weiter und wieder durchführen dürfen.[113] Die Grundlage für diesen Neuaufbau war die Entscheidung der Amerikaner am 25. September 1945, den Präsidenten und alle Leiter der DRK-Landesstellen, einschließlich ihrer Stellvertreter und „alle anderen maßgeblichen Personen" des DRK ihres Amtes zu entheben und teilweise auch zu verhaften. Obwohl das DRK von den Amerikanern nicht auf der Liste der nationalsozialistischen Organisationen geführt wurde und damit nicht offiziell verboten war, hatte es doch de facto auf nationaler und auf Länderebene aufgehört zu bestehen.[114]

In der französischen Besatzungszone ging das Verbot aller Rotkreuzorganisationen am 03. Januar 1946 mit der Gründung von „Freiwilligen Sanitätsdiensten" einher, die identisch mit den DRK-Gruppierungen waren. Nur ein Jahr später, nach der Wiederzulassung des Roten Kreuzes in der französischen Zone im Frühjahr 1947, transportierten fast ausschließlich Krankenwagen der lokalen Rotkreuzgruppen die Patienten in Württemberg-Hohenzollern, Baden und Rheinland-Pfalz.[115] Auch in der 1946 abgetrennten Saarzone wurde das Rote Kreuz mit dem Krankentransport beauftragt.[116]

Die britische Besatzungsmacht verzichtete auf ein Verbot des DRK und genehmigte im Juni 1945 die Wiedergründung lokaler Rotkreuzorganisationen in ihrer Zone, die Hamburg und die 1946 neu gegründeten Länder Nordrhein-Westfalen, Niedersachsen und Schleswig-Holstein umfasste.[117] Gleichzeitig verwarf sie aber jede Einbindung des Deutschen Roten Kreuzes in den Krankentransport. Sie setzte darin konsequent auf eine Stärkung lokaler Verwaltung, als sie im Dezember 1945 die Trägerschaft des Krankentransportes auf die Städte und Gemeinden übertrug und mit der Durchführung die Feuerwehren beauftragte.[118] Außerdem wurde festgelegt, dass die

---

[113] Ebd., S. 377.

[114] RIESENBERGER, DRK, S. 380; vgl. anders WILLING, Fürsorge, S. 598, der von einem Verbot des DRK als parteiamtlicher Organisation ausgeht.

[115] RIESENBERGER, DRK, S. 386. Das Verbot traf auch das DRK des französischen Sektors von Berlin, vgl. BLOS, Berlin, S. 27f.; zur Situation des DRK in Rheinland-Pfalz vgl. HEUDTLASS, W.: Die Situation des DRK in Rheinland-Pfalz, in: Deutsches Rotes Kreuz. Zentralorgan des Deutschen Roten Kreuzes in der Bundesrepublik Deutschland, 6. Jg., 1951, H. 2, S. 6-7, S. 6f.

[116] Das Saargebiet wurde im Dezember 1946 in das französische Wirtschaftsgebiet eingegliedert und kam erst 1957 als Bundesland Saarland zur Bundesrepublik Deutschland, nachdem 1955 von der Bevölkerung in dieser Weise abgestimmt wurde; vgl. BIRKE, Nation, S. 65.

[117] DRK-GENERALSEKRETARIAT, Rotkreuz-Werk, S. 10. In seiner heutigen Form wurde Nordrhein-Westfalen am 21. Januar 1947 mit dem Einschluss von Lippe-Detmold gebildet. Zu britischer Besatzungszeit und deutscher Verwaltung vgl. RUDZIO, W.: Die Neuordnung des Kommunalwesens in der britischen Zone. Zur Demokratisierung und Dezentralisierung der politischen Struktur: eine britische Reform und ihr Ausgang, Stuttgart 1968; GÖRTEMAKER, Bundesrepublik, S. 25; zur Rolle Bremens vgl. Anm. 112.

[118] Instruktion Nr. 24 „Control of Ambulance Transport" der Control Commission for Germany (CCG) [das ist der Alliierte Kontrollrat, N.K.] vom 11. Dezember 1945 über die Kontrolle des Krankentransportwesens, in: FRERICHS, Friesland, S. 126; vgl. HESSE, Krankenbeförderung, S. 149; HAHN, Rettungswesen, S. 27; PRIETZ, Niedersachsen, S. 12, S. 30; SCHULTE, Private, S. 29; BAUER/HELLWIG, Rettungsdienst, S. 605; STADT HAMBURG, Rettungsdienst. Waren Kommunen zu klein dies zu organisieren, konnte die Trägerschaft auf Landkreisebene geregelt werden.

Feuerwehren für einen „wirkungsvollen Rettungs- und Wiederbelebungsdienst" zu sorgen hätten. Krankentransport und Rettungsdienst sollten also gemeinsam durchgeführt werden.[119] Während alle Kosten von den Landkreisen zu tragen waren, das Personal von der Feuerwehr gestellt werden musste und die ärztliche Betreuung und Ausbildung in Erster Hilfe durch den zuständigen Amtsarzt erfolgen sollte, konnte der Fahrzeugpark vom DRK zwangsweise, aber gegen Entschädigung, übernommen werden.[120] Wenn diese je nach Kommune nicht ausreichten, kamen noch Fahrzeuge des britischen Militärsanitätsdienstes, ehemalige Wehrmachtsbestände und angekaufte Privatwagen hinzu.[121] Die Umstellung sollte bis Ende März 1946 abgeschlossen sein.[122]

Diese Entscheidung konnte sich zwar auf eine Tradition der Berufsfeuerwehren der Großstädte stützen, das heißt der Krankentransport war vor dem Nationalsozialismus durchaus auch von der Feuerwehr durchgeführt worden. Allerdings waren vor allem die ländlichen Freiwilligen Feuerwehren nicht darauf vorbereitet.

Letztendlich handelte es sich bei der Entscheidung der Briten um eine konsequente Umsetzung ihrer Vorstellung einer dezentralisierten Verwaltung. Dabei gingen die Briten wie auch die anderen Besatzungsmächte, davon aus, dass die Strukturen, die sie zum Aufbau benötigten, nationalsozialistisch durchsetzt waren. Diese Einschätzung betraf nicht nur das DRK, sondern schloss auch die Feuerwehren ein. Denn auch diese hatten den Nationalsozialismus mit offenen Armen empfangen und mit dem Bewahren militärischer Strukturen sich in den Augen der Besatzer mehr diskreditiert als empfohlen.[123]

---

[119] PRIETZ, Niedersachsen, S. 30.

[120] DRK-GENERALSEKRETARIAT, Rotkreuz-Werk, S. 8 beziffert den Gesamtschaden an verlorenen Fahrzeugen allen Typs auf 6800, davon wurden aber nur 700 Krankenwagen den Feuerwehren übergeben. Insgesamt besaß das DRK ab 1942 ca. 10000 Kraftfahrzeuge; vgl. auch STEINGRUBER, Handbuch, S. 13, S. 40.

[121] FEUERWEHR HANNOVER: Geschichte des Rettungsdienstes der Feuerwehr Hannover, in: http://www.hannover.de/deutsch/buerger/lhh/lhh_pfj/feu_hann/wirueber/historie_ver/feu_gere.htm, Zugriff am 01.03.2006. Die Entschädigung von Seiten des DRK als vollkommen unzureichend angesehen, vgl. RITGEN, H.: Krankentransport - eine Aufgabe des Deutschen Roten Kreuzes, in: Deutsches Rotes Kreuz, 10. Jg., 1955, S. 5. FRERICHS, Friesland, S. 137, hat die Entschädigung für den Kreis Friesland dokumentiert. Danach wurden für die Übernahme der sechs Krankenwagen des DRK (+ Versicherung) durch die Feuerwehr 12544,50 Reichsmark gezahlt. Der Einzelpreis schwankte zwischen 420,- und 5825,- RM.

[122] FEUERWEHR BREMERHAVEN, Rettungsdienst, gibt August 1945 als Beginn der Übergabe von 4 Fahrzeugen und den 1. Februar 1946 als Abschluß der Übertragung an. FRERICHS, Friesland, S. 115 und S. 127, nennt Dezember 1945 als Zeitpunkt des Erlasses und 31. März/1. April als Zeitpunkt der Übergabe. HAHN, Rettungswesen, S. 27, und die Feuerwehren Hamburgs und Hannover geben den 1. April 1946 als Zeitpunkt der Übernahme an, der Hamburger Feuerwehr sei die Übertragung von der britischen Militärregierung am 12.10.1945 mitgeteilt worden; vgl. STADT HAMBURG, Rettungsdienst und FEUERWEHR HANNOVER, Rettungsdienst. Es ist also davon auszugehen, dass der Entschluss Ende 1945 gefasst wurde und sukzessive bis April 1946 umgesetzt wurde.

[123] ENGELSING, Verein, weist am Beispiel Konstanz überzeugend nach, dass viele Feuerwehrmänner den NS begrüßt oder sich zumindest schnell auf ihn eingestellt haben, vgl. S. 124ff, S. 192ff; vgl. anders HAHN, Rettungswesen, S. 58.

Mit den Entscheidungen zur Reorganisation des Krankentransports hatten die Alliierten schon 1945/46 neue Grundlagen für das Rettungswesen geschaffen, da der fahrzeuggebundene Transport vorerst in die Hände von nur einer Organisation, dem DRK, und einer Vielzahl kommunaler Feuerwehren gelegt worden war. Es wurde somit kein genuin neues Rettungswesen geschaffen.[124] Genauso wenig gab es im Krankentransport eine „Stunde Null" im Sinne eines kompletten Neuanfangs oder eine Restauration des Vorkriegsmodells.[125] Wie für die gesamte deutsche Gesellschaft stellte das Ende des Zweiten Weltkrieges für den Krankentransport eine schärfere Zäsur als das Kriegsende 1918 dar.[126] Es wurde aber weit weniger verändert, als dies auf den ersten Blick zu vermuten wäre. Die vorhandenen Ressourcen wurden lediglich in der britischen Zone neu verteilt. Es war sogar so, dass die Vielfalt von Weimar mit privaten Anbietern, den Wohlfahrtsorganisationen, der Polizei und den Feuerwehren in der ursprünglichen Konzeption endgültig aufgegeben wurde.[127] Denn die Reorganisation durch die Besatzungsmächte zielte zwar auf eine Dezentralisierung und auf eine Schwächung des DRK, letztendlich schuf sie aber neue Monopole. In der britischen Besatzungszone war vorerst mit der Beauftragung der Kommunen und deren Feuerwehren nur ein einziger Organisationstypus vorgesehen. In der französischen und amerikanischen Zone ging man weiter: Man bestätigte das Krankentransportmonopol des Roten Kreuzes und stellte damit die Situation vor Kriegsende wieder her. Zwar unterschieden sich die neuen regionalen Rotkreuzgesellschaften vom alten nationalsozialistischen DRK durch ihre Strukturen und das Verbot der nationalsozialistischen Ideologie. Das Personal auf Orts- und Regionalebene war aber das gleiche geblieben. Die von US-Amerikanern, Briten und Franzosen jeweils für ihre Zone durchgeführten strukturellen Veränderungen im Bereich des Krankentransportes mögen von dem Gedanken einer umfassenden Dezentralisierung geleitet gewesen sein; sie provozierten aber gleichzeitig im Falle des Roten Kreuzes Versuche, das System von 1942/43 wieder zu errichten, denn das Potential dazu blieb erhalten. Ehemalige und potentielle Konkurrenten waren weiterhin ausgeschlossen. Die Übertragung der Krankenfahrzeuge des DRK an die Feuerwehren in der britischen Zone stellt die Ausnahme dar. Um eine konsequente Dezentralisierung zu erreichen, die eine Re-Zentralisierung verhinderte, hätte es der schnellen Entschädigung derer, die der nationalsozialistischen Gleichschaltung zum Opfer gefallen waren, z.B. des ASB,

---

[124] Davon geht BLOOS, Rettungswesen, S. 5 aus.
[125] Der Forschungsstand zum Kriegsende widerspricht der These einer „Stunde Null" und eines völligen Zusammenbruchs ebenso wie der Annahme einer „Restauration" der alten Eliten, vgl. MORSEY, Bundesrepublik, S. 11; GÖRTEMAKER, Bundesrepublik, S. 31; NOLTE, P.: Die Ordnung der deutschen Gesellschaft. Selbstentwurf und Selbstbeschreibung im 20. Jahrhundert, München 2000, S. 212; die „Stunde Null" nimmt für Friesland an FRERICHS, Friesland, S. 114.
[126] NOLTE, Ordnung, S. 208.
[127] HESSE, Krankenbeförderung, S. 145, gibt noch für 1940 neben jetzt 2100 Krankenwagen des DRK, die Gemeinden mit 789, die Betriebe mit 566, die Feuerwehren mit 356, Krankenhäuser mit 218, Privatunternehmer mit 132 und andere mit 172 Fahrzeugen als Durchführende des Krankentransports an; zusammen seien 947 Organisationen und Stellen am Krankentransport reichsweit beteiligt gewesen; KRAUSE-WICHMANN, Rettungswesen, S. 471 geht von einer Dominanz der Feuerwehren und des DRK aus.

bedurft.[128] Auch die Wiedererrichtung kommunaler Rettungsdienste mit oder ohne Feuerwehrbeteiligung wäre denkbar gewesen. Strukturell war diese potentielle Dominanz des DRK schon bei der Reorganisation durch Amerikaner und Franzosen angelegt. Obwohl die Alliierten eine Wiedergründung auf nationaler Ebene 1945/46 noch kategorisch ausgeschlossen hatten, ließen sie 1946 wieder DRK-Landesverbände zu und ebneten den Weg zum Wiederaufbau von großflächigen Strukturen. Tatsächlich wurden die Dezentralisierungsbemühungen der Westalliierten 1949/50 von den deutschen Behörden der jungen Bundesrepublik aufgegeben und Modifikationen vorgenommen, die dem DRK eine dauerhaft dominante Stellung und, trotz aller organisatorischen Dezentralisierung, die zentral organisierte Interessenvertretung sicherten.[129] Vier Jahre nach seiner Auflösung in kleine Orts- und Kreisverbände formierte sich im Februar 1950 wieder die ‚nationale Hilfsgesellschaft' Deutsches Rotes Kreuz. Nur zwei Jahre später nahm sie ihren Platz im Internationalen Roten Kreuz (IRK) ein. Der Kalte Krieg hatte hier die Prioritäten verändert.[130] Eine wirkliche Reorganisation des Krankentransportes im Sinne einer Neuordnung durch die Besatzungsmächte fand nicht statt. So trifft die Feststellung von Hahn zu, dass das DRK „ohne größere Unterbrechung" den Krankentransport wieder aufnahm.[131] Und wenn es ihm auch nicht mehr gelang die alte Monopolposition von 1942 wieder einzunehmen, so muss doch festgestellt werden, dass das DRK trotz seiner Verluste der klare Gewinner der Regelungen durch die Besatzungsmächte war, da jetzt Konkurrenten wie der ASB, erst 1946 wieder gegründet und erst seit 1949 wieder im Krankentransport vertreten, und Privatunternehmer zumindest vorerst ganz ausgeschlossen waren.[132]

---

[128] Entschädigungszahlungen als Wiedergutmachung erfolgten ab 1960/61 nach dem Bundesrückerstattungsgesetz vom 09. Juli 1957, vgl. KLÜHS, ASB, S. 30; MÜLLER, Geschichte, S. 254. Diese veränderten aber nicht mehr den Status quo im Rettungswesen.

[129] Der Fahrzeugbestand des DRK (Abb. 1) zeigt deutlich die Gewinne durch den „Führererlaß" von 1943 und die Neuordnung nach 1945 wie auch die Verluste im Zweiten Weltkrieg.

[130] RIESENBERGER, DRK, S. 373ff; HAHN, Rettungswesen, S. 56; PRIETZ, Niedersachsen, S. 30. Mit der Auflösung des DRK auf nationaler Ebene wurden die Grundlagen für ein organisatorisch extrem dezentralisiertes Rotes Kreuz geschaffen, wie sie sich nach der Wiedergründung des Deutschen Roten Kreuzes bewahrt haben. Daraus resultiert die bis heute unter den Hilfsorganisationen und Rettungsdienstanbietern einmalige Struktur der komplett eigenverantwortlich wirtschaftenden Orts- bzw. Kreisverbände.

[131] HAHN, Rettungswesen, S. 56.

[132] Obwohl der ASB frei vom Verdacht war, dem Nationalsozialismus nahe gestanden zu haben, versagten die Amerikaner die Genehmigung zur Wiedergründung in Rheinland-Pfalz und Hessen 1945, ließen ihn im amerikanischen Sektor von Berlin aber wieder zu. Vgl. KLÜHS, ASB, S. 23. 1949 begann der ASB mit einem reparierten Krankenwagen der Kolonne Mundenheim aus dem Jahr 1937 wieder den Krankentransport. Im gleichen Jahr gründete sich auch die ASB-Kolonne Hamburg neu, vgl. MÜLLER, Geschichte, S. 207. HAHN, Rettungswesen, S. 56, stellt die Zerschlagung des DRK und dessen Verluste in den Vordergrund. Vgl. auch BLOS, Berlin, S. 27; DRK-GENERALSEKRETARIAT, Rotkreuz-Werk, S. 40; HESSE, Rettungswesen, S. 414; DERS., Krankenbeförderung, S. 149ff; STEINGRUBER, Handbuch, S. 13ff. Privatunternehmer lassen sich in den fünfziger bis siebziger Jahren in Westberlin im Kreis Friesland nachweisen. Vgl. HESSE, Krankenbeförderung, S. 149f.; FRERICHS, Friesland, S. 148ff.

1.3.3 Improvisation: Automobil- und Materialbeschaffung

Auch nachdem die Besatzungsmächte den Krankentransport geregelt hatten, blieb im Alltag die Durchführung der Transporte schwierig. Bis zur Währungsreform 1948 musste improvisiert werden, weil es am Nötigsten zur Durchführung des Krankentransportes mangelte.[133] Somit änderte sich in den Jahren 1945 bis 1948 mit den ‚neuen' und ‚alten' Krankentransportbetreibern erst einmal wenig: Schlecht ernährtes Personal fuhr mit mühsam instand gesetzten Fahrzeugen kranke Menschen in überfüllte Krankenhäuser.[134] Die Durchführung des Krankentransportes gestaltete sich sehr schwierig. Dafür fehlte 1945 bis 1947 medizinisch notwendiges Material. Die Engpässe bei der Versorgung mit Verbandstoffen, die zur einfachsten Ersten Hilfe benötigt wurden, waren gravierend.[135] Sie wurden entweder nicht oder nur in zu geringen Mengen produziert. Die Vorräte waren oft zerstört oder lagerten vorerst unerreichbar in einer anderen Besatzungszone, da der transzonale Transport verboten war. Aus dem gleichen Grund erschwerten die Zonengrenzen aber auch die Wiederaufnahme der Produktion.[136]

Darüber hinaus waren sowohl die Straßen als auch die Transportmittel unbrauchbar. Die wenigen Fahrzeuge, die noch zur Verfügung standen, waren in der Mehrzahl reparaturbedürftig, manche gar nicht mehr einzusetzen.[137] Gleichzeitig mangelte es an Reifen, Lampen, Federn und Bremsschläuchen zur Reparatur. So überrascht es nicht, dass sich unter den Hilfslieferungen des amerikanischen Roten Kreuzes von 1947 bis 1951 insgesamt 755 Reifen und Schläuche für Krankenwagen fanden. Derartige Lieferungen reichten aber nicht aus, um einen kompletten Ausfall der Fahrzeuge zu verhindern:[138] So besaß der von der Feuerwehr durchgeführte Krankentransport der 500.000 Einwohner zählenden Stadt Essen bei einer Besichtigung im Oktober 1947 gerade noch 15 Krankenwagen, davon nur drei in einem funktionsfähigen Zustand. Sechs Fahrzeuge waren überhaupt nicht mehr zu reparieren, der Rest wartete zum Teil seit Monaten auf Ersatzteile. Mit den fahrtüchtigen Wagen mussten währenddessen durchschnittlich sechzig Transporte pro Tag im Sommer und neunzig im

---

[133] STADT HAMBURG, Rettungsdienst.

[134] Vgl. zum Krankentransport FRERICHS, Friesland, S. 115; zur allgemeinen Lage MORSEY, Bundesrepublik, S. 208.

[135] SONS, Gesundheitswesen, S. 232, nennt als Beispiel die Situation in der britischen Besatzungszone, als in Dortmund im Juli 1945 nur noch Verbandstoffe für fünf Tage zur Verfügung standen. FRERICHS, Friesland, S. 129 führt für November 1946, also im kalten Winter 1946/47, die Anforderung von 24 Wolldecken durch das Kreisamt Friesland zur Ausstattung der Krankenfahrzeuge an.

[136] SONS, Gesundheitswesen, S. 208.

[137] Vgl. FEUERWEHR HANNOVER, Rettungsdienst; FEUERWEHR BREMERHAVEN, Rettungsdienst; STADT HAMBURG, Rettungsdienst. Selbstverständlich betraf der Verlust an Fahrzeugen nicht nur den Krankentransport; GALL, Straßen, S. 121, hat für Bayern eine Verlustquote von 70% der Kraftfahrzeuge im Vergleich zum Vorkriegsniveau angegeben, worin er auch einen Grund für eine verspätete Automobilisierung sieht.

[138] FRERICHS, Friesland, S. 137. Die Hilfslieferungen sind angegeben bei DRK-GENERALSEKRETARIAT, Rotkreuz-Werk, S. 66.

Winter gefahren werden.[139] Derart ungünstige Verhältnisse sollten bis in das Jahr 1948 hinein die täglichen Krankenfahrten erschweren.[140]
Zusammenfassend lassen sich die Jahre 1942 bis 1949 als eine Zeit starker staatlicher Eingriffe beschreiben, die das Rettungswesen zum Teil bis in die Gegenwart prägen. Es wurde unter militärischen und politischen Gesichtspunkten reorganisiert, funktionierte aber im Kontext einer generell eingeschränkten Ausstattung mit Personal und Material in der Kriegs- und Nachkriegszeit nur mangelhaft.

---

[139] SONS, Gesundheitswesen, S. 209. Wenn die Fahrzeuge des Krankentransports nicht mehr ausreichten, musste behelfsmäßig in Feuerwehrfahrzeugen transportiert werden. Auch alte Rädertragen wurden wieder verwendet.
[140] Ähnliche Verhältnisse beschreibt die FEUERWEHR BREMERHAVEN, Rettungsdienst, die mit 28 Transporten und 742 Kilometern Fahrleistung aller im Einsatz befindlichen Krankenwagen am ersten Tag begann und schon 1946 mit zwei einsatzbereiten Krankenwagen bei einer Transportzahl von 700 Patienten pro Monat angelangt war. Dies entspricht durchschnittlich etwa 23 Transporten pro Tag, wobei die Krankenwagen ein nach Tageszeiten und Wochentagen unterschiedliches Einsatzaufkommen hatten. Die Feuerwehr Bremerhaven besaß zu dieser Zeit vier Krankenwagen, aber zwei waren durchschnittlich defekt; vgl. auch STADT HAMBURG, Rettungsdienst.

2 Auf dem Weg zum „Volk von Lebensrettern" (1950-1969)

Die materielle Basis des Krankentransportes der Feuerwehren und Hilfsorganisationen verbesserte sich mit dem einsetzenden ‚Wirtschaftswunder' Anfang der fünfziger Jahre. Unter welchen Bedingungen das Rettungswesen in der frühen Bundesrepublik konzipiert wurde, welchen Einflüssen es ausgesetzt war und wie es konkret funktionierte, soll in diesem Kapitel untersucht werden.

2.1 Vor dem Hintergrund der Katastrophe

Die Krankenwagen von DRK und ASB fuhren schon wieder im Takt, als 1949 aus der Trizone die Bundesrepublik Deutschland geschaffen wurde. Vier Jahre waren seit Kriegsende vergangen und der ‚Kalte Krieg', der vierzig Jahre währende Ost-West-Konflikt, begann das politische Denken zu bestimmen. Die sowjetische Blockade von Westberlin im Jahr zuvor hatte den Deutschen die neue Realität einer Konfrontation der Blöcke klar vor Augen geführt. In zwei Teile geteilt, würde Deutschland im Falle eines Krieges zwischen der kommunistischen und der kapitalistischen Welt nur vier Jahre nach Ende des Zweiten Weltkrieges zum Schlachtfeld werden. Dieses Bedrohungsszenario ließ in der Bundesrepublik frühzeitig an eine Kriegs- und Katastrophenvorsorge denken.

Nach dem Krieg hatten die Alliierten zwar alle Tätigkeiten hin zu einer erneuten Militarisierung Deutschlands verboten, aber die Abwehr und Eindämmung von Katastrophen sowie den Schutz der Bevölkerung ausdrücklich unter ihrer Aufsicht zugelassen. „So entstand in den Ländern ein 'nach Fachdiensten ausdifferenziertes System der Katastrophenabwehr', zu dem u. a. der Rettungs- und Transportdienst (…) gehörten."[141] Von nun an reduzierten sich Rettungsdienst und Krankentransport nicht mehr nur allein auf die Versorgung von einzelnen Verletzten und auf deren Beförderung ins Krankenhaus. Seit Beginn der fünfziger Jahre wurde ihr Einsatz im Katastrophenfall zentrale Grundlage der Planung und Organisation. Welchen Charakter eine solche ‚Katastrophe' haben würde, dass wusste niemand sicher. Aber die Atombomben von Hiroshima und Nagasaki hatten der Welt vor Augen geführt, wie zukünftige Kriege geführt werden konnten.[142] Daher rechneten im Jahr 1950 die Verantwortlichen in der Bundesregierung, dem Innenministerium und ‚dem Amt Blank' genauso wie die Vertreter des Roten Kreuzes mit dem Schlimmsten.[143] Dass die Kriegsgefahr virulent war, hatte die Welt erneut mit dem Ausbruch des Koreakrieges 1950 erfah-

---

[141] Direktiven des Alliierten Kontrollrats Nr. 23 vom 12.1.46 und Nr. 24 vom 10.4.46, zit. nach RIESENBERGER, DRK, S. 400.

[142] Die Erfahrung von Hiroshima spielte noch bei Katastrophenschutzplanungen in den sechziger Jahren eine Rolle; vgl. GÖGLER, E.: Katastrophenschutz, Aufgaben und Organisation, in: Therapiewoche, 15. Jg., 1965, H. 9, S. 424-429, S. 424.

[143] Das Amt ‚Blank' war bis zur Gründung der Bundeswehr der Vorläufer des Verteidigungsministeriums. Vgl. Anm. 150.

ren. Dieser sorgte er für einen Richtungsänderung bei den Amerikanern, die jetzt über eine Remilitarisierung Deutschlands und einen deutschen ‚Verteidigungsbeitrag' nachdachten.[144]

2.1.1 Zivilschutz

Neben einer Aufrüstung wurden Fragen zum Schutz der Zivilbevölkerung aufgeworfen. Bundeskanzler Konrad Adenauer (1876-1967, Kanzler 1949-1963) und sein Vize Franz Blücher (1896-1959) gaben dem Drängen des Präsidenten des DRK, Otto Geßler (1875-1955, Präsident 1950-1952), nach und duldeten, dass dieser ohne Wissen der Alliierten erste Maßnahmen zum Aufbau eines Zivilschutzes einleitete.[145] Am 07. Juli 1950 sprach der DRK-Präsident mit dem Staatssekretär im Innenministerium Hans Ritter von Lex (1893-1970) und wies auf die Notwendigkeit hin, Versorgungs- und Materialdepots einzurichten und dem DRK Verband- und Sanitätsmaterial beziehungsweise die dazu benötigten finanziellen Mittel zur Verfügung zu stellen.[146] Deutlicher wurde Geßler, als er sich an Bundesinnenminister Gustav Heinemann (1899-1976) wandte, der sich als Pazifist gegen die deutsche Wiederbewaffnung und alle Kriegsvorbereitungen wehrte:

> „Angesichts der Gefahr, ‚daß das Gebiet der Bundesrepublik im Falle eines bewaffneten Konflikts zwischen ausländischen Mächten zum Schauplatz von Feindseligkeiten werden' oder unter ‚kriegerische Besetzung' geraten könnte, sei die Bundesregierung verpflichtet, die Versorgung der Zivilbevölkerung, insbesondere der Verwundeten, Kranken, Schwachen, Greise, Kinder und Wöchnerinnen, mit Medikamenten und Sanitätsmaterial sicherzustellen."[147]

Dieser Weg zur ‚Versorgung der Zivilbevölkerung' im Falle einer Katastrophe stand ihm nach dem Rücktritt Heinemanns im Oktober 1950 offen, weil der neue Innenminister Robert Lehr (1883-1956) dem Thema aufgeschlossen gegenüberstand. Widerstand innerhalb des DRK gab es kaum.[148] Im gleichen Monat noch wurde der „Sonderausschuss ‚Schutz der Zivilbevölkerung'" im DRK gegründet, der so genannte Z-Ausschuss. Zu seinen ersten Aktivitäten gehörte ein Programm, in dem die wesentlichen Auswirkungen, die die Dominanz des ‚Zivilschutz'-Gedankens auf die Struktur und Handlungsweise der Hilfsorganisationen und ihrer Leistungen hatte, niedergelegt sind: Nach Ansicht des Ausschusses waren zum Schutz der Zivilbevölkerung

---

[144] Zum Verteidigungsbeitrag vgl. SCHWARZ, H.: Die Ära Adenauer. Gründerjahre der Republik 1949-1957, Stuttgart 1981, S. 104ff; die wirtschaftliche Wachstumsphase bei THRÄNHARDT, Bundesrepublik, S. 76ff; und GÖRTEMAKER, Bundesrepublik, S. 146ff; zur Wahrnehmung als Epoche des radikalen Wandels HERBERT, Liberalisierung, S. 7.
[145] Geßler selbst war Reichswehrminister (1920-28) und Reichskommissar für die freiwillige Krankenpflege (bis 1933) gewesen und wusste daher, welche Arbeiten der Aufbau eines ‚Zivilschutzes' für den Kriegsfall benötigte. Vgl. RIESENBERGER, DRK, S. 400.
[146] Ebd.
[147] Schreiben Geßlers vom 11.7.1950 an Bundesinnenminister Heinemann, zit. nach Ebd., S. 401.
[148] Ebd., S. 401, S. 414.

eine „straffe Führungsstruktur", die „qualitative und quantitative" Neuordnung der Bereitschaften und die „Bereitstellung von Katastrophenmaterial nach dem Prinzip weitgehender Dezentralisation" nötig. Daher sah das Programm unter anderem die „Verdichtung des Netzes von Unfallhilfsstellen mit dem Ziel einer Dichte von 1:1000 pro Kopf der Bevölkerung" vor.[149] Außerdem sollte mit dem Aufbau eines Blutspendeprogramms im Ernstfall genügend Transfusionsblut bereitgestellt werden können. Diese Forderungen wurden in der Folge weiter konkretisiert. Der DRK-Präsident wollte die Bevölkerung durch die Ausbildung in Erster Hilfe und häuslicher Krankenpflege schulen, die Unfallhilfsstellen als dezentralisierte Sanitätsdepots begriffen wissen und den Krankentransport durch Beschaffung neuer Fahrzeuge wieder aufbauen und verbessern.[150]

2.1.2 Katastrophenschutz und Rettungswesen

Diese Zivilschutzeinrichtungen und -maßnahmen waren für den Kriegs- und für Katastrophenfall erdacht, erfüllten aber zusätzlich ihre Funktion im Frieden.[151] Dahinter stand die Überlegung der DRK-Verantwortlichen Synergieeffekte beim Aufbau eines zivilen Krankentransport- und Unfallrettungswesens zu nutzen.[152] Diese Kombination aus Vorhaltung für den Katastrophenfall und Leistung im ‚Frieden' bot viele Vorteile: Erstens übten die Helfer bei alltäglichen Einsätzen für den Katastrophenfall mit. Für die Regierung bot die Einheit von täglichem Krankentransport und Rettungsdienst und dem Katastropheneinsatz die Perspektive, gut ausgebildete Kräfte im Einsatz zu sehen. Zweitens mussten Material und Personal nur einmal vorgehalten werden, was sich Kosten senkend auswirkte. Drittens war die Dezentralisierung der Hilfe für den Katastrophenfall, speziell für den Kriegsfall unerlässlich, um Versorgungsstrukturen nicht durch die Katastrophe komplett zu verlieren. Außerdem ließ sich die Errichtung von Hilfseinrichtungen nach örtlichen Gefahrenquellen für die Bevölkerung ausrichten. Diese konnten entweder in der Stadt oder an stark frequentierten Straßen liegen. Im Katastrophenfall war diese Platzierung ebenfalls hilfreich.[153]

---

[149] Zu den Unfallhilfsstellen vgl. Kap. 2.5.2 und 2.5.3.
[150] RIESENBERGER, DRK, S. 402f. Alle Zitate aus der „Denkschrift über das Rote Kreuz und seine Verpflichtungen" von DRK-Präsident Geßler an Bundeskanzler Konrad Adenauer vom Dez. 1951, zit. nach Ebd., S. 404.
[151] KRAUSE-WICHMANN, Rettungswesen, S. 459; LANDSBERG-VELEN, D. v.: Der Malteser-Hilfsdienst (MHD), in: Wienand, Johanniter-Orden, S. 556-565, S. 563.
Die unterschiedliche Zuweisung des Katastrophenschutzes als Länderaufgabe und des Zivilschutzes als Bundesaufgabe ist der föderalen Verfassung geschuldet. Da aber die gleiche Infrastruktur genutzt wird und beide Systeme als komplementär zu betrachten sind, ist die Unterscheidung lediglich aus juristischer Perspektive relevant. Vgl. auch HAEDGE, K.-L.: Der Katastrophenschutz und zivile Bevölkerungsschutz in der Bundesrepublik Deutschland – heute, in: Peter, K. (Hrsg.): Katastrophenmedizin, München 1984, S. 15-19.
[152] Die anderen Hilfsorganisationen orientierten sich an dem, was das DRK in Übereinkunft mit dem Innenministerium vorgab, da sie erst später hinzugezogen wurden; vgl. Anm. 160.
[153] BLOS, Berlin, S. 69.

Da jedoch die Mehrheit der Deutschen einer Wiederbewaffnung und allen Vorbereitungsmaßnahmen für einen Krieg ablehnend gegenüberstand, bat der DRK-Präsident die „Arbeit in aller Stille" zu erledigen.[154] Dementsprechend wurde die zu militärisch klingenden Termini durch zivilere Euphemismen ersetzt: Seit 1952 sprach man im offiziellen Sprachgebrauch nicht mehr vom ‚Zivilschutz', sondern vom ‚Katastrophenschutz'.[155] Anstelle des Begriffs ‚Luftschutz' sollte in der Öffentlichkeit die Bezeichnung ‚Erste Hilfe' verwendet werden, weil die Verantwortlichen des DRK befürchteten, die Reaktivierung des Begriffs ‚Luftschutz' könnte sich „in psychologischer Hinsicht hemmend auf die Rotkreuz-Arbeit auswirken".[156] Die Schulung der Bevölkerung in Erster Hilfe wurde daher vorwiegend als Qualifikation für die Teilnahme am Straßenverkehr dargestellt, während die Ausbildung junger Frauen zu „Schwesternhelferinnen" vor allem als berufliche Qualifikation präsentiert wurde. Beide Ausbildungen waren in ihrer anfänglichen Konzeption aber für den Katastrophenfall gedacht.[157]

Die frühe Bundesrepublik vertraute somit auf ein ersthelferbasiertes Konzept, bei dem Rettungswesen und Katastrophenvorsorge als eine Einheit organisiert wurden. Im Optimalfall wäre eine hundertprozentige Abdeckung der Bundesrepublik über untereinander nicht vernetzte, unabhängig agierende Erstversorgungseinrichtungen gegeben gewesen. Getragen wurde dieses System von den Hilfsorganisationen, die dadurch eine Aufwertung ihrer Position erfuhren.

Der wesentliche Unterschied zum späteren ‚Rettungsdienst'-System lag aber nicht in der Berücksichtigung des Katastrophenschutzes. Auch der heute existierende Ret-

---

[154] Brief Geßlers an die Präsidenten der DRK-Landesverbände am 7.3.1951, S. 2, zit. nach RIESENBERGER, DRK, S. 403. Zur Ablehnung der Wiederbewaffnung und der „Ohne mich-Haltung" vgl. SCHWARZ, Ära Adenauer, S. 119.

[155] Obwohl beide Begriffe Unterschiedliches bezeichnen, wurde vor allem auf den Begriff der (nichtmilitärischen) „Katastrophe" abgehoben, vgl. auch Anm. 151.

[156] Vizepräsident Walter Bargatzky an das Generalsekretariat des DRK am 06.10.1952, S.1 zit. nach RIESENBERGER, DRK, S. 406. Bargatzky war von 1950 bis 1967 ehrenamtlicher Vizepräsident des DRK, und von 1950 bis 1963 im Bundesinnenministerium erst als Ministerialrat, dann als Ministerialdirektor beschäftigt. Er wurde 1952 zum Generalreferenten des Unterausschusses für zivilen Bevölkerungsschutz im Bundesinnenministerium ernannt.

[157] Ebd., S. 410 gibt für das DRK allein eine Million in Erster Hilfe Ausgebildete bis 1957 an; eine genauere Betrachtung der so genannten Breitenausbildung in Erster Hilfe ist in diesem Rahmen nicht möglich. Es sei nur darauf hingewiesen, dass die Anfang der fünfziger Jahre angebotenen Erste-Hilfe-Kurse nicht mit dem 1969 eingeführten Pflichtkurs „Lebensrettende Sofortmaßnahmen für Führerscheinanfänger" zu verwechseln sind, dessen Inhalte speziell auf die Wiederherstellung der Vitalfunktionen und den Verkehrsunfall zugeschnitten waren. Vgl. BLOS, Berlin, S. 67; HEIMENDAHL, K. v.: Die Johanniter-Unfall-Hilfe, in: Wienand, Johanniter-Orden, S. 570-578, S. 578: „Sie [die Bundesregierung] will damit für den Fall einer großen Katastrophe vorsorgen, um für die dann erforderlichen Hilfslazarette etc. ausreichendes Pflegepersonal verfügbar zu haben." In „normalen Zeiten" standen die Schwesternhelferinnen als Pflegepersonal zur Verfügung. Die JUH war seit 1962 in der „Schwestern-Helferinnen-Ausbildung [Originalschreibweise]", finanziert durch Bundesregierung, vertreten; vgl. auch die Lehrgänge in „häuslicher Krankenpflege" speziell für Frauen bei LANDSBERG-VELEN, MHD, S. 558; vgl. auch die Angriffe gegen die Schwesternhelferinnen-Ausbildung bei MÜLLER-WERTHMANN, Geschäfte, S. 65ff.

tungsdienst hat im Katastrophenfall seine Aufgaben zu erfüllen. Signifikant war die Unterordnung des Zivilen unter das Militärische. Das System an Hilfseinrichtungen, das im Laufe der sechziger Jahre weiter ausgebaut wurde, war zwar nicht allein an militärischen Interessen orientiert, aber die Entscheidung der Hilfsorganisationen, in erster Linie des DRK, den Krankentransport nicht wesentlich weiter zu entwickeln und das Rettungswesen auf Basis einer Katastrophenvorsorge zu planen, entsprang Überlegungen, die sich an militärischen Sachverhalten orientierten.[158]
Es lässt sich also feststellen, dass Krankentransport und Unfallrettung in der frühen Bundesrepublik wie schon im Nationalsozialismus nicht nur auf zivile, sondern auch auf militärische Belange ausgerichtet waren. Erleichtert wurde diese doppelte Aufgabenstellung durch die Strukturen des Roten Kreuzes. Ihnen und den neu hinzukommenden Akteuren widmet sich das folgende Kapitel.

2.2 Subsidiarität und Uniformität

2.2.1 Organisation und Weltbild

Dass der deutsche Staat Tätigkeiten im Sozialwesen, die im ‚öffentlichen Interesse' lagen, nicht selbst durchführte, sondern der öffentlichen und freigemeinnützigen Wohlfahrtspflege im Sinne des Subsidiaritätsprinzips übertrug, besaß eine lange Tradition.[159] Daraus erklärt sich die starke Rolle der freigemeinnützigen Wohlfahrtsverbände in der Bundesrepublik, zu denen die Sanitätsorganisationen zählten. Am Aufbau des Katastrophenschutzes und seit 1952 in diesem Rahmen auch am Aufbau des Luftschutzes nahm zuerst nur die „nationale Hilfsorganisation", das Deutsche Rote Kreuz teil.[160] 1952 und 1953 kamen zum Roten Kreuz und zum Arbeiter-Samariter-

---

[158] Eine der Aufgaben, die Krankentransportpersonal beherrschen musste, war die Herstellung von Tragen im Notfall. Luftschutz und Katastropheneinsatz gehörten außerdem zum regulären Fortbildungsprogramm der Männerbereitschaften in den fünfziger Jahren; vgl. HESSE, Krankenbeförderung, S. 139.
[159] BERNHARD, Zivildienst, S. 63. Das Subsidiaritätsprinzip sieht als gesellschaftspolitisches Prinzip vor, dass zuerst untergeordnete Einheiten wie die Familie, Kommunen, Länder tätig werden, bevor übergeordnete gesellschaftliche Einheiten eingreifen. In der katholischen Soziallehre wurde dieses Prinzip auf die Priorität des nichtstaatlichen Engagement gegenüber dem staatlichen übertragen. Danach erfüllen bevorzugt freie Träger Aufgaben im öffentlichen Interesse, solange sie dazu in der Lage sind. Erst wenn dies nicht mehr der Fall ist, übernimmt der Staat, meist die Kommunen, die Aufgabe. Vgl. zum Subsidiaritätsprinzip SÜSS, W.: Gesundheitspolitik, in: Hockerts, H.-G. (Hrsg.): Drei Wege deutscher Sozialstaatlichkeit: NS-Diktatur, Bundesrepublik und DDR im Vergleich, München 1998, S. 55-100, S. 61; im Rettungswesen speziell BLOOS, Rettungswesen, S. 31; für den ASB MÜLLER, Dienst, S. 69.
[160] Das DRK wurde am 26. Februar 1951 als „nationale Hilfsorganisation" im Sinne des Artikels 26 der IV. Genfer Konvention von 1949 durch die Bundesregierung anerkannt. Bis 1963 wurden auch ASB, JUH und MHD anerkannt; vgl. die zugehörigen Hinweise bei KRAUSE-WICHMANN, Rettungswesen, S. 460 und HAHN, Rettungswesen, S. 55. Der Aufbau eines ‚Luftschutzes' wurde ab Mai 1952 möglich, als das Alliierte Kontrollratsgesetz Nr. 23 aufgehoben wurde, vgl. RIESENBERGER,

Bund zwei weitere gemeinnützige Verbände hinzu, die es sich zur Aufgabe gemacht hatten in der Wohlfahrtspflege und im Katastrophenschutz aktiv mitzuwirken. In Niedersachsen wurden die Johanniter-Unfall-Hilfe e.V. (JUH) und in Nordrhein-Westfalen der Malteser-Hilfsdienst e.V. (MHD) gegründet. Johanniter und Malteser waren als evangelisch beziehungsweise katholisch ausgerichtete Hilfsorganisationen der jeweiligen Orden mit dem vorrangigen Zweck der Erste-Hilfe-Ausbildung gegründet worden.[161]

Alle vier Hilfsorganisationen waren ähnlich strukturiert. Rechtlich waren sie als bundesweit eingetragene Vereine registriert, lediglich im Deutschen Roten Kreuz waren die Kreisverbände finanziell unabhängig wirtschaftende Einheiten.[162] Katastrophen-, Unfallhilfe und Erste-Hilfe-Ausbildung gehörten zu den satzungsgemäßen Aufgaben aller vier Hilfsorganisationen, meist auch der Krankentransport.[163] Sie waren als ‚gemeinnützig' anerkannte Hilfsgesellschaften nicht darauf angewiesen Gewinne zu machen, sondern konnten auch Leistungen anbieten, bei denen sie Verluste erwirtschafteten. Diese mussten dann mit Spenden ausgeglichen werden. Der Anspruch der ‚Gemeinnützigkeit', also einer generellen Nützlichkeit für die Gesellschaft, bestimmte das Selbstverständnis der Hilfsorganisationen, das im Folgenden betrachtet werden soll.

Das Rote Kreuz verstand sich einerseits trotz seiner strukturellen Verflechtung mit den jeweiligen staatlichen Behörden im Nationalsozialismus und der Bundesrepublik als politisch und weltanschaulich absolut neutrale Hilfsgesellschaft in der Internatio-

---

DRK, S. 407.

[161] Wird im Folgenden von Johannitern und Maltesern gesprochen, sind damit die Ordenswerke Johanniter-Unfall-Hilfe (JUH) und Malteser-Hilfsdienst (MHD) gemeint. Ist von den beiden Orden die Rede, werden diese explizit als solche bezeichnet. Der Johanniterorden war vom britischen Order of St. John beziehungsweise von dessen St. John's Ambulance gebeten worden, die Erste-Hilfe-Ausbildung der deutschen Polizei und der deutschen Zivilbeschäftigten bei der britischen Armee zu übernehmen und fortzuführen. Diese Aufgabenstellung wurde schnell auf die Ausbildung der Bevölkerung ausgedehnt; vgl. KRAUSE-WICHMANN, Rettungswesen, S. 461; HEIMENDAHL, JUH, S. 575; WERMKE, Werden, S. 17. Der Malteser-Hilfsdienst war eine gemeinschaftliche Gründung der beiden Malteser-Genossenschaften, das heißt der Rheinisch-Westfälische Malteser-Devotionsritter und des Vereins der Schlesischen Malteserritter sowie der Caritas. Die Verbände folgten einem Aufruf der Bundesregierung zum Engagement bei der Erst-Hilfe-Ausbildung der Bevölkerung; vgl. KRAUSE-WICHMANN, Rettungswesen, S. 460; LANDSBERG-VELEN, MHD, S. 556.

[162] Sie gliederten sich unterhalb der Bundesebene in Landesverbände, die oft deckungsgleich mit den jeweiligen Bundesländern waren. Dann folgte eine Bezirks- und/oder Kreisebene und schließlich der einzelne Ortsverband. Lediglich der MHD organisierte sich entsprechend der Diözesen. Der ASB und die JUH gliederten sich nach Bundesländern. Das DRK gliederte sich in die Landesverbände Baden-Württemberg, Baden (Badisches Rotes Kreuz), Braunschweig, Bremen, Berlin, Hamburg, Hessen, Niedersachsen, Nordrhein, Oldenburg, Rheinland-Pfalz, Saarland, Schleswig-Holstein, Westfalen-Lippe. Später wurden die noch bestehenden Landesverbände an die Bundesländer angepasst, so z. B. das Badische Rote Kreuz und das DRK Baden-Württemberg Ende der achtziger Jahre zum DRK-Landesverband Baden-Württemberg zusammengeschlossen. Das Bayerische Rote Kreuz (BRK) nahm insofern einen Sonderstatus ein, da es, im Gegensatz zu den Vereinsstrukturen der anderen, eine Körperschaft des öffentlichen Rechts ist.

[163] HEIMENDAHL, JUH, S. 575.

nalen Organisation des Roten Kreuzes. Andererseits wurde auch dort das Selbstbild der „nationalen Hilfsorganisation" gepflegt, die „vaterländisch" tätig war.[164] Die vermittelnde Tätigkeit zwischen den Blöcken des Kalten Krieges, die Kriegsgefangenenrückführung und der Suchdienst des Roten Kreuzes, der ihm schnell eine ungeahnte Popularität bescherte, waren Tätigkeiten im Sinne dieses Selbstverständnisses. Der Arbeiter-Samariter-Bund stand als Arbeiterorganisation dem Arbeitermilieu und der politische Linken nahe, blieb aber offiziell politisch und religiös neutral.[165] Geschwächt durch Verbot und Enteignung durch die Nationalsozialisten, konzentrierte sich der Verband bis weit in die fünfziger Jahre hinein auf den Wiederaufbau seiner Strukturen. Dabei betonte der ASB besonders den demokratischen Charakter in Aufbau und Entscheidungsfindung, die Arbeiterschaft blieb traditioneller Referenzpunkt. Eine Milieubindung im gleichen Maße hatte die Johanniter-Unfall-Hilfe nicht.[166] Sie wurde nach dem Vorbild der britischen St. John's Ambulance mit Unterstützung des englischen Order of St. John durch den deutschen Johanniterorden organisiert. Johanniter und Malteser wiesen strukturell und ideologisch viele Gemeinsamkeiten auf.[167] Beide kennzeichneten starke Hierarchien. Zwar kann über die Sozialstruktur der Helferschaften keine Angaben gemacht werden, allerdings sind die Führungsschichten der beiden Organisationen sehr gut dokumentiert. Sie waren in den fünfziger Jahren fast ausnahmslos adlig. Zum Beispiel gab es unter den elf Bezirksbeauftragten der JUH 1955 nur zwei Nichtadlige, in den Landesausbildungsleitungen und dem Zentralbüro gar keine.[168] Mit der starken Repräsentation des Adels in der JUH, bedingt durch den Status als Ordenswerk, flossen adlige Leitbilder wie Opfergeist und Elitegedanke in das Selbstverständnis der Organisation ein. Dahingehend äußerte sich Ende der sechziger Jahre der Bezirksbeauftragte der JUH Oldenburg so: Elite entstünde durch „Auswahl, Bewährung und ein bindendes Leitbild oder Programm als umfassende Aufgabe von sozialer Dringlichkeit" und sei gekennzeichnet durch

---

[164] Zum Selbstverständnis des DRK RIESENBERGER, DRK, S. 466; Vgl. besonders zu dieser doppelten Rolle des DRK als neutrale und nationale Organisation HESSE, Krankenbeförderung, S. 151; BLOS, Berlin, S. 21, rechtfertigte eine besondere Stellung des Roten Kreuzes unter den Wohlfahrtsverbänden, weil „(...) es sich von Anfang an als Helfer und Diener des Staates betrachtet habe. Das Besondere dieses Verhältnisses liege jedoch darin, daß das RK nicht die Aufgaben des Staates kritiklos übernehme." Diese traditionelle Staatsnähe drückte sich auch in der Zusammensetzung der Präsidien aus. Fast alle Präsidenten waren vorher in Ministerien oder Parteien tätig. Vgl. exemplarisch die Zusammensetzung des DRK-Präsidiums 1969 in DRK WERBUNG GMBH (HRSG.): Adressenhandbuch des DRK, Bonn 1969, S. 12.

[165] Der ASB gehörte seit 1953 zur „Arbeiter-Samariter-Internationale (ASI)". Vgl. KRAUSE-WICHMANN, Rettungswesen, S. 460.

[166] Zu den sozialen und religiösen Milieus der frühen Bundesrepublik vgl. SCHWARZ, Ära Adenauer, S. 390ff, besonders 392-394; MORSEY, Bundesrepublik, S. 202f.

[167] JORDAN/ZAWADZKY, Dem Schwachen hilf, S. 14, S. 18, S.43; WERMKE, Werden, S. 19. Das DRK sträubte sich anfangs gegen die Gründung eines Ordenswerkes der Johanniter, gab dann aber nach, als klar wurde, dass daraus zahlenmäßig keine Konkurrenz erwachsen konnte. Bis in die sechziger Jahre wuchsen die Johanniter nur langsam. Zu den Spannungen des DRK mit den anderen Hilfsorganisationen vgl. auch RIESENBERGER, DRK, S. 451, S. 463. Die in den Satzungen von JUH und MHD festgelegten Ziele waren annähernd deckungsgleich. Vgl. LANDSBERG-VELEN, MHD, S. 557.

[168] WERMKE, Werden, S. 25.

höheres Pflichtbewußtsein und einen höheren Grad des aktiven Handelns. „(...) alle Sanitätsorganisationen, also auch die JUH, [zeigen] für eine Elitenbildung erfreuliche und geeignete Ansätze."[169] „Pflichtbewusstsein" und der „höhere Grad des aktiven Handelns" implizierten auch eine stärkere Bereitschaft zur Zurückstellung der eigenen hinter „gemeinnützigen" Interessen. Aber auch der einem Elitegedanken eher ferner stehende ASB wollte den „Samariterdienst" nicht als gewöhnliche Arbeit, sondern als „Ehrendienst" aufgefasst wissen. Dadurch hob sich der Samariter von der Masse der Bevölkerung ab:

> „Viele mögen darüber lachen oder wenigstens verständnislos die Schultern heben. Sie können sich unter Samariterdienst ebensowenig vorstellen, wie unter Ehrendienst. Die heutige Zeit wird vom Tempo und vom Geldverdienen regiert, mehr als je zuvor. Wo bleibt da noch Platz für Idealismus? (...)"[170]

Der vom Idealismus der Helfer motivierte Ehrendienst und das „aktive Handeln" verbanden sich zur Verklärung der sanitätsdienstlichen Arbeit als „Aufopferung" oder „Opferdienst".[171] Dieser Gedanke fand sich, besonders ausgeprägt in den fünfziger Jahren, bei allen Hilfsorganisationen. Analog zur weiblich dominierten Krankenpflege wurde der Einsatz der ehrenamtlichen Helferinnen und Helfer je nach Leitbild als Ausdruck christlicher Nächstenliebe, gelebter Humanität oder menschlicher Solidarität gewertet.[172] Diese normative Aufladung der sanitätsdienstlichen Tätigkeit ging vor allem im Bereich des Krankentransportes mit der absoluten Ablehnung einher, diesen Zweig als Gewerbe anzuerkennen, selbst dann nicht, wenn hauptberufliches Personal beschäftigt wurde.[173] Hierin ähnelt die Tätigkeit im Rettungswesen der Krankenpflege, vor allem da die Hilfsorganisationen über ihre Schwesternschaften in der Krankenpflege vertreten waren. Wie das Krankenpflegepersonal standen die Beschäftigten im Krankentransport am unteren Ende der Gehaltsskala und an der Spitze, was Arbeitszeiten anging.[174] Der in den fünfziger Jahren noch dominante Topos

---

[169] Bezirksbeauftragter Joachim Engelmann 1969 in der Zeitschrift „Johanniter-Unfall-Hilfe", zit. nach WERMKE, Werden, S. 56.
[170] So äußerte sich der ASB Bundesverband in seiner Mitgliederzeitung vom April 1968, zit. nach MÜLLER, Geschichte, S. 282.
[171] DEUTSCHES ROTES KREUZ (HRSG.): Jahrbuch, Bonn 1964, S. 88.
[172] KREUTZER, Liebesdienst, S. 8.
[173] HESSE, Krankenbeförderung, S. 149ff.
[174] Für die Arbeitsbedingungen und die Entlohnung des Pflegepersonals vgl. KREUTZER, Liebesdienst, S. 208. Für den Krankentransport steht als detaillierte Quelle DEUTSCHES ROTES KREUZ (HRSG.): Arbeitsbedingungen für Angestellte und Arbeiter des Deutschen Roten Kreuzes. Stand vom 1.10.1968, o. O. 1968, zur Verfügung. Darin wird der Monatslohn eines hauptamtlichen Sanitäters im Krankentransport je nach Alter zwischen 20 und 40 Jahren mit 450-600 DM Grundgehalt, das entspricht der untersten Vergütungsklasse X, angegeben; vgl. ebd, S. 57; die Angaben in DEUTSCHES ROTES KREUZ (HRSG.): Der Unfallhilfs- und Rettungsdienst. Maßnahmen und Vorschläge des Deutschen Roten Kreuzes, Bonn 1964, S. 62, belegen, dass vier Jahre zuvor ein Sanitäter (Fahrer) noch in die Vergütungsklasse IX fiel. Im Vergleich arbeitete er mit 56 Stunden (inkl. Bereitschaftszeit) pro Woche elf Stunden länger als vergleichbare hauptberufliche Kraftwagenfahrer, verdiente aber bis zu 180 DM weniger als ein Fahrer des öffentlichen Dienstes und bis zu 100 DM weniger als ein nach IG-Metall-Tarif bezahlter Kraftwagenfahrer.

des „Gotteslohns" fand im Krankentransport seine Entsprechung im Opfer- oder Ehrendienst.[175] Diese unterschiedlichen Bilder zur Begründung unbezahlter oder niedrig bezahlter Tätigkeit orientierten sich stark an den traditionellen Geschlechterbildern und beschworen für die fast ausschließlich männlichen Mitarbeiter soldatische Tugendbegriffe.[176]

2.2.2 Hierarchie und Uniformität

Was die Organisation betraf, waren die Helfergruppen der Hilfsorganisationen strikt hierarchisch und für den Einsatz im Ernstfall konzipiert. Damit waren ihr Aufbau mit dem der Feuerwehren, der Polizei und des Militärs vergleichbar. Unterteilt in Bereitschaften, Züge, Gruppen und Trupps waren die Helfer in kleinen lenkbaren Einheiten organisiert. Je nach Hilfswerk waren Frauen und Männer in getrennten Gruppen organisiert.[177] Die Hierarchie fand ihren Ausdruck in der strengen Unterordnung des Laienhelfers unter den Arzt in medizinischen Fragen, in organisatorischen und technischen Fragen unter den jeweils Höherrangigen.[178] Klar erkennbar war sie durch das Tragen von Uniformen. Alle Mitglieder der Hilfsorganisationen im Bereich von Krankentransport und Sanitätsdienst trugen Uniformen.[179] Diese bestanden für die Männer aus Hose und Hemd, einer Uniformjacke mit Kragenspiegeln, einer Krawatte und einem Käppi oder einer Schirmmütze. Diese Kleidung wurde bei Infektionstransporten ergänzt durch weiße Schutzkittel. Anhand des Emblems der Organisation auf dem Arm waren sie als Mitglieder ihrer Organisation zu erkennen. Die Dienstkleidung von Frauen orientierte sich stark an der traditionellen Krankenschwesternkleidung, der ‚Schwesternuniform'.[180] Das Tragen von Dienstkleidung, im Sinne einer tätigkeitsangepassten Kleidung, speziell im Krankentransport sollte das Personal als ‚Sanitäter' erkennbar machen und Hygiene-Richtlinien berücksichtigen. Denn nur wenige Arbeiten sind aufgrund des Kontakts mit wechselnden Patienten derart keimbelastet.[181] Das Tragen von Uniformen, im Sinne einer militärischen Einheitskleidung, war dagegen kontraproduktiv, denn diese waren aufgrund der Vielzahl an ‚Accessoires' wie den Kragenspiegeln und Zierknöpfen Keimträger. Rein aus hygieni-

---

[175] KREUTZER, Liebesdienst, S. 206f.
[176] SCHWARZ, Ära Adenauer, S. 376ff verweist auf die Familienorientierung der fünfziger Jahre und der mit ihr einhergehenden Idealisierung der Frau als Hausfrau und Mutter.
[177] DEUTSCHES ROTES KREUZ, Jahrbuch 1964, S. 88; HEIMENDAHL, JUH, S. 576; vgl. TRUSCZYNSKI, G. V.: Ausbildung und Leistungen des MHD im Jahre 1968, in: Wienand, Johanniter-Orden, S. 566-568, S. 566; LANDSBERG-VELEN, MHD, S. 558.
[178] HESSE, Rettungswesen, S. 412.
[179] Diese unterschieden sich lediglich in der Farbgebung.
[180] DERS., Krankenbeförderung, S. 139; STEINGRUBER, Handbuch, S. 40. Das Vorhandensein von Leuchtwesten und Leuchtfackeln im Einsatz bei Dunkelheit ist seit 1964 nachweisbar, vgl. DEUTSCHES ROTES KREUZ, Jahrbuch 1964, S. 89. Die Dienstkleidung des DRK ist dargestellt auf Abb. 13. Die Kleidung der anderen Hilfsorganisationen und der Feuerwehren unterschied sich nur unwesentlich, vgl. Abb. 15, Abb. 17, Abb. 22, Abb. 26, Abb. 27, Abb. 30, Abb. 31.
[181] HESSE, Krankenbeförderung, S. 139; ARNOLD, N.: Rettungsdienst in Deutschland. Wie Rettungsdienst sich den vielfältigen strukturellen Anforderungen stellt, Edewecht 1993, S. 92.

schen Gründen wäre eine Kleidung sinnvoll gewesen, die sich an Pflegerkleidung orientierte. Diese sollte sich aber erst in den siebziger Jahren durchsetzen, als die militärische Ausrichtung der Hilfsorganisationen intern nicht mehr toleriert wurde. Über die Frage, warum der Sanitäter eine Uniform trage, wurde verstärkt ab den 1960er Jahren diskutiert. Dabei wurde vor allem das gemeinschaftliche Auftreten betont:

> „Vor allem der Einheitlichkeit halber tragen zahlreiche Verbände gleiche Kleidung. Allein aus Zweckmäßigkeitsgründen. Von den freiwilligen Helfern, die Zeit und Geld für den Dienst in der JUH opfern, kann auf die Dauer nicht verlangt werden, daß sie ihre eigene Bekleidung im Sanitätsdienst verschleißen. Eine einheitliche Kleidung schafft nun einmal das Gefühl der Zusammengehörigkeit, und das ist notwendig, wenn gemeinsame Leistungen erzielt werden sollen. Schließlich sollte ein Uniformierter wissen, daß er bei seinem Auftreten in der Öffentlichkeit nicht mehr als Privatperson gesehen wird, sondern als Angehöriger der JUH."[182]

Die Festlegung der Mitglieder auf Rollen, die sie in der Hierarchie der Organisation spielten, setzte sich im Bereich der Geschlechter fort.

2.2.3 Geschlecht und Arbeit

Die traditionellen Bilder vom ‚starken' und ‚schwachen' Geschlecht bestimmten im Wesentlichen die Einsatzgebiete bis in die siebziger Jahre. Männer wurden bevorzugt für Tätigkeiten eingesetzt, die als ‚klassisch männlich' eingestuft und im Militärdienst gelernt wurden.[183] Dazu zählten körperlich anspruchsvolle Arbeiten im Katastrophenschutz, das Funken und das Führen von Kraftfahrzeugen jeder Art. Auch die Führungsebene, mit Ausnahme der Frauen vorbehaltenen Einrichtungen, wie die Schwesternschaften, blieb männlich dominiert. Obwohl körperlich nicht weniger anspruchsvoll, blieb die Krankenpflege die Domäne der weiblichen Helferinnen. Ob als Schwesternhelferin für den Katastrophenfall, Helferin oder organisationsgebundene Krankenschwester, Frauen hatten in den Hilfsorganisationen ihren ‚festen Platz'. Allerdings bedeutete dies auch, dass sich ihnen wenige andere Betätigungsfelder öffneten.

Für den Krankentransport lässt sich belegen, dass die Fahrer wohl nahezu ausnahmslos Männer, die Mitfahrenden mehrheitlich Männer waren.[184] Dafür gibt es verschiedene Ursachen. Erstens verfügten die Hilfsorganisationen insgesamt über mehr Helfer als Helferinnen. Zweitens besaßen bis in die sechziger Jahre weitaus weniger Frauen als Männer einen Führerschein. Drittens galt der Krankentransport als körper-

---

[182] HEIMENDAHL, K., Warum trägt der Sanitäter eine Uniform, in: JUH-Mitteilungen 1964, H. 1, ohne Seitenangabe, zit. nach WERMKE, Werden, S. 40.
[183] Der „zivile Ersatzdienst" entwickelte sich erst mit „1968" verstärkt zu einer Alternative zum Wehrdienst, vgl. dahingehend BERNHARD, Zivildienst, S. 194ff.
[184] „Er ist das traditionelle Arbeitsgebiet für die Angehörigen der männlichen Bereitschaften". Vgl. DRK-GENERALSEKRETARIAT, Rotkreuz-Werk, S. 40; STEINGRUBER, Handbuch, S. 40, verweist auf die Männerbereitschaften im DRK als Ort der Fortbildung für das Krankentransportpersonal.

lich hoch anspruchsvoll, da Patienten mit Tragen transportiert wurden, die keine Rollgestelle besaßen.
Frauen nahmen aber am Krankentransport zumindest in Einzelfällen teil.[185] Eine „weibliche Hilfskraft" durfte mitfahren, wenn ‚speziell weibliche' Tätigkeiten anfielen wie bei der Beförderung von Frauen oder Kindern.[186] Das war „Frauenarbeit", denn

> „jenseits der unbestrittenen Gleichberechtigung von Mann und Frau (...) existieren [Bereiche], in denen Vertreter des einen oder des anderen Geschlechts besondere Begabungen und Fertigkeiten aufweisen."[187]

Wenn Frauen und Männern spezifische ‚Begabungen' und ‚Fertigkeiten' zugewiesen wurden, ist davon auszugehen, dass diese traditionelle Rollenbilder bestätigten. Dann fanden Frauen in der „Männerarbeit" Krankentransport keine Beschäftigung, selbst wenn Bedarf an ehrenamtlichem Personal bestand. Denn da die Besatzungen im Krankentransport männlich dominiert waren, standen während der Haupteinsatzzeiten vor allem in Großstädten tagsüber aufgrund der Berufstätigkeit vieler Helfer nicht mehr genug ehrenamtliche Mitarbeiter für die Hilfsorganisationen zur Verfügung, so dass diese gezwungen wurden, hauptamtliches Personal zu beschäftigen. Die Berufsfeuerwehren taten dies ohnehin schon. Diese Einteilung sorgte bereits früh für eine Trennung in hauptamtlichen Krankentransport tagsüber und ehrenamtlichen Transport abends, nachts und am Wochenende. In ländlichen Gegenden: „wird dagegen oft der überwiegende Teil der Transporte von den Sanitätshelfern oder Helferinnen durchgeführt und in der Regel nur der Krankentransportfahrer hauptamtlich beschäftigt."[188] Eine solch strikte Trennung könnte den Gegensatz zwischen ehrenamtlichen und hauptberuflich tätigen Mitarbeitern verschärft haben, der in den achtziger Jahren aufbrach.[189]

Zusammenfassend lässt sich feststellen, dass die Hilfsorganisationen durch ihre strikten Hierarchien, die festen Geschlechterrollen und das Selbstverständnis, gemeinnützige und unkommerzielle Zwecke zu verfolgen, das Rettungswesen als Institution stark prägten. In einem gewissen Sinne kann sogar davon gesprochen werden, dass Hilfsorganisationen und Rettungswesen ineinander verschmolzen.[190] An diesem Bild arbeiteten die Hilfsorganisationen selbst engagiert mit. Dieser Entwicklung ist das nächste Kapitel gewidmet.

---

[185] MÜLLER, Geschichte, S. 276 erwähnt unter dem Krankentransportpersonal des ASB Schwestern als Mitfahrende.
[186] HESSE, Krankenbeförderung, S. 139.
[187] BLOS, Berlin, S. 40.
[188] STEINGRUBER, Handbuch, S. 37ff.
[189] Vgl. Kap. 4.3.1.
[190] Vgl. zur Wahrnehmung des Rettungswesens als Domäne der Hilfsorganisationen die Kapitel 2.3.1, 2.3.2, 3.3 und 4.2.

2.3 Krankentransport im Frieden: Ausbau, Finanzierung, Normen

2.3.1 Monopol und Dominanz

Das Selbstbild der Nationalen Hilfsorganisation wurde von Seiten der DRK-Führung immer wieder bemüht, um eine Monopolisierung von Krankentransport und Rettungsdienst zu fordern. Das zentrale Argument war die Steuerung im Katastrophenfall, da eine „in größeren Einsatzräumen planende, nicht nach kommerziellen oder fiskalischen Zwecken ausgerichtete Organisation in der Lage [sei], die Krankenbeförderung überall, auch unter ungünstigen örtlichen Bedingungen, vor allem auch im Katastrophenfalle, sicherzustellen."[191] Außerdem sei das DRK im Kriegsfall durch die Genfer Konvention geschützt, andere, vor allem gewerbliche Anbieter aber nicht.[192] Ferner wurde auf die flächendeckende Versorgung hingewiesen, die das Rote Kreuz vor allem in Hinblick auf Private garantiere. Darüber hinaus sei die Planung aller Leistungen, zum Beispiel im Bereich der Ausbildung, durch eine Organisation notwendig. Die für eine Vereinheitlichung des Krankentransportes in den fünfziger Jahren vorgebrachten Argumente wurden in den 1980er Jahren gegen die Zulassung von Privaten im Rettungsdienst fast genauso wiederholt.[193] Die dem Roten Kreuz nahe stehenden Autoren argumentierten noch bis Ende der fünfziger Jahre in Publikationen in die Richtung eines Monopols als einzig effektiver Lösung für den Krankentransport. Dabei gingen sie teilweise sogar von einem rechtlichen Fortbestehen des ‚Führererlasses' vom 30. November 1942 über die Vereinheitlichung des Krankentransportes aus oder bewerteten diesen zumindest in seinen Zielen als positiv.[194] Dieses Selbstverständnis des DRK als einzig legitimer Krankentransport- und Rettungsdienstorganisation richtete sich gerade in den fünfziger Jahren weniger gegen die anderen drei Hilfsorganisationen. Der ASB hatte sich längst noch nicht von Verbot und Enteignung durch die Nationalsozialisten erholt und engagierte sich erst in den sechziger Jahren aktiv im Krankentransport und im Rettungsdienst; die JUH und der MHD begannen gerade erst sich zu organisieren und stellten höchstens im Bereich der Ausbildung eine potentielle Konkurrenz für das Rote Kreuz dar.[195] Eine wirkliche Konkurrenz im Bereich des Krankentransports und des Rettungsdienstes waren sie nicht. Daher bekämpfte das DRK, oft im Verbund mit den anderen Hilfsorganisationen, vorwiegend private Konkurrenten aus dem Fuhrgewerbe, die seit Ende der 1940er Jahre ebenfalls wieder Fahrten übernahmen, ohne eine Spezialisierung im

---

[191] STEINGRUBER, Handbuch, S. 25.
[192] Ebd., S. 26. Dies traf auf den ASB, die JUH und den MHD seit den sechziger Jahren ebenfalls zu.
[193] Vgl. KRAUSE-WICHMANN, Rettungswesen, S. 475; Bemerkungen zu dem Entwurf „Vorläufige Richtlinien über die Organisation, Aufgaben, Einrichtung und Ausrüstung des Luftschutz-Sanitätsdienstes, S. 1ff, zit. nach RIESENBERGER, DRK, S. 411f. Die achtziger Jahre werden in Kap. 4.2 behandelt.
[194] Vgl. HESSE, Krankenbeförderung, S. 145; STEINGRUBER, Handbuch, S. 25; vgl. auch HAHN, Rettungswesen, S. 56.
[195] HAHN, Rettungswesen, S. 55.

Krankentransport zu haben.[196] Nach dem Verständnis der Hilfsorganisationen handelte es sich beim Krankentransport nicht um ein Gewerbe. Dieser Einschätzung zugrunde lagen der „karitative Grundgedanke" und „öffentlich-rechtliche Gesichtspunkte". Denn auf Grund seiner allgemeinen Fürsorgepflicht müsse der Staat ein besonderes Interesse daran haben, dass der einzelne Bürger durch zahlenmäßig ausreichende und ordnungsgemäße Krankentransporteinrichtungen vor Schaden bewahrt und die Allgemeinheit vor möglichen Ansteckungsgefahren und Seuchen geschützt werde.[197] Insbesondere das letztgenannte Argument konnte als Spitze gegen Privatunternehmer verstanden werden, denen von Seiten der Hilfsorganisationen immer wieder mangelnde Hygiene und schlechte Patientenversorgung aus Gewinnstreben vorgeworfen wurde. Diese Kritik schien umso glaubwürdiger, wenn wie häufig der Fall, private Fuhrunternehmer neben den Krankenfahrzeugen noch Taxis oder Leichenwagen im Dienst hatten oder noch eine Autovermietung betrieben. Damit war ganz offensichtlich der Krankentransport nur eine Tätigkeit unter vielen. Für die Hilfsorganisationen war dies eine Bestätigung mangelnden Engagements, obwohl sie selbst in einer Vielzahl von Bereichen arbeiteten.[198]

Die Versuche die privatwirtschaftliche Konkurrenz zu diskreditieren und sie aus dem Krankentransport zu verdrängen, waren unabhängig von tatsächlichen Hygienedefiziten von wirtschaftlichen Interessen geleitet. Die Rentabilität der einzelnen Krankentransportstellen war besonders für das DRK wichtig, weil die Kreisverbände als selbständig wirtschaftende Einheiten auf Kostendeckung angewiesen waren. Da es keine bundeseinheitlichen Beförderungsentgelte gab, variierten diese von Kreis zu Kreis. In manchen Gegenden des Bundesgebietes wurden mit Krankenkassen, Fürsorgeverbänden, Versicherungsanstalten und anderen Institutionen Sonderverträge abgeschlossen, um finanzielle Sicherheit für den Krankentransportbetreiber zu gewährleisten. Diese Verträge enthielten oft Klauseln, nach denen ausschließlich eine Organisation, in der Regel das DRK, beauftragt werden durfte.[199] Diese Praxis der Gebietssicherung sollte ihre rechtliche Verankerung in den Rettungsdienstgesetzen finden.[200]

2.3.2 Expansion und Konkurrenz

In den fünfziger Jahren versuchte das DRK sein durch Regelung der britischen Besatzungsmacht verlorenes Terrain in den norddeutschen Bundesländern wiederzugewinnen.[201] Dabei kam ihm zugute, dass die Feuerwehren keine einheitliche Position bezogen. Während einige für eine Fortführung plädierten, setzten sich andere Feuerwehren, allen voran der Präsident des Verbandes für einen Ausstieg aus dem tätig-

---
[196] MÜLLER, Geschichte, S. 213.
[197] STEINGRUBER, Handbuch, S. 23; HESSE, Krankenbeförderung, S. 130.
[198] Ein ähnliches Bild zeichnet HAHN, Rettungswesen, S. 63; vgl. zur vorgebrachten Kritik die ausführliche Dokumentation bei FRERICHS, Friesland, S. 148ff.
[199] STEINGRUBER, Handbuch, S. 21, S. 38.
[200] Vgl. Kap. 3.3.3.
[201] KRAUSE-WICHMANN, Rettungswesen, S. 472ff.

keitsfernen und „wesensfremden" Arbeitsfeld ein.[202] Dabei zeigten sich unterschiedliche Tendenzen in Stadt und Land. In den meisten Großstädten und in vielen Mittelstädten blieb die Feuerwehr im Rettungsdienst vertreten, auf dem Land zog sie sich eher auf die Aufgaben des Brandschutzes zurück. Dies korreliert mit der Verteilung von Freiwilligen und Berufsfeuerwehren. In den Städten behielten vor allem die Berufsfeuerwehren die Aufgabe bei; auf dem Land waren mehrheitlich Freiwillige Feuerwehren tätig, die den Krankentransport und den Rettungsdienst, von einzelnen Ausnahmen abgesehen, aufgaben.[203]

Außerdem profitierte das Rote Kreuz von der positiven Einstellung ihm gegenüber in den Reihen der Kommunal- und Länderverwaltungen. In Süddeutschland war es seit den fünfziger Jahren im Krankentransport privilegiert und kontrollierte in den vier süddeutschen Bundesländern neunzig Prozent des Krankentransports.[204] Häufig existierten ‚Personalunionen', bei denen der Bürgermeister oder der Landrat gerade in kleineren Gemeinden gleichzeitig auch der Ortsbeauftragte der örtlichen Verbandsgliederung war.[205] In der ehemaligen britischen Besatzungszone begann mit dem Übergang der Verwaltung auf die deutschen Behörden auch gleichzeitig die Rückübertragung des Krankentransportes an ehemalige Anbieter, in den meisten Fällen das DRK.[206] In Niedersachsen gelang es dem DRK bald den Krankentransport mit Ausnahme der wenigen Großstädte wieder zu dominieren, nachdem die britische Anordnung über die Durchführung des Krankentransportes aus der Besatzungszeit für gerichtlich gegenstandslos erklärt worden war. Dort galt nur noch das Personenbeförderungsgesetz (PBefG) vom 21. März 1961 als einzige Rechtsgrundlage zur Durchführung des Krankentransportes.[207] In Nordrhein-Westfalen und Schleswig-

---

[202] So der Präsident des 1952 wiedergegründeten Feuerwehrverbandes, zit. nach RITGEN, Aufgabe, vgl. auch STEINGRUBER, Handbuch, S. 17; HESSE, Krankenbeförderung, S. 140; KRAUSE-WICHMANN, Rettungswesen, S. 474. Die Argumente, die schon 1942 angeführt worden waren, erlebten dabei ihre Renaissance: die Feuerwehr sei gerade im Falle einer Katastrophe mit Löschen beschäftigt und habe somit keine freien Kapazitäten für den Rettungsdienst und den Krankentransport.
[203] HAHN, Rettungswesen, S. 59.
[204] 1950 wurde das Bayerische Rote Kreuz mit der Durchführung des gesamten Liegend- und Infektionstransports im Freistaat betraut. Vgl. dazu das Genehmigungsschreiben des Bayerischen Staatsministeriums für Verkehr vom 25.08.1950 über die Krankentransporte des Bayerischen Roten Kreuzes, in: LEHMKUHL, H. (HRSG.): Berufe und Einrichtungen des Gesundheitswesens. Rechtsvorschriften und Erläuterungen, Stuttgart 1964, Teil B, XV:5. Im 1952 gegründeten Baden-Württemberg wurde das DRK ebenfalls mit der Durchführung des Krankentransport beauftragt; In Rheinland-Pfalz war aufgrund eines Erlasses des Innenministeriums vom 22. September 1948 das DRK zuständig, ebenso in Hessen; vgl. ausführlich STEINGRUBER, Handbuch, S. 25; KRAUSE-WICHMANN, Rettungswesen, S. 474f.
[205] Eine exemplarische Liste der ‚Personalunionen' in: DRK WERBUNG GMBH, Adressenhandbuch 1969.
[206] HESSE, Krankenbeförderung, S. 149; STEINGRUBER, Handbuch, S. 24; FRERICHS, Friesland, S. 147.
[207] Vgl. die Runderlässe des niedersächsischen Innenministeriums vom 22.09.1954 über das Krankentransportwesen und vom 14.12.1956 über die Aufgaben der Feuerwehren, in: LEHMKUHL, Gesundheitswesen, Teil B, XV:2; PRIETZ, Niedersachsen, S. 30 legt die Übertragung des Krankentransportes von den Feuerwehren auf das DRK in immerhin 20 Kreisen in das Jahr 1950. 1974 führte das DRK den Rettungsdienst in Niedersachsen zu 75% durch. Nur die Berufsfeuerwehren

Holstein schritt die Ausbreitung im Bereich des Krankentransportwesens langsamer voran. Aber auch dort war die Übertragung auf andere Anbieter als die Feuerwehr rechtlich zulässig geworden.[208] In den beiden Hansestädten verblieb der Krankentransport zuerst bei der Feuerwehr, später wurden die Hilfsorganisationen zugelassen. Bremen versagte Gewerbetreibenden bis in die sechziger Jahre die Genehmigung.[209] Privatunternehmer konnten sich dabei vor allem dann durchsetzen, wenn die zuständigen Behörden das Gesetz über die Beförderung von Personen zu Lande neutral auslegten.[210] Es bestimmte, dass jede gewerbliche Personenbeförderung einer staatlichen Konzession bedurfte. Das galt auch für ‚gemeinnützige' oder ‚mildtätige' Organisationen, obwohl diese das immer bestritten.[211] Wenn Sicherheit und Leistungsfähigkeit des Betriebes gewährleistet waren, das Unternehmen den Interessen des öffentlichen Verkehrs nicht zuwiderlief und die Mindestausrüstung, die Desinfektion der Fahrzeuge und die Ausbildung des Personals gewährleistet waren, gab es formal keinen Hinderungsgrund mehr eine Konzession zu erteilen. Nur waren diese Kriterien, wie auch in anderen Rechtsbereichen, stark von der Auslegung der zuständigen Beamten abhängig.[212]

Als Ergebnis lässt sich festhalten, dass mit den vorhandenen rechtlichen Regelungen die Organisation des Krankentransportes weitgehend den lokalen Entscheidungsträgern in den Kommunen überlassen blieb. Davon profitierte dank seiner Vernetzung mit diesen vor allem das Rote Kreuz, dem es gelang, im Gebiet der ehemaligen britischen Besatzungsmacht an Einfluss zu gewinnen. Sofern private Anbieter im Kran-

---

Hannover, Hildesheim, Braunschweig, Oldenburg und Göttingen waren noch im Rettungsdienst vertreten. vgl. ferner KRAUSE-WICHMANN, Rettungswesen, S. 273 und HAHN, Rettungswesen, S. 24.
[208] Vgl. für Nordrhein-Westfalen den Runderlass des Ministers für Wirtschaft und Verkehr vom 06. Januar 1951, und die Neuregelung des Krankentransportes durch das Feuerschutzgesetz vom 25.03.1958, in: LEHMKUHL, Gesundheitswesen, Teil B, XV:1. Für Schleswig-Holstein hatten die Verordnung des Innenministeriums über die Beförderung von Kranken vom 10. 01.1949 und die dazugehörige Änderung vom 03.07.1951 den Krankentransport geregelt. Beide sind abgedruckt in: ebd, XV:3.
[209] KRAUSE-WICHMANN, Rettungswesen, S. 474.
[210] Gemeint ist das Gesetz über die Beförderung von Personen zu Lande (PBG) in seiner geänderten Fassung vom 12. September 1955 (BGBl. I, S. 573). Das Personenbeförderungsgesetz (PBefG) (BGBl. I, S. 241) löste das PBG ab. Das PBefG wurde vorwiegend auf private Krankentransport- und Rettungsdienste angewandt. Der so genannte öffentliche Rettungsdienst nach den Rettungsdienstgesetzen der siebziger Jahre unterlag nicht diesen Bestimmungen.
[211] Kritisch STEINGRUBER, Handbuch, S. 24; KRAUSE-WICHMANN, Rettungswesen, S. 471 geht davon aus, dass die Hilfsorganisationen zumindest teilweise von den Regelungen des PBefG ausgenommen wurden, da ihre kalkulierten Betriebskosten die Fahrtentgelte überstiegen und somit kein Gewerbezweck vorliege.
[212] Westberlin beispielsweise wies in den fünfziger Jahren vierzig Privatunternehmer mit ungefähr 75 Krankenwagen auf. Dazu kamen noch die 24 Fahrzeuge des Städtischen Rettungsamtes, weitere sechs der Berufsfeuerwehr, aber nur drei des DRK. In den siebziger Jahren waren immer noch ungefähr 30 Krankentransportfirmen vertreten. Vgl. HESSE, Krankenbeförderung, S. 149f.; KRAUSE-WICHMANN, Rettungswesen, S. 474; HAHN, Rettungswesen, S. 63; vgl. auch die Konzessionsvergabe in Friesland bei FRERICHS, Friesland, S. 148ff.

kentransport vertreten waren, betrieben sie ihn meist in Verbindung mit anderen Fuhrgeschäften. Das war umso besser zu vereinbaren, da Richtlinien nur in Bezug auf die Fahrzeuge, nicht aber beim Personal bestanden. Diese Auflagen sollen im folgenden Kapitel vorgestellt werden.

2.4 Theorie und Wirklichkeit der Krankenbeförderung

2.4.1 „Es ist ein Mercedes 180, bestens ausgerüstet"[213]

Begünstigt wurde der Ausbau des Krankentransportes durch staatliche Fördermittel und Spenden aus der Bevölkerung. Dank einer lang anhaltenden Phase wirtschaftlicher Prosperität, die sich fast über die ganzen fünfziger Jahre erstreckte und erhöhte Steuereinnahmen sicherte, waren die Mittel für den Ausbau des Katastrophenschutzes vorhanden.[214] Besonders die Anschaffung der teuren Krankenfahrzeuge wurde damit erleichtert. Bald wurde der Vorkriegsstand an Fahrzeugen erreicht und sogar überschritten.

Ende der vierziger Jahre waren hauptsächlich noch Gebrauchtwagen aus der Vorkriegszeit eingesetzt worden, die Anfang der fünfziger Jahre verstärkt neuen, kostengünstigen Modellen, meist Limousinen, wichen. Sie boten Platz für ein bis zwei Liegendkranke. Da sich das Beförderungsentgelt, das in den fünfziger Jahren zwischen 43 und 70 Pfennig lag, beim Transport mehrerer Patienten erhöhte, wurden häufig zwei oder wenn möglich mehr Patienten transportiert.[215] Insbesondere bei Schwerkranken oder -verletzten versuchte der Fahrer so schnell wie möglich das Krankenhaus zu erreichen. Daher wurden Verletzte, wenn überhaupt, versorgt, bevor sie in das Fahrzeug geladen wurden.[216] Eine Versorgung während des Transportes war nur im Notfall vorgesehen; dazu boten zum Beispiel die beiden meist verbreiteten Krankenwagen vom Typ VW T1 und Mercedes Benz (MB) 170 V beziehungsweise MB 170 S auch kaum Raum. Erst 1955 wurde mit der DIN 75080 „Krankenkraftwagen für 1 bis 4 Liegendkranke" eine neue Richtlinie geschaffen, die festlegte, welche

---

[213] Der Bundesvorstand des ASB anlässlich der Indienstnahme eines neuen Krankenwagens und einer Unfallwache in Kassel 1955, zit. nach MÜLLER, Geschichte, S. 234.
[214] Zum Wirtschaftswachstum vgl. MORSEY, Bundesrepublik, S. 51; zum Charakter einer „Modernisierung im Wiederaufbau" vgl. SCHILDT, A./SYWOTTEK, A.: „Wiederaufbau" und „Modernisierung", in: Aus Politik und Zeitgeschichte, 39. Jg., 1989, H. 6-7, S. 18-32 und NOLTE, Ordnung, S. 214.
[215] STEINGRUBER, Handbuch, S. 38; vgl. FEUERWEHR BREMERHAVEN, Rettungsdienst, S. 2. Vgl. verschiedene Entgelte bei STEINGRUBER, Handbuch, S. 37ff; FRERICHS, Friesland, S. 146; FEUERWEHR BREMERHAVEN, Rettungsdienst, S. 2.
[216] An den Krankenfahrzeugen (Abb. 14, Abb. 15, Abb. 17, Abb. 18, Abb. 19, Abb. 20, Abb. 21, Abb. 22, Abb. 23, Abb. 24, Abb. 25) lässt sich besonders deutlich beschreiben, wie die Aufgabenstellung des Krankentransports „Kranke und Verletzte schnell und sicher der ärztlichen Behandlung zuzuführen und **notfalls** [Hervorhebung N.K.] während des Transportes Erste Hilfe und Pflege zu leisten", in der Praxis umgesetzt wurde. Zitat bei STEINGRUBER, Handbuch, S. 23.

Mindestmaße und -anforderungen an einen Krankenwagen gestellt wurden.[217] Die Krankenwagen konnten dabei weiterhin auf verschiedenen Karosserien basieren, lediglich ihr Ausbau, von Spezialfirmen durchgeführt, war nun vorgeschrieben. Ob VW, Ford, Henschel-Hanomag, Mercedes-Benz oder andere Automarken als Gestell dienten, blieb weiterhin dem Geschmack und dem Geldbeutel des Betreibers überlassen. Allerdings mussten jetzt ein erschütterungsarmer Transport durch weiche Federung, eine ausreichende Geräuschisolierung, die motorunabhängige Heizung, Lüftung und Innenbeleuchtung für den Patientenraum gewährleistet sein.[218] Einzig die Farbgebung blieb noch uneinheitlich.[219]

Die bedeutendste Neuerung für das Personal und die Überlebenschancen eines Notfallpatienten stellte die Zulassung von Sondersignalanlagen für den Krankentransport und die Unfallrettung dar. Blaues Blinklicht und Sondersignal waren dazu gedacht den Einsatzfahrzeugen sofort freie Bahn zu schaffen, befreite sie aber nicht von den Vorschriften der StVO.[220]

2.4.2 Ausstattung

Die Innenausstattung der Fahrzeuge mutete spartanisch an.[221] Neben ein bis zwei Krankentragen, Tragetüchern[222], Gurten zur Fixierung, einem Feuerlöscher, Decken

---

[217] FRERICHS, Friesland, S. 167; Die DIN 75080 ist abgedruckt in: STEINGRUBER, Handbuch, S. 54f. Bis 1955 hatten noch die DIN 13020 und 13026 von 1931/33 gegolten. Die DIN 75080 wurde 1967 noch einmal durch die Unterteilung in Krankentransportwagen (KTW) und Rettungstransportwagen (RTW) modifiziert und ist mittlerweile durch die EU-Norm EN 1789 ersetzt.
[218] DIN 75080; KRAUSE-WICHMANN, Rettungswesen, S. 466; CURIO, Krankentransport, S. 45.
[219] Vgl. MÜLLER, W.: Ein Hoch dem Föderalismus, in: Der Rettungssanitäter, 1. Jg., 1978, H. 1, S. 7. Noch heute fahren Rettungs- und Krankentransportfahrzeuge als Feuerwehrfahrzeuge meist in feuerwehrrot, als Fahrzeuge anderer Anbieter in weiß, elfenbein oder in der neuen EU-Normfarbe gelb.
[220] Vor 1956 waren Krankenwagen den anderen Verkehrsteilnehmern gleichgestellt und allenfalls durch Wimpel am Kotflügel oder Organisationsembleme als solche erkennbar. Mit der Änderung des § 48 der StVO und § 52 der StVZO wurde die Erlaubnis das „blaue Blinklicht" und ein Warnsignal „mit einer Folge verschieden hoher Töne" zu benutzen auf Kranken- und Rettungsfahrzeuge ausgedehnt, wenn dies zur Rettung von Menschenleben notwendig war. Der Missbrauch dieser Sonderrechte konnte schon damals straf- und zivilrechtliche Folgen haben. Zum Blaulicht vgl. STEINGRUBER, Handbuch, S. 27; BLOS, Berlin, S. 86; CURIO, Krankentransport, S. 57f., behauptet, dass die Ausrüstung der Fahrzeuge mit Licht- und Signalanlage schon 1946/47 erfolgt sei. Die Farbe Blau habe gegenüber dem anfangs in der britischen Zone verwendeten Rot den Vorteil der Unverwechselbarkeit gehabt, da es noch nicht als Signalfarbe im Straßenverkehr Verwendung gefunden hatte. HESSE, Krankenbeförderung, S. 156, gibt als Datum der Abstimmung über die Änderung der STVO und der STVZO im Bundestag den 05. November 1954 an. Allerdings ist sie erst 1956 in Kraft getreten.
[221] Spezialfahrzeuge wie Infektionsschutzkrankenwagen waren anders ausgestattet. Vgl. dazu CURIO, Krankentransport, S. 47; FRERICHS, Friesland, S. 138; FEUERWEHR BREMERHAVEN, Rettungsdienst, S. 2.
[222] Tragetücher dienen zum Transport an schwer zugänglichen Orten, z.B. in engen Treppenhäusern.

und Kissen standen für Kranke Pflegeutensilien wie Urinflaschen, Nierenschalen, Brechtüten und Steckbecken zur Verfügung. Für den Fall einer Geburt im Krankenwagen wurde ein steriles Abnabelungsbesteck vorgehalten.[223] Im Optimalfall standen für Verletzte ein Verbandkasten, Schienen für Brüche, eine Kleiderschere, eine tragbare Sekretabsaugpumpe mit verschiedenen Kathetern, mehrere Typen von Tuben für die Mund-zu-Mund-Beatmung, Mundkeil und Guedel-Tuben bereit.[224] Mit dem ihnen zur Verfügung stehenden Material konnten Fahrer und Helfer klassische Erste Hilfe wie Verbände zur Blutungsstillung, die Ruhigstellung von Brüchen und eine sachgerechte Lagerung durchführen. Weiterhin war im Krankenwagen Material für eine ärztliche Erstversorgung vorhanden.[225] Im Laufe der fünfziger Jahre erhielten außerdem viele Fahrzeuge erste Sauerstoffgeräte, die als „Gerät[e] zur Wiederbelebung", „Sauerstoffbehandlungsgerät" oder „Beatmungsgeräte" bezeichnet wurden und unter klingenden Namen wie „Inhabad" oder „Pulmotor" firmierten.[226] Es ist aber unklar, inwieweit dieser Optimalfall Realität gewesen ist. Wahrscheinlich ist, dass sich die Helferinnen und Helfer im Krankentransport und der Unfallrettung bis Ende der sechziger Jahre hauptsächlich auf Trage und „Erste Hilfe Kasten" stützten.[227] Dies legt Abb. 27 nahe. Außerdem zeigt die Ausstattung des Krankenwagenverbandkastens nach Abb. 16 fast ausschließlich Verbandmaterial. Es ist daher davon auszugehen, dass im Krankentransport eine Minimalversorgung statt fand.

2.4.3 Ansätze einer Professionalisierung durch Ausbildung

Dafür spricht auch die Ausbildung des Personals. Denn für eine weitergehende Behandlung war das Personal des Krankentransports und der Unfallrettung nicht kompetent. In den Ausbildungsrichtlinien unterschieden sich dabei die ‚Sanitäter' der Hilfsorganisationen bis weit in die sechziger Jahre hinein von gewöhnlichen Ersthel-

---

[223] Es ist unklar, ob geburtshilfliche Maßnahmen zum Aufgabenkatalog der Sanitäter gehörten oder ausschließlich in den Bereich ärztlicher Hilfe fielen.
[224] Der Mundkeil sollte als Verschlusssperre den Zungenbiss beim Krampfanfall verhindern. Guedel-Tuben dienten der Aspirationsprophylaxe. Aspiration meint das Anatmen von Fremdkörpern beim Bewusstlosen. Zum Verbandkasten vgl. Abb. 16.
[225] CURIO, Krankentransport, S. 46ff; FRERICHS, Friesland, S. 138. Dazu zählten zwei Flaschen Plasmaexpander mit sterilem Infusionsbesteck und Venen-Kanülen. Verschiedene Medikamente wie Baldriantropfen, Hoffmannstropfen und Sepso-Tinktur standen den Sanitätern zur Verfügung. Dem Arzt war die Anwendung von Lobelin, Cardiazol und Kampfer vorbehalten.
[226] Es handelte sich dabei um Kombinationsgeräte zur Sauerstoffinhalation, zur Absaugung und zur Maskenbeatmung, wie sie sich in dieser Zusammenstellung noch heute im Rettungsdienst finden. FEUERWEHR BREMERHAVEN, Rettungsdienst, S. 2; FRERICHS, Friesland, S. 138.
[227] Das PBefG § 23, Abs. 2 regelte die Ausstattung entsprechend dem jeweiligen Stand der Technik, d.h. der DIN 75080. Allerdings dürfen die korrekte Ausstattung und die Verwendung des Materials in Zweifel gezogen werden. AHNEFELD, Spiegel unserer Zeit, S. 15. Dies legt auch die Beschreibung des ersten Krankenwagen von 1959 bei SCHRIEWERSMANN, W.: 25 Jahre ehrenamtlich im Einsatz. DRK-Helfer machen Geschichte an der A 2, in: Der Rettungssanitäter, 9. Jg., 1986, H. 1, S. 34-36, S. 36 nahe. Es handelt sich hierbei um einen ehemaligen Polizeiwagen MB 170, der umgebaut wurde. Rechts im Fond befand sich die Trage, links Hammer, Schaufel und Benzinkanister.

fern nur durch eine unwesentlich längere Ausbildung und den Besuch von Fortbildungsveranstaltungen. Aufbauend auf einem Erste-Hilfe-Kurs von acht Doppelstunden Dauer, also von 2 Tagen, den alle anderen Ersthelfer auch absolvierten, vertieften die Sanitäter ihre Kenntnisse in weiteren zwölf Doppelstunden.[228] Zusammengenommen besaß ein „Sanitätshelfer" oder „Sanitäter" der Hilfsorganisationen Kenntnisse, die man ihm innerhalb von sieben Tagen vermittelt hatte. Von da an mussten die Helfer durch kontinuierliche Fortbildung, aber auch durch ‚Praxis' ihre Fertigkeiten optimieren. ‚Praxis' war schon der Einsatz, das heißt der Ersthelfer nahm bereits als zweiter oder dritter Mann eines Teams an der Versorgung eines Verletzten oder Erkrankten teil. Diese Ausbildungsphase konnte nicht die notwendige Sicherheit in den Maßnahmen liefern, die das Personal beherrschen sollte. Dazu zählten Mitte der fünfziger Jahre theoretisch

> „(...) die Betreuung des Verwundeten oder Kranken während der Fahrt, die Überwachung von Puls und Atmung, künstliche Beatmung von Hand und mit Geräten, die Stillung bedrohlicher Blutungen, die Verabfolgung von Stärkungs-, Anregungs- und Arzneimitteln sowie weitere Hilfeleistungen. Diese Personen müssen daher auf allen Gebieten der Ersten Hilfe bei Unfällen und plötzlichen Erkrankungen einwandfrei bewandert sein. Darüber hinaus müssen sie in der Lage sein, den übertragbaren Charakter einer Erkrankung einigermaßen sicher zu erkennen, so daß sie, da ein Arzt nicht immer zur Stelle ist, deren Weiterverbreitung durch entsprechende vorläufige Maßnahmen zu verhüten imstande sind. Dies setzt selbstverständlich eine gewisse Kenntnis der einschlägigen gesetzlichen Bestimmungen, der Seuchenbekämpfung und der in Betracht kommenden Desinfektionsverfahren voraus."[229]

Allein die erforderliche diagnostische Erfahrung, beispielsweise bei Infektionskranken, hätte mehr als eine Woche Schulung in Anspruch genommen. Schließlich setzt dies die Kenntnis von Krankheitsbildern voraus.

Am Beispiel des Krankentransportes wurde deutlich wie Anspruch und Wirklichkeit bereits im Bereich von Ausstattung und Schulung auseinanderklafften. Die Versorgung von Unfallverletzten, die im nächsten Teil behandelt wird, bestätigte diesen Eindruck.

---

[228] Ein Lehrplan für Sanitäter des DRK ist in DEUTSCHES ROTES KREUZ, Unfallhilfs- und Rettungsdienst, S. 38 abgedruckt. Grundlage der JUH-Ausbildung waren Laienkurse in Erster Hilfe von acht Doppelstunden Dauer durchgeführt entweder von JUH-Ausbildern oder Ärzten mit einem JUH-Hilfsausbilder. Für Helfer kamen aufbauend zwölf Doppelstunden und eine kleine Prüfung bis zum „Sanitätshelfer" hinzu. HEIMENDAHL, JUH, S. 575f.; LANDSBERG-VELEN, MHD, S. 558. MÜLLER, Geschichte, S. 282, gibt für den ASB nur acht Doppelstunden Ausbildung an. An diesen schloss sich aber noch eine zeitlich nicht näher definierte Prüfung an. HAHN, Rettungswesen, S. 111, erwähnt eine langsame Steigerung der Stundenzahl auf 46 bis Ende der sechziger Jahre. Er bezweifelt aber die Umsetzung in die Praxis.
[229] HESSE, Krankenbeförderung, S. 138.

2.5 Mobile und stationäre Unfallrettung

2.5.1 „Der Einsatz an den Autobahnen ist hart."

Während der Krankentransport über die Jahre weitergeführt wurde, ohne dass sich wesentliche Veränderungen einstellten, wurde bereits Anfang der fünfziger Jahre der Ruf nach einer besseren Unfallversorgung laut. Diese Forderung hing mit der Motorisierung zusammen, die mit dem Wirtschaftsaufschwung in Deutschland zu Beginn der fünfziger Jahre einsetzte. Innerhalb von vier Jahren verdoppelte sich aufgrund des steigenden Individualverkehrs die Zahl der Fahrzeuge.[230] Rasch füllten sich die Autobahnen und die Innenstädte. Bald waren vor allem Kreuzungen überlastet und wurden zu Unfallschwerpunkten. Die Unfall- und Todeszahlen im Verkehr nahmen schneller als die in Betrieben und im Haushalt zu. 1953 wurde bereits die Schwelle von zehntausend Toten überschritten.[231]

Ursachen für den rapiden Anstieg der Verkehrsunfälle gab es viele. Zum einen wurden noch relativ wenig neue Straßen gebaut, weil die Beseitigung der Kriegsschäden Priorität genoss.[232] Die alten Vorkriegsstraßen besaßen oft keine Seitenstreifen oder Haltespuren und waren vergleichsweise eng.[233] Zum anderen veränderte sich der Verkehr hin zum Mischverkehr aus verschiedenen Fahrzeugtypen, der vor allem für die schwächeren Verkehrsteilnehmer höchst gefährlich war.[234] Besonders problematisch war, dass die Mehrheit der Fahrzeuge in den fünfziger Jahren Roller und Kleinfahrzeuge waren, die das Risiko schwerer Verletzungen erhöhten.[235]

---

[230] BAUER, K.: Über Verkehrsunfälle aus der Sicht des Chirurgen, in: Ärztliche Mitteilungen, 39. Jg., 1954, H. 12, S. 402-411, S. 402, Tab. 2; zur allgemeinen Geschichte der Motorisierung der Bundesrepublik vgl. SÜDBECK, T.: Motorisierung, Verkehrsentwicklung und Verkehrspolitik in Westdeutschland in den 50er Jahren, in: Schildt, A./Sywottek, A. (Hrsg.): Modernisierung im Wiederaufbau. Die westdeutsche Gesellschaft der 50er Jahre, Bonn 1998, S. 170-187. Ein kurzer Überblick findet sich auch bei SCHWARZ, Ära Adenauer, S: 384ff. Vgl. GALL, Straßen, S. 201. Gall geht von einer durch den Zweiten Weltkrieg verspäteten Motorisierung aus.

[231] BAUER, Verkehrsunfälle, S. 402; SCHWARZ, Ära Adenauer, S. 385; vgl. auch die Zahlen bei LEHMKUHL, H./PÜRCKHAUER, F. (HRSG.): Berufe und Einrichtungen des Gesundheitswesens, Teil A, Stuttgart 1964, S. 406, Abb. 11; CURIO, Krankentransport, S. 51 und GÖGLER, Rettungswesen, S. 55. Zum Vergleich: 1989 starben 8.000 Menschen, 2001 nur noch 7.000 Menschen durch Verkehrsunfälle in der Bundesrepublik, im Jahr 2005 nur noch 5.400 Menschen. Die Zahlen von 2001 und 2005 schließen die neuen Bundesländer mit ein. Vgl. auch BJÖRN-STEIGER-STIFTUNG E.V.: Die Björn-Steiger-Stiftung e.V., in: http://www.steiger-stiftung.de/index_de.htm, Zugriff am 07.05. 2006.

[232] SCHWARZ, Ära Adenauer, S. 385.

[233] ZIEGLER, E.: Forschungsbeiträge und Analysen über Straßenverkehrsunfälle und ihre Verhütung, Bonn-Bad Godesberg 1970, S. 13.

[234] SCHMIDT, H.: Methoden und Maßnahmen zur Bekämpfung der Straßenverkehrsunfälle in Deutschland, rer. pol. Diss., Universität Köln 1959, S. 9ff; SCHWARZ, Ära Adenauer, S. 385.

[235] Vgl. den Überblick bei SCHWARZ, Ära Adenauer, S. 385 und GÖRTEMAKER, Bundesrepublik, S. 174; detailliert BAUER, Verkehrsunfälle, S. 402ff; SCHMIDT, Methoden, S. 16, S. 33; ROSEFELDT, E.: Verletzungen und Todesursachen bei Straßenverkehrsunfällen, med. Diss., München 1973, S. 31ff; GÖGLER, Rettungswesen, S. 55.

In den sechziger Jahren stiegen die Unfallzahlen weiterhin ungebremst, obwohl sich die Struktur des Verkehrs verschoben hatte. Die PKW hatten die Zweiräder zahlenmäßig überrundet und das Straßennetz wurde stark ausgebaut.[236] Außerdem nahm der Fernstraßen- und Autobahnverkehr zu. Als 1962 erstmals die Zahl der Verkehrsunfälle die Millionengrenze überschritt und über vierzehntausend Tote zu beklagen waren, schien ein vorläufiger Höhepunkt erreicht.[237] Allerdings sollten die Zahlen bis 1970 noch auf über einundzwanzigtausend Verkehrstote steigen.[238]

Ab 1955 versuchten die vier großen Hilfsorganisationen den „Blutzoll"[239] durch den Aufbau einer spezifischen Unfallrettung zu senken.[240] Dabei konzentrierten sie ihre Rettungseinrichtungen wie Sanitätszelte, Krankenwagen und neuerdings auch „Unfallwagen" auf die Betreuung von Verletzten der Autobahnunfälle.[241] In den Städten standen Unfallhilfsstellen und als Fahrzeuge die regulären Krankenwagen für die Unfallrettung zur Verfügung. Parallel dazu wurde mit staatlicher Unterstützung von den Hilfsorganisationen versucht, die Ausbildung der Bevölkerung in Erster Hilfe zu verbessern um möglichst frühzeitig Hilfe vor Ort zu haben.[242] Der so genannte „Unfallrettungsdienst" und speziell der „Autobahndienst" waren als freiwilliger Einsatz im Gegensatz zum Krankentransport nicht vergütet. Diese Dienste blieben daher aus Kostengründen rein ehrenamtlich besetzt und wurde anfangs auf Wochenend- und größere Sanitätsdienste während der Ferien- und Reisezeit, vor allem an Ostern und Pfingsten beschränkt.[243]

An den Autobahnen waren die Fahrzeuge, weil ihnen meist noch Sprechfunk im Auto fehlte, an Polizeiwachen, Tankstellen oder Autobahnmeistereien untergebracht.[244] Auch mobile Hilfsstellen, teilweise nur in Form von Zelten und stationierten Fahrzeugen, existierten entlang der Strecke.[245] Im Laufe der sechziger Jahre wurden erste eigene „Rettungswachen" errichtet. Sie bestanden anfangs aus kleinen Holzbarracken, an denen die Fahrzeuge stationiert werden konnten.[246] Bei Unfällen

---

[236] GALL, Straßen, S. 201.
[237] WERMKE, Werden, S. 36; vgl. die Verkehrsunfallstatistik bei CURIO, Krankentransport, S. 51.
[238] BJÖRN-STEIGER-STIFTUNG E.V., Homepage.
[239] Ebd.
[240] WERMKE, Werden, S. 29, verweist auf den schon 1958 bestehenden Autobahneinsatz der JUH Mannheim; HAHN, Rettungswesen, S. 57, nennt ebenfalls 1958 als Jahr des Einstiegs in die Unfallrettung. MÜLLER, Geschichte, S. 254, nennt als erste Autobahnwache des ASB die 1961 eingerichtete Wache Kassel-Ost. Das detaillierte Beispiel Friesland bei FRERICHS, Friesland, S. 124ff.
[241] „Unfallwagen" war eine nicht genormte Bezeichnung für Krankenwagen im Unfallrettungsdienst. Dafür wurden bis zur Entwicklung des „Rettungswagens" u.a. Großkrankenwagen für drei oder mehr Patienten eingesetzt; vgl. exemplarisch FEUERWEHR BREMERHAVEN, Rettungsdienst, S. 2.
[242] Diese Forderung wiederholt SCHMIDT, Methoden, S. 118.
[243] Dies bestätigen die angeführten Beispiele bei SCHRIEWERSMANN, 25 Jahre, S. 34; MÜLLER, Geschichte, S. 275; HAHN, Rettungswesen, S. 72.
[244] WERMKE, Werden, S. 33, gibt an, es habe einen JUH-Posten bei der Polizeistation Rhein-Herne-Kanal gegeben; HAHN, Rettungswesen, S. 72, führt die Standorte für den „motorisierten Straßenrettungsdienst" in Schleswig-Holstein auf.
[245] SCHRIEWERSMANN, 25 Jahre, S. 34.
[246] Vgl. Abb. 32; vgl. HAHN, Rettungswesen, S. 73. Die JUH Mannheim reklamiert 1964, mit der Rettungswache Mannheim-Seckenheim, einem Holzhaus auf dem Gelände der Autobahnpolizei,

auf der Strecke wurden die Helfer durch die Polizei oder durch Kraftfahrer alarmiert.[247] Im Laufe der sechziger Jahren waren sie über Funk erreichbar und konnten dann ihre vor Ort befindlichen Fahrzeuge an den Unfallort entsenden.[248] Allerdings blieben die Autobahneinsätze weitestgehend auf die gefährlichsten Strecken beschränkt. Von einer flächendeckenden oder täglichen Abdeckung kann nicht ausgegangen werden. Die Autobahneinsätze der JUH 1961-62 beschränkten sich zum Beispiel auf nur vier Standorte: Düsseldorf-Jägersteg, Mannheim-Seckenheim, Oberhausen-„Rhein-Herne-Kanal" und Hamburg-Süderelbbrücke.[249]
Bei der personellen Besetzung des stationären Unfallrettungsdienstes deuten sich Unterschiede gegenüber dem Krankentransport an. Zwar existiert kein statistisches Material über Frauen im Kranken- und Unfallrettungsdienst der fünfziger und sechziger Jahre, weil keine Trennung vollzogen wurde, aber verschiedene Einzelbeispiele zeugen davon, dass Frauen in Unfallrettungswachen an Autobahnen ehrenamtlichen Dienst leisteten. Was den Helferinnen und Helfern zugemutet wurde, die im ‚normalen' Leben als Arbeiter oder Angestellte tätig waren und ihre Freizeit opferten, zeigt die Qualifizierung als „besonderer Einsatz" der „sich als besonders segensreich erwiesen" habe.

> „Dadurch, daß die Ersthelfer im Gefolge der Polizei innerhalb weniger Minuten am Unfallort eintreffen und damit unmittelbar wirksame Erste Hilfe geben können, konnten zahlreiche Menschenleben gerettet werden. Der Einsatz an den Autobahnen ist hart. Er vermittelt aber damit auch den Helfern die notwendige Gewöhnung an die Schrecken schwerer Wunden und Verletzungen."[250]

2.5.2 Die Unfallhilfsstellen –

Synergieeffekte von Katastrophenschutz und Unfallrettung

Um eine möglichst große Abdeckung mit Unfallhilfseinrichtungen zu erreichen, bestand das Rettungswesen nicht nur aus mobilen ‚Unfallwagen' oder ‚Unfallrettungswagen'. Gerade in den fünfziger Jahren wäre eine flächendeckende Unfallrettung mit Kraftfahrzeugen aus Kostengründen und Personalmangel illusorisch gewesen. Um dennoch eine Erstversorgung zu gewährleisten, wurden stationäre Rettungseinrichtungen geschaffen, die vierundzwanzig Stunden erreichbar sein sollten: die Unfall-

---

die erste fest gebaute Autobahnwache in der Bundesrepublik besessen zu haben; vgl. JOHANNITERORDEN: Johanniter-Unfall-Hilfe e.V. Regionalverband Rhein-Neckar/Franken. Geschichte 1955-1969, in: http://www.johanniter.de/org/juh/org/land/bw/org/rn/wir/geschichte/ geschichte1955/deindex.htm, Zugriff am 18.03.06. Als gegen Ende der sechziger Jahre klar wurde, dass die Wachen dauerhaft gebraucht wurden, errichtete man fast nur noch Betongebäude.
[247] SCHRIEWERSMANN, 25 Jahre, S. 34, erwähnt die Alarmierung durch Kraftfahrer, die durch Hupen und Rückwärtszeigen mit dem Daumen auf den Unfall aufmerksam machten. Weitere Belege für diese Praxis fanden sich nicht.
[248] Vgl. Abb. 34.
[249] WERMKE, Werden, S. 37; vgl. auch Abb. 27.
[250] Die zitierten Stellen bei HEIMENDAHL, JUH, S. 576. Vgl. zur Mitarbeit von Frauen die Abb. 26, Abb. 47, Abb. 31.

hilfsstellen. Diese waren an den unterschiedlichsten Orten untergebracht. Entscheidend für die Platzierung waren die Unfallhäufigkeit und der Nutzen im Katastrophenfall, das heißt Unfallhilfsstellen befanden sich bevorzugt an verkehrsreichen Straßen und Kreuzungen, an sonstigen Gefahrenschwerpunkten und in ländlichen Gebieten in vielen kleinen Dörfern, die weiter von Krankenwagenstandorten entfernt waren. Dementsprechend vielfältig war die Unterbringung. In den Dörfern waren sie bevorzugt in zentralen Gebäuden wie der Schule, dem Pfarrhaus, der Post oder am Polizeiposten untergebracht. An verkehrsreichen Straßen boten sich Tankstellen, Polizeiposten, Feuerwachen und Geschäfte an, deren Inhaber auch außerhalb der Öffnungszeiten verfügbar waren, weil sie zum Beispiel im gleichen Haus oder in der Nähe wohnten. Für Autobahnen waren Raststätten und Tankstellen sowie Stützpunkte der Polizei und der Autobahnmeistereien prädestiniert.[251]

Darüber hinaus besaßen größere Bahnhöfe fast immer Unfallhilfsstellen in Form von Sanitätswachen des DRK.[252] In Westberlin sind viele hundert Unfallhilfsstellen in Privatwohnungen von Rotkreuzmitgliedern untergebracht worden. Obwohl in anderen Gebieten eher die Ausnahme, bot diese Lösung für das Rote Kreuz den Vorteil, keinerlei Investitionen tätigen zu müssen.[253] Zur besseren Erkennung besaßen alle Unfallhilfsstellen ein Schild, je nach Abdeckung der jeweiligen Region mit Hilfseinrichtungen gab es auch Hinweisschilder zur nächsten Unfallhilfsstelle.[254] Innerhalb von knapp zwanzig Jahren wurde die Zahl der Unfallhilfsstellen, immer unter der Prämisse eine Flächendeckung erreichen zu wollen, von circa elf- auf einundzwanzigtausend Unfallhilfsstellen fast verdoppelt. Mit Ausnahme weniger hundert Einrichtungen der anderen Hilfsorganisationen gehörten alle zum DRK.[255]

Die Unfallhilfsstellen hatten mehrere Funktionen. Als Anlauf- und Meldepunkt für Unfälle waren sie besonders in den fünfziger Jahren unersetzlich, da viele Haushalte noch kein Telefon besaßen.[256] Bei Unfällen oder akuten Erkrankungen standen sie als Ort der Erstversorgung zur Verfügung; eine Weiterversorgung war nicht erlaubt. Im Katastrophenfall bildeten sie fast autarke Erstversorgungszellen.[257] Die ideale Ausstattung war mit Verband- und sonstigem Sanitätsmaterial für fünfzig Verletzte eher

---

[251] STEINGRUBER, Handbuch; DEUTSCHES ROTES KREUZ, Unfallhilfs- und Rettungsdienst, S. 17ff; KRAUSE-WICHMANN, Rettungswesen, S. 458ff; BLOOS, Rettungswesen, S. 50; HAHN, Rettungswesen, S. 68ff.; WERMKE, Werden, S. 37.

[252] KRAUSE-WICHMANN, Rettungswesen, S. 464; Für den Frankfurter Hauptbahnhof bestätigt von BAUER, Haupttätigkeit, S. 110.

[253] BLOS, Berlin, S. 69.

[254] KRAUSE-WICHMANN, Rettungswesen, S. 464; Vgl. Abb. 28.

[255] Die Zahlen des DRK von 1951 und 1969 stammen aus DRK-GENERALSEKRETARIAT, Rotkreuz-Werk, S. 70; DRK WERBUNG GMBH, Adressenhandbuch 1969, S. 9; vgl. auch STEINGRUBER, Handbuch, S. 43; weitere Zahlen stammen für die JUH bei WERMKE, Werden, S. 37, S. 70; für den MHD bei LANDSBERG-VELEN, MHD, S. 559.

[256] 1949 verfügten 8% der deutschen Haushalte über ein Telefon, im Jahr 1998 waren es 94%; Zahlen entnommen aus SCHÄFERS, Sozialstruktur, S. 23.

[257] Die Unfallhilfsstellen sollten nicht in Konkurrenz zu Ärzten stehen; vgl. STEINGRUBER, Handbuch, S. 43; DEUTSCHES ROTES KREUZ, Unfallhilfs- und Rettungsdienst, S. 18; zum Katastrophenfall vgl. BLOS, Berlin, S. 68f.

für den Großschadensfall als für die tägliche Unfallversorgung bemessen worden. Art und Ausstattung hing dabei hauptsächlich von dem Betreiber und den Kapazitäten der eingesetzten Helfer ab. Nicht selten übernahmen betriebliche Erste Hilfe-Stationen die Versorgung auch für Nicht-Mitarbeiter.

Für die tägliche Unfallversorgung mussten mindestens ein Verbandkasten, eine *Deutsche Einheitskrankentrage*, eine gefüllte Sanitätstasche zum Umhängen und eine „Labeflasche mit Becher und Umhängeriemen" zur Verfügung stehen. Neben dem Verbrauchsmaterial, das entweder in kleinen tragbaren Koffern oder in schweren Katastrophenschutzkisten untergebracht war, sollte jede Unfallhilfsstelle mit Tragen zum Transport, Wolldecken, Waschbecken und einem Wasserkanister sowie mit stromunabhängigen Leuchtmitteln wie Petroleum-, Karbidscheinwerfer-, oder Brennspirituslampen und mit Wachsfackeln oder Kerzen ausgestattet sein. Daraus wird die Planung für den Katastrophenfall offensichtlich.[258]

Ergänzt wurden die Unfallhilfsstellen durch Unfallmeldestellen, die allein zur Alarmierung bei einem Notfall dienten.[259] Sie waren oft in öffentlich zugänglichen Räumen untergebracht, die bereits in den fünfziger Jahren mit Telefon ausgestattet waren. Dies konnten Postämter, Schulen und andere staatliche Einrichtungen sein. Aber auch Banken, Geschäfte und selbst mit Telefon ausgestattete Privatwohnungen wurden als Unfallmeldestellen gebraucht. Dort konnte man bei einem Notfall einen Notruf, meist unter qualifizierter Anleitung, abgeben. Als das Telefon in den sechziger Jahren Einzug in die meisten deutschen Wohnungen hielt, wurde angestrebt die zahlenmäßig geringeren Unfallmeldestellen in Unfallhilfsstellen umzuwandeln.

Besetzt waren Unfallhilfs- und Unfallmeldestellen mit männlichen und weiblichen „Hilfspostenwarten", wobei Frauen stark vertreten waren. Sie waren in der Gesellschaft der fünfziger und sechziger Jahre weitgehend Hausfrauen, nur wenige arbeiteten in bezahlten Berufen.[260] Als Hausfrauen, Geschäftsinhaberinnen oder in Verkaufstätigkeiten waren sie zur Besetzung von Unfallhilfsstellen besonders geeignet, da sie durchgehend „im Einsatz waren". Männer in der Rolle des ‚Familienoberhauptes' waren in den meisten Fällen gleichzeitig der ‚Ernährer' mit einem von der Unfallhilfsstelle entfernt gelegenen Arbeitsplatz und standen damit für eine durchgehende Betreuung nicht zur Verfügung. So waren die Geschlechterrollen auch im Bereich der Unfallrettung zementiert.[261]

Um den Aufbau dieses Rettungssystems zu illustrieren, wurde am Beispiel des gut dokumentierten Landkreises Friesland Mitte der sechziger Jahre dieses „möglichst

---

[258] Zit. nach STEINGRUBER, Handbuch, S. 43; DEUTSCHES ROTES KREUZ, Unfallhilfs- und Rettungsdienst, S. 45; BLOS, Berlin, S. 69. Verbandkasten, Trage und Tasche waren in den DIN 13162, DIN 13024 und DIN 13160 genormt. Steingruber spricht von einem Wasserkanister, was für die Wasserreserve spricht; in der Darstellung von 1964 wird nur noch von einem Wassereimer gesprochen, wobei dessen Verwendungszweck unklar bleibt.
[259] Oft waren die Meldestellen auch schon mit Erste Hilfe-Material ausgestattet.
[260] RÖDDER, A.: Die Bundesrepublik Deutschland 1969-1990, München 2004, S. 201. Vgl. darin auch die weitere Forschungsliteratur zum Thema.
[261] HESSE, Krankenbeförderung, S. 134; die Bezeichnung „Hilfspostenwart" bei DEUTSCHES ROTES KREUZ, Unfallhilfs- und Rettungsdienst, S. 30.

lückenlose (…), dem durch Bevölkerungsdichte und örtliche Gefahrenquellen bedingten Bedarf entsprechendes Netz von Hilfsstellen" kartiert.[262] Dort wurde der Krankentransport ausschließlich von privaten Fuhrunternehmern, die für ihren Bereich jeweils eine Lizenz hatten, durchgeführt. Die Krankenwagen waren hauptsächlich in den beiden lokalen Zentren Jever und Varel stationiert. Das DRK hatte direkt nach dem Krieg angefangen, ein System von Unfallhilfsstellen, Unfallmeldestellen und Depots zu errichten; Anfang der sechziger Jahre kam die JUH hinzu.[263] Die Standorte wurden umso zahlreicher, je weiter sie sich von den Krankentransportposten entfernten, beziehungsweise je schwerer sie mit Krankenwagen erreichbar waren. Auf der Karte gut erkennbar wurden die Hilfsstellen vor allem in den umgebenden Dörfern untergebracht. Sie waren dezentrale Anlaufstellen für den Fall einer Katastrophe.

2.5.3 Die Unfallhilfsstellen – Symbole eines antiquierten Systems

Dieses stationäre Erstversorgungssystem war bereits Anfang der 1930er Jahre entwickelt worden, der Ausbau stagnierte aber.[264] Erst mit der Bedrohung durch den Kalten Krieg erschienen die Unfallhilfsstellen als das Mittel der Wahl für eine die gesamte Bundesrepublik erfassende, dezentrale, weitgehend autarke Erstversorgung.[265]

---

[262] Vgl. Abb. 4. Die Karte entstand auf der Basis des Datenmaterials, das FRERICHS, Friesland gesammelt hat. Zitat aus HESSE, Krankenbeförderung, S. 131.

[263] Die Unfallmeldestellen wurden der Übersichtlichkeit auf der Karte nicht erfasst. Sie befanden sich oft in den Unfallhilfsstellen. Depots waren strategisch ausgelagerte Materialreserven ähnlich den Unfallhilfsstellen mit einer eingeschränkten Möglichkeit der Erstversorgung, oft ohne Telefon, vgl. dazu FRERICHS, Friesland, S. 170.

[264] BIESE, A. F./SCHÄFER, N.: Wir testeten den DM-Test: Falsche Ergebnisse! Regierungsmedizinaldirektor Dr. Biese zur Diskussion um das Unfallhilfsstellensystem, in: Deutsches Rotes Kreuz, 24. Jg., 1969, H. 6, S. 18-20; S. 19 gibt an, die Unfallhilfsstellen gingen auf eine Empfehlung der XIV. Internationalen Rotkreuzkonferenz im Jahre 1930 zurück; vgl. auch HAHN, Rettungswesen, S. 68.

[265] Dass es sich bei den Unfallhilfsstellen nicht nur um eine unwesentliche Ergänzung, sondern um ein zentrales Element des Rettungswesens handelte, wird aus dem Eintrag des Brockhaus von 1963 zum Stichwort Rettungswesen deutlich: „Neben den Krankentransporteinrichtungen, die den Rettungsdienst auf den Straßen wahrnehmen, ist (wesentlich durch das Deutsche Rote Kreuz) ein System von Rettungsstellen aufgebaut worden, das eine schnelle Hilfeleistung bei jeglicher Unfallgefährdung gewährleistet. Die Rettungsstationen sind ständig mit ausgebildeten Ersthelfern besetzt, fernmündlich erreichbar, mit Material für die Erste Hilfe ausgestattet und leisten bis zum Eintreffen ärztlicher Hilfe oder zum Abtransport in das Krankenhaus die erforderliche Erste Hilfe. Neben stationären Rettungsstellen gibt es auch mobile, die zu Spitzenzeiten des Verkehrs oder bei Großveranstaltungen an den Gefahrenpunkten aufgestellt werden." Artikel „Rettungswesen", in: Der Große Brockhaus, 2. Ergänzungsband, Wiesbaden [16]1963, S. 554; vgl. auch die Charakterisierung der Unfallhilfsstelle in einer Denkschrift Hermann Ritgens, Katastrophenschutz-Beauftragter des DRK vom Januar 1957, zit. nach RIESENBERGER, DRK, S. 421: „In einer mit Sicherheit chaotischen Situation, in der die Nachrichtenverbindungen abgerissen sind, Anordnungen und Weisungen nicht durchkommen und ein Nachschub nicht möglich ist, [ist die Unfallhilfsstelle] der Kristallisationspunkt allen Hilfswillens und aller Hilfsmaßnahmen in einer vorübergehend von der Außenwelt abgeschnittenen und auf sich gestellten Gemeinde (…)".

In den fünfziger, vor allem aber auf dem Höhepunkt des Kalten Krieges in den frühen sechziger Jahren, trotz einsetzender Kritik immer weiter ausgebaut, geriet das System der Unfallhilfsstellen Ende der sechziger Jahre immer mehr in Gegensatz zu neuen Ideen für das Rettungswesen.[266] Das Ausbleiben einer Katastrophe, speziell eines Krieges, bewirkte, dass die auf den Katastrophenschutz ausgerichtete Unfallrettung mit Unfallhilfsstellen grundsätzlich in Frage gestellt wurde. Hier waren es vor allem die ‚Pioniere' der ärztlichen Notfallmedizin, die die Verfechter des Unfallhilfsstellensystems mit Effektivitäts- und Effizienzuntersuchungen in Bedrängnis brachten.[267]

Gleichzeitig sank auch die Bereitschaft der betreibenden Ehrenamtlichen, sie bei einer solch geringen Auslastung noch weiterzuführen.[268] Aufgrund von Sparmaßnahmen der Regierung unter Kanzler Ludwig Erhard (1897-1977, Kanzler 1963-1966) wurde die Subventionspolitik der frühen fünfziger Jahre, die noch einen massiven Ausbau aller Formen des Bevölkerungsschutzes zum Ziel hatte, abgelöst durch eine stärker bedarfsorientierte Förderung von Einzelfällen. Schon 1965 hatte die Bundesregierung die Zuwendungen für die Einrichtung von Unfallhilfsstellen und die Beschaffung von Krankenwagen gestrichen.[269] Zwar hatte gleichzeitig die Achte Gemeinsame Verkehrssicherheitskonferenz noch die Empfehlung herausgegeben die Unfallhilfsstellen weiter auszubauen.[270] Auch im Bericht des Bundesministers für Verkehr vom 11.01.1968 wurde noch einmal eine Verbesserung der Unfallhilfe angekündigt, in deren Verlauf die Melde- und *Hilfs*stellen [Hervorhebung N.K.] ausgebaut werden sollten.[271] Aber nur wenige Jahre später sollte der Wandel in der Unfallrettung vollständig sichtbar werden. Die Hinwendung zur Laienhilfe, bei der wesentliche Aufgaben im Bereich des Sozialen, der Gesundheit und der inneren Ordnung auf ehrenamtliche Kräfte in der Bevölkerung übertragen worden waren, hatte nur Raum zum quantitativen Ausbau des Rettungswesens, zur Effizienzsteigerung gelassen. Für eine qualitative Weiterentwicklung im Sinne einer Effektivitätssteigerung

---

[266] BIESE, SCHÄFER, DM-Test, S. 19 spricht sogar von einem „explosiven Ausbau Anfang der sechziger Jahre".

[267] Bei Katastrophen wie der Hamburger Sturmflut von 1962 wurden Sanitätsdienste und Bundeswehreinheiten eingesetzt. Für diese lokal begrenzten Unglücksfälle waren gerade die Unfallhilfsstellen nur bedingt notwendig, da von außen rechtzeitig professionelle Hilfe gebracht werden konnte. Vgl. die Kritik von HERZOG, K.: Chirurgie am Unfallort in der Bundesrepublik Deutschland. Bestandsaufnahme, in: Langenbecks Archiv für Chirurgie, 1969, H. 325, S. 223-245; Die Gegenposition des DRK führen an BIESE, SCHÄFER, DM-Test, S. 18ff. und HAHN, Rettungswesen, S. 70; vgl. auch Kap. 3.1.

[268] BLOS, Berlin, S. 70 meint dazu lakonisch: „Mit den Jahren und mit abnehmender Wahrscheinlichkeit, daß sich in Berlin Katastrophen ereignen werden, ließ das Interesse nach. Viele Koffer wurden zurückgegeben und lagerten für den Bedarfsfall in den Kreisstellen."

[269] MÜLLER, Geschichte, S. 276.

[270] DEUTSCHES ROTES KREUZ: Zwischenbericht 1966 zu Heft 28 der DRK-Schriftenreihe, in: Ders. (Hrsg.): Der Unfallhilfs- und Rettungsdienst. Maßnahmen und Vorschläge des Deutschen Roten Kreuzes, Bonn 1966, S. 9. Die gemeinsame Verkehrssicherheitskonferenz versammelte die Vertreter der Bundes- und Ländermisterien für Verkehr, Inneres und Gesundheit unter dem Vorsitz des Bundesverkehrsministers.

[271] MÜLLER, Geschichte, S. 282. vgl. HAHN, Rettungswesen, S. 71.

war das System nicht geeignet.[272] Die stationäre Erstversorgung durch Laien, für den Kriegsfall erdacht, wich nun endgültig der ärztlichen und rettungsdienstlichen Erstversorgung am Unfallort.[273] Die Unfallhilfsstellen, Symbole dieser stationären ersthelfergestützten Unfallrettung, hatten sich Anfang der siebziger Jahre zum Anachronismus in einer Gesellschaft entwickelt, die sich stärker individualisierte und professionalisierte. Sie wurden sukzessive abgeschafft und durch ein rein elektronisch gestütztes Meldesystem ersetzt.[274]

Resümiert man die wesentlichen Charakteristika des Rettungswesens der fünfziger und sechziger Jahre, dann handelte es sich um ein im Bereich des Krankentransportes in geringem Maße professionalisiertes und organisiertes System, das nicht auf medizinische Bedürfnisse der Patienten ausgerichtet war. Der Schwerpunkt lag klar auf dem Transport, nicht auf der medizinischen Versorgung des Kranken. Die Unfallrettung war in keiner Weise professionalisiert, der Einzelinitiative der Hilfsorganisationen überlassen und auf Maßnahmen der Ersten Hilfe beschränkt.

---

[272] Effizienz wird hier als Wirksamkeit im Sinne einer idealen Ausnutzung von Ressourcen im gegebenen System, Effektivität als Leistungsfähigkeit des Systems als solchem verstanden.
[273] Vgl. Kap. 3.2.3; BLOOS, Rettungswesen, S. 48, bleibt unklar, wenn er von einer nicht weiter definierten Erstversorgung am Unfallort spricht. Der Ausbau der Ersthelferschulung der Bevölkerung in Form der verpflichtenden Kurse in Lebensrettenden Sofortmaßnahmen („Führerscheinkurse") ab 1969 zeigte erst eine Dekade später Wirkung.
[274] Nur BAUER, Hauptthätigkeit, S. 110, berichtet noch von einer bestehenden Unfallhilfsstelle am Frankfurter Hauptbahnhof, die unter der Leitung einer hauptamtlichen DRK-Mitarbeiterin mit Zivildienstleistenden geführt wurde.

3 Von Pionieren und Experten (1957-1975)

Insbesondere bei der Versorgung von Lebensgefährdeten wurden die Defizite eines solchen Systems deutlich. Deshalb konzentrierten ärztliche ‚Reformer'[275] ihre Anstrengungen auf die Schwerverletzten und entwickelten Entwürfe für neue Rettungsabläufe. In diesem Kapitel sollen diese Akteure des Wandels, wie sie sich auf dem momentanen Stand der Forschung darstellen, vorgestellt und ihr Handeln im Kontext des Reorganisationsprozesses untersucht werden. Ihre Motive, sich mit dem Thema zu beschäftigen, und die von ihnen entwickelten Ansätze und Modelle bilden den ersten Teil des Kapitels. In einem zweiten Teil wird beleuchtet, wie sich andere Akteure beteiligten und wie auf Basis der ärztlichen Vorarbeiten erste Forderungskataloge entstehen. Im dritten Teil erfolgt eine genauere Analyse der Reformjahre 1969/70 bis 1975. Dabei soll der Frage nachgegangen werden, inwieweit es den oben genannten Akteuren gelang, ihre Ziele durchzusetzen. Als Epilog und Vorspiel zugleich, leitet die Betrachtung der Ausbildungsregelung von 1977 von den Reformen zur Frage nach ihrer Wirkung über.

3.1 Vorarbeiten: Der Arzt am Unfallort

3.1.1 „Bei der Bergung verletzt, auf dem Transport moribund, bei Klinikeinweisung tot."[276]

In den fünfziger und sechziger Jahren besetzten Chirurgen, die im Zweiten Weltkrieg selbst Verwundete versorgt oder sich mit Wehrmedizin befasst hatten, das Feld der ärztlichen Versorgung am Unfallort.[277] Ihr Interesse galt der Zeit zwischen Unfall

---

[275] Der Begriff des ‚Pioniers' wird immer wieder verwendet, um die Leistung der Notfallmediziner zu betonen, die unbestritten vorhanden ist. Allerdings neigt die Darstellung oft zu einer, in der Medizin recht häufigen, unkritischen Verklärung einer Heldenerzählung. Vgl. in dieser Arbeit die Darstellung der Quellenlage, besonders die Anmerkungen 40 und 41; vgl. exemplarisch GÖGLER, Rettungswesen, S. 56: „Multizentrische Rettungsmodelle in einer Reihe von Mittel- und Großstädten der Bundesrepublik, aus persönlicher Initiative örtlicher Chirurgen und Anästhesisten, oft im Alleingang gegen viele Widerstände entstanden, mit verschiedenen Organisationsformen und verschiedenen Eigenbau-Prototypen von Notarztwagen, waren noch echte Pionierleistungen."

[276] Äußerung Marcel Arnauds hinsichtlich der unzulänglichen Notfallversorgung, zit. nach GÖGLER, Rettungswesen, S. 55. Der französische Neurochirurg Marcel Arnaud (1896-1977) beteiligte sich am Aufbau des „secourisme routier", das entspricht der Unfallrettung, in Frankreich.

[277] Die Personen sind näher vorgestellt im Kapitel 3.1.4., vgl. besonders die Kriegserfahrung bei GILLMANN, H.: Vom Unfallwagen zum interdisziplinären Notarztwagen, in: Ahnefeld/Brandt/Safar, Notfallmedizin, S. 59-64, S. 59; Karl Heinrich Bauer galt als „führender Chirurg der NS-Zeit" (Karl Brandt), zit. nach KLEE, E.: Das Personenlexikon zum Dritten Reich. Wer war was vor und nach 1945?, Frankfurt am Main 2003. Laut BEHRENDT, K. P.: Die Kriegschirurgie von 1939-1945 aus der Sicht der beratenden Chirurgen des deutschen Heeres im Zweiten Weltkrieg, med. Diss., Universität Freiburg 2004, S. 195, war Bauer als Oberfeldarzt im Bezirkskommando

und Eintreten des Todes beim Verunfallten. Dieser Zeitraum war bisher vom Krankenhausarzt nicht erfasst worden. Noch übernahm er den Patienten erst nach erfolgtem Transport von der Unfallstelle zur Klinik. Erste medizinische Studien zu Unfallereignissen und Todesursachen legten aber nahe, dass in der Bundesrepublik 43,7% der Verkehrstoten innerhalb einer Stunde nach dem Unfall verstorben waren, 69,9% innerhalb der ersten vierundzwanzig Stunden.[278] Daraus folgte die Annahme, dass „der Tod häufig während des Transports eintrat", denn bisher waren die Patienten frühestens nach zwanzig bis dreißig Minuten behandlungsfreiem Intervall, der Fahrt, im Krankenhaus angekommen.[279] Um dies zu verhindern, wurde der Gedanke einer ärztlichen Versorgung am Unfallort wieder aufgegriffen.[280] Dafür konnten die Mediziner auf ihre Konzepte aus der Zeit des Zweiten Weltkrieges zurückgreifen. Die Schwerpunkte ihrer Forschung blieben ähnlich und einzelne Modelle, die sie zur Versorgung entwickelten, lehnten sich stark an wehrmedizinische Entwicklungen vor 1945 an.[281] Wie im Bereich des ‚Katastrophenschutzes' fand ein Austausch der Begriffe statt. Der ‚Krieg' als Szenario medizinischer Tätigkeit wurde von der weitaus zivileren und vielfältigeren ‚Katastrophe' abgelöst. Dabei bildeten Unfallrettung und Katastrophenmedizin weiterhin eine Einheit, weil sie in Ablauf und Verletzungsmustern starke Ähnlichkeiten aufweisen. Bei beiden folgte der ärztlichen Hilfe am Unfallort der Transport ins Krankenhaus und dann gegebenenfalls die Versorgung in einer Spezialabteilung.[282] Obwohl die meisten Verkehrsverletzten die Unfälle mit leichten Verletzungen überstanden, war ein Teil der Verletzungen problematisch, weshalb

---

Breslau. Tönnis war Oberstarzt und beratender Neurochirurg beim Inspekteur des Sanitätswesens der Luftwaffe, vgl. KLEE, Personenlexikon, S. 628. Zu Frey vgl. WERNER, C.: Universitätsklinikum Mainz/Geschichte/Prof. Dr. Frey, in: http://www.anaesthesie.medizin.uni-mainz.de/478_DEU_HTML.php, Zugriff am 09.05.2006; Bürkle-de la Camp war beratender Chirurg der Luftwaffe für Afrika und Europa, vgl. KOPPITZ, U./VÖGELE, J./WISSEN, B.: Personalbewegung und Vergangenheitspolitik an der Medizinischen Akademie Düsseldorf, in: Woelk, W. et. al. (Hrsg.): Nach der Diktatur. Die Medizinische Akademie Düsseldorf, Essen 2003, S. 205-250, S. 223, Anm. 45. Ahnefeld hatte erst 1942 sein Medizinstudium in Posen aufgenommen. Weitere Belege für den Militärdienst der Mediziner in Anm. 335.

[278] Vgl. als eine der ersten Arbeiten Bauer, Karl-Heinrich, Über Verkehrsunfälle aus der Sicht des Chirurgen, in: Ärztliche Mitteilungen, 39. Jg., 1954, H. 12, S. 402-411. Der Artikel fasst Bauers Forschungen zusammen, wie er sie bereits auf der 71. Tagung der Deutschen Gesellschaft für Chirurgie dem medizinischen Fachpublikum vorgestellt hatte. Vgl. ausführlich FRIEDHOFF, E.: Chirurgische Erstversorgung am Unfallort. Indikation, Organisation, Ausbildung, Fehler und Gefahren, in: Langenbecks Archiv für Chirurgie, 1969, H. 325, S. 214-222, S. 215; HAHN, Rettungswesen, S. 21 nennt Händel, Konrad, der Zusammenhang zwischen Unfall- und Todeszeit und die Auswirkung auf die Unfallstatistik, in: Zentralblatt für Verkehrsmedizin, Verkehrspsychologie, Luft- und Raumfahrtmedizin, 1962, H. 8, S. 97-101. Die Zahlen entstammen GÖGLER, Rettungswesen, S. 55; LEHMKUHL/PÜRCKHAUER, Gesundheitswesen, S. 407; HAHN, Rettungswesen, S. 21.

[279] BARTELKE, C.: Notarztwagen in der Bundesrepublik Deutschland. Eine Studie über die Organisation und Ausrüstung dieser Rettungsmittel, med. Diss., Universität Mainz 1977, S 2; HAHN, Rettungswesen, S. 79.

[280] Belege für vorangegangene ärztliche Transportmodelle sind im Kap. 1.2 zu finden; HAHN, Rettungswesen, S.89.

[281] HAHN, Rettungswesen, S. 95 erwähnt eine Verbindung zur Kriegschirurgie, geht aber nicht näher darauf ein.

sich auch der sofortige Abtransport oft genug als unmöglich und zudem schädlich erwies. Massenunfälle, eingeklemmte Verletzte, Kombinationsverletzungen (Polytraumata), starke Blutungen mit Schock, Schädelverletzungen mit Hirnschädigung und Bewusstlosigkeit sprachen deshalb für eine umfangreiche Erstversorgung vor Ort.[283] Möglich geworden war die Verlagerung ärztlicher Therapie aus der Klinik an den Unfallort durch medizinische Therapien, die in den vierziger und fünfziger Jahren wiederentdeckt, entwickelt, beziehungsweise weiterentwickelt wurden. Aus den medizinischen Erfahrungen des Zweiten Weltkrieges war zu Anfang der fünfziger Jahre die Schocktherapie mit Infusionen und Bluttransfusion entwickelt worden. Damit war es möglich den Volumenmangelschock, der nach großem Blutverlust auftrat, im Frühstadium zu bekämpfen. Der Arzt am Unfallort konnte somit schon tätig werden, bevor der Blutkreislauf des Patienten weiter zentralisierte und der Schock immer schwerer zu kontrollieren war.[284] Ende der fünfziger Jahre folgten neue Erkenntnisse über die Pathophysiologie[285] beim plötzlichen Tod. Diese Erkenntnisse gingen einher mit der Wiederentdeckung älterer Wiederbelebungstechniken, deren Nutzen jetzt durch wissenschaftliche Untersuchungen belegt wurde: Die Atemspende und die äußere Herzdruckmassage setzten sich damit als Erstmaßnahmen beim Kreislaufstillstand durch.[286] Ergänzt durch die Intubation, die eine künstliche Beatmung ohne Aspirationsrisiko möglich machte, Plasmaexpander und die elektrische Defibrillation standen dem Arzt am Notfallort Material und Techniken zur Verfügung, die den Beginn der Therapie zu einem **frühest möglichen Zeitpunkt** sinnvoll machten.[287] In

---

[282] FINGER, G.: Ärztliche Verantwortung im Katastrophenfall, in: Therapiewoche, 15. Jg., 1965, H. 9, S. 429-432, S. 431. ZOPFF, G./ ZUKSCHWERDT, L.: Aufgaben, Ausrüstung und Erfahrung einer mobilen Chirurgengruppe beim Fronteinsatz im Westen, in: Der Chirurg, 14. Jg., 1942, H. 17/18, S. 513-552, S. 514, verweist auf die Gemeinsamkeiten von Kriegs- und Verkehrsunfallverletzten. Bei Kriegsverletzungen kamen noch Schusswunden hinzu, die beim Verkehrsunfall üblicherweise nicht auftreten. Zu den „katastrophenmedizinischen" Aktivitäten der „Notfallmediziner" vgl. ausführlich GÖGLER, Katastrophenschutz, S. 425ff und die Beiträge in AHNEFELD, F. W. (HRSG.): Wiederbelebung und Anästhesie. Bericht über ein Symposion, veranstaltet vom Bundesministerium der Verteidigung unter Berücksichtigung der Katastrophensituation und der Feldverhältnisse, Darmstadt 1967.

[283] Mahler, W.: Der Operationswagen der Chirurgischen Universitätsklinik Heidelberg, in: Der Chirurg, 31. Jg., 1960, H. 9, S. 421-425.

[284] Unter Zentralisation versteht man den Anpassungsmechanismus des Körpers mittels der Engstellung peripherer Gefäße zur ausreichenden Durchblutung des Körperstamms bei Flüssigkeitsverlust.

[285] Hier: Krankheitsgeschehen im Körper.

[286] Heute wird in der Ersten Hilfe die Mund-zu-Nase-Beatmung bevorzugt, der Begriff der Herzdruckmassage wurde mittlerweile durch den korrekteren Terminus „Thoraxkompressionen" ersetzt. MÜLLER, Geschichte, S. 257; FRERICHS, Friesland, S. 138.

[287] Vgl. die Beiträge von Ahnefeld, Brandt und Safar in AHNEFELD/BRANDT/SAFAR, Notfallmedizin; außerdem FRIEDHOFF, Pionier, S. 3; GORGASS, B.: Die vorklinische Versorgung von Notfallpatienten im modernen Rettungsdienst, in: Reimann, H./Reimann, H. (Hrsg.): Medizinische Versorgung, München 1976, S. 91-107, S. 91; AHNEFELD, Spiegel unserer Zeit, S. 16; GÖGLER, Rettungswesen, S. 56; DICK/SCHÜTTLER, Notfallmedizin, S. 273; vgl. zu den Wiederbelebungsmaßnahmen Anm. 286; Die ‚Intubation' meint das Einführen eines flexiblen Tubus in die Luftröhre beim Bewusstlosen, um die Anatmung (Aspiration) von Fremdkörpern wie Erbrochenem, Blut usw. und damit das Er-

den Krankenhäusern wurden die ersten intensivmedizinischen Einrichtungen geschaffen, die die Behandlung im Krankenhaus auf hohem Niveau fortsetzen konnten.[288] Jetzt konnten speziell von Unfällen herrührende Folgeschäden vermindert werden: Der Schock konnte verzögert werden, die Wiederbelebung zu einem Zeitpunkt begonnen werden, an dem die Überlebensrate noch erhöht war. Damit waren die medizinischen Grundlagen für eine Veränderung des bestehenden Rettungswesens gelegt, das nur darauf ausgelegt war, Patienten so schnell wie möglich in die Klinik zu transportieren. Da es sich aber um ärztliche Techniken handelte, musste der Arzt zum Unfallort gebracht werden. Dafür war das Transportmittel entscheidend.[289] Denn die Geschwindigkeit und Ausstattung des Kraftfahrzeuges bestimmten indirekt auch die Handlungsmöglichkeiten des Arztes vor Ort und unterschieden seinen Einsatz von dem zufällig tätig werdender Kollegen.[290]

3.1.2 Ärzte, Autos, Universitäten

Die Idee, einen Arzt zu schweren Unfällen zu befördern, dass er frühzeitig Hilfe leisten konnte, drängte sich auf, seit das Automobil die dementsprechende schnelle Beförderung versprach. Durchsetzen konnte sich diese Idee aber erst ab Mitte der sechziger Jahre. In den meisten Fällen wurde noch der schnelle Transport vorgezogen, um die Zeit bis zum Eintreffen in der Klinik nicht zu verzögern.[291] Wenn Anfang der fünfziger Jahre überhaupt ein Arzt zum Unfall hinzugezogen wurde, weil dieser sich als medizinisch schwerwiegend erwies, dann transportierte ihn ein PKW zum Ort des Geschehens, wo dann nur der eigene Arztkoffer mit dem Notwendigsten zur Verfügung stand. Dieser Improvisation stellten 1957 zwei chirurgische Universitätskliniken ihre Modelle mit höchst anspruchsvoll ausgestatteten Arztwagen gegenüber: Das Heidelberger Klinomobil[292] und den Kölner Notfallarztwagen.

---

sticken durch Verlegung der Luftwege sicher zu verhindern; Plasmaexpander oder Volumenersatzmittel dienen dem notfallmäßigen Ersatz von Flüssigkeit im Körper, meist in Folge von starken Blutungen. Die elektrische Defibrillation erfolgt über einen gezielten Stromstoß, der ein Kammerflimmern oder -flattern, also eine krankhafte lebensbedrohliche Herzaktion, zu unterbrechen sucht. Im Idealfall arbeitet das Herz im so genannten Sinusrhythmus weiter.

[288] Seit circa 1956 wird der Begriff ‚Intensivmedizin' verwendet, vgl. SEIDLER/LEVEN, Geschichte, S. 259.

[289] Zu möglichen Alternativen vgl. Kap. 3.3.4.

[290] Der zufällig anwesende Arzt war durch die § 323c und § 330 StGB zur Ersten Hilfe verpflichtet.

[291] GILLMANN, Unfallwagen, S. 60; HAHN, Rettungswesen, S. 89f.; vgl. auch FRIEDHOFF, Pionier, S. 3. So blieb die Kölner Praxis ab 1930, bei schweren Unfällen einen Arzt in einem Fahrzeug der Feuerwehr heranbringen zu lassen, die Ausnahme. Auch der seit 1950 für Notfälle eingesetzte „betriebsärztliche Unfallwagen der Bergbauindustrie Bochum" erlebte keine Verbreitung außerhalb der Firmentore.

[292] MARTENS, H./SCHLÄFER, H.: Der Münchner Notarztdienst, in: Der Anästhesist, 19. Jg., 1970, H. 9, S. 348-351, S. 351 unterscheidet von Bauers „Klinomobil" das ‚Clinomobil' als „gesetzlich geschützte[n] Firmennamen für Rettungsfahrzeuge, die aus aufgestockten VW-Kastenwagen bestehen." FRERICHS, Friesland, S. 188 berichtet, die Originalfirma Clinomobilwerke Hanau war von Volkswagen übernommen, die Produktion aber in den sechziger Jahren eingestellt worden. Zur Unterscheidung schrieb sich Bauers Erfindung ‚Klinomobil'. Diese Trennung wurde aber nur selten

An der Universität Heidelberg hatte 1943 Prof. Karl Heinrich Bauer (1890-1978) den prestigereichen Lehrstuhl für Chirurgie des kurz davor verstorbenen Martin Kirschner (1879-1942) übernommen.²⁹³ Kirschner selbst hatte sich zwar nicht mit einer ärztlichen Versorgung am zivilen Unfallort beschäftigt, dennoch sollte er zum geistigen Vater der „Notfallmedizin"²⁹⁴ stilisiert werden. Als Präsident der Deutschen Gesellschaft für Chirurgie hatte Kirschner 1938 auf der 62. Tagung die seitdem immer wieder zitierte Forderung erhoben, dass der Arzt zum Verletzten, und nicht der Verletzte zum Arzt kommen solle.²⁹⁵ Dass Kirschner überhaupt nicht von Unfallverletzten des zivilen Lebens sprach, sondern Kriegsverletzte im Feld meinte, wurde später verschwiegen.²⁹⁶ Mit seinem Konzept einer mobilen Operationsstation, wollte er für einen kommenden Krieg ein effektives Werkzeug zur Versorgung von Verwundeten im Felde bereitstellen. Die „Fahrbare Chirurgische Klinik" bestand aus einer Zugmaschine, einem Operationsraum, einem Röntgenzimmer und einem kleinen Anhänger.²⁹⁷ Dass dieses Fahrzeug nicht für zivile Zwecke gedacht war, lässt sich auch an seinen Dimensionen belegen. Kirschner selbst wollte seine Erfindung im Krieg ein-

---

durchgehalten.
[293] Die häufig verwendete Abkürzung der Vornamen zu K.H. Bauer hat dazu geführt, dass der Lehrstuhlinhaber für Chirurgie in Heidelberg Karl Heinrich Bauer heute auch unter Karl Heinz Bauer firmiert und diesem die Erfindung des Klinomobils zugeschrieben wird. Die Verwechslung findet sich u. a. bei UNIVERSITÄTSKLINIKUM HEIDELBERG: Historischer Überblick über Notarztstandort Heidelberg, in: http://www.klinikum.uni-heidelberg.de/Notaerztliche-Taetigkeit.8240.0. html, Zugriff am 05.04.2006 und BEHRENDT, Kriegschirurgie, S. 203f. Wie Kirschner hatte auch Bauer zur Unfall- und Kriegschirurgie gearbeitet, sein Renommee hatte er aber vor allem aufgrund seiner Forschungen zur Krankheit Krebs erlangt. Der Heidelberger Ordinarius blieb aber immer der Unfall- und Kriegschirurgie verbunden.
[294] Vgl. den Eintrag im Glossar.
[295] KIRSCHNER, M.: Die fahrbare chirurgische Klinik, in: Der Chirurg, 10. Jg., 1938, H. 20, S. 713-715, S. 713.
[296] MAHLER, Operationswagen, S. 421; FRIEDHOFF, Erstversorgung, S. 215; DORTMANN, C./DROH, R./FREY, R./WIEBECKE, Ü./WILKEN, L.: Der Mainzer Notarztwagen. Vierjahresbericht, in: Der Anästhesist, 19. Jg., 1970, H. 5, S. 212-219, S. 212; OTT, G.: Koordinierte Ausbildung und Organisation des Rettungsdienstes in der Bundesrepublik Deutschland, in: Mitteilungen Nr. 2 der Arbeitsgemeinschaft der Rettungsärzte. Beilage zu Der Anästhesist, 19. Jg., 1970, H. 8, S. 11-12, S. 12; LENT, V.: Ergebnisse nach erster ärztlicher Hilfe am Unfallort mit dem Kölner Notarzt-System. Eine historische, statistische und katamnestische Untersuchung anhand der Einsätze der Kölner Notärzte in den Jahren 1960 bis 1969, med. Diss., Köln 1971, S. 5; BARTELKE, Notarztwagen, S. 2; GÖGLER, Rettungswesen, S. 55; PRIETZ, Niedersachsen, S. 13; AHNEFELD/GORGASS/ROSSI, Rettungsassistent, S. 12; AHNEFELD, Samariter, S. 24; DICK/SCHÜTTLER, Notfallmedizin, S. 272; BAUER/HELLWIG, Rettungsdienst, S. 604, geht sogar davon aus, dass die Erfindung Kirschners **aufgrund** [Hervorhebung N.K.] des Zweiten Weltkrieges in Vergessenheit geraten sei. Ebenso HERZOG, Rettungsdienst, S. 17 und HAHN, Rettungswesen, S. 89. Kritisch bleibt lediglich BRINKMANN, Wohlfahrt, S. 57, Anm. 39, der die Pionierrolle anzweifelt, weil parallele Erfindungen in den USA bereits entwickelt worden waren.
[297] KIRSCHNER, Klinik, S. 715; vgl. Abb. 10 und Abb. 11. Der Begriff „Fahrbare Chirurgische Klinik" wird von Kirschner verwendet, die Herstellerfirma nannte ihr Fahrzeug „motorisierte chirurgische Klinik". Beide werden hier synonym verwendet.

gesetzt wissen und schloss eine reguläre Nutzung in der zivilen Unfallrettung aus, da der diagnostische und operative Apparat viel zu groß sei.[298]
Bauer übernahm die Kirschnersche Idee einer Maximalversorgung am Unfallort.[299] Die Kriegsmedizin Kirschners, entwickelt für weite Entfernungen zu Krankenhäusern, wollte er weiterentwickeln und an die Anforderungen bei Verkehrsunfällen in den Innenstädten und auf Autobahnen anpassen. Heidelberg als Versuchsort lag schon damals an einem Fernstraßen- und Autobahnknotenpunkt, einem der größten Unfallschwerpunkte Baden-Württembergs.[300]
Zusammen mit Rudolf Frey (1917-1981), seit 1956 außerplanmäßiger Professor in Heidelberg, und seinem Assistenten Eberhard Gögler entwickelte Bauer das so genannte „Klinomobil". Dieses Fahrzeug stand ab Februar 1957 an der Chirurgischen Universitätsklinik zum Einsatz bei schweren Verkehrsunfällen und Katastrophen wie Zugunglücken bereit. Es bestand aus einem Omnibus und einem Anhänger mit Dieselaggregat zur Stromversorgung.[301] Im Omnibus befand sich ein kompletter chirurgischer Operationssaal, so dass noch am Unfallort operiert werden konnte. Blutkonserven, Material zur Infusion, Intubation und medikamentösen Therapie waren ebenso vorhanden wie eine Beatmungsmaschine und ein Narkosegerät. Auch OP-Tisch und sterile Wäsche fehlten nicht. Für den Betrieb dieses Operationswagens waren sieben Personen, darunter vier Ärzte notwendig.[302] Alarmiert werden konnte das Klinomobil über die am Unfallort eintreffende Polizei.

---

[298] Ebd., S. 713ff. Inwieweit das Fahrzeug im Zweiten Weltkrieg eingesetzt wurde, ist unklar. Andeutungen auf andere improvisierte „Operationswagen" legen eine Nutzung ähnlicher Modelle nahe. Eine große Verbreitung scheinen sie nicht gefunden zu haben. Vgl. die Erwähnung eines Modells bei MAHLER, Operationswagen, S. 421 und ZUKSCHWERDT, L.: Möglichkeiten des ärztlichen Einsatzes am Unfallort zur Minderung der Unfallfolgen, in: Bundesminister für Verkehr (Hrsg.): Die Vierte Gemeinsame Verkehrssicherheitskonferenz am 23. Mai 1957 in Bad Godesberg, Bonn 1957, S. 59-62, S. 62, der in einem 1939 gebauten Operationswagen operiert haben will. Operationswagen, die auf Basis von umgebauten Möbelwagen (z.B. Ford V8) betrieben wurden, beschreiben detailreich ZOPFF, G./ZUKSCHWERDT, L., Aufgaben. Sie nennen außerdem den Sanitätszug beim Hilfszug Bayern als Besitzer einer „motorisierten Klinik". Vgl. Ebd., S. 520. Ein Operationswagen ist abgebildet in: RIMLI, E.: Das Buch vom Roten Kreuz. Das Rote Kreuz von den Anfängen bis heute, Zürich 1944, S. 280. Den Einsatz solcher Operationswagen im 2. WK bezweifelt HAHN, Rettungswesen, S. 90, Anm. 338.

[299] PRIETZ, Niedersachsen, S. 13.

[300] BAUER, K. H.: Möglichkeiten des ärztlichen Einsatzes am Unfallort zur Minderung der Unfallfolgen, in: Bundesminister für Verkehr, Verkehrssicherheitskonferenz 1957, S. 53; MAHLER, Operationswagen, S. 422, gibt an, dass dort in den fünfziger Jahren die Zahl der Unfälle pro Kilometer Autobahn fast fünf Mal so hoch wie der Landesdurchschnitt war. Auf acht Kilometern Autobahnstrecke geschahen allein im Jahr 1953 213 Verkehrsunfälle.

[301] Vgl. Abb. 35; vgl. auch BAUER, Möglichkeiten, S. 53ff; MAHLER, Operationswagen, S. 423; GÖGLER, Rettungswesen, S. 56; PRIETZ, Niedersachsen, S. 13; AHNEFELD/GORGASS/ROSSI, Rettungsassistent, S. 13; HERZOG, Rettungsdienst, S. 17; DICK/SCHÜTTLER, Notfallmedizin, S. 273.

[302] MAHLER, Operationswagen, S. 422ff; HERZOG, Rettungsdienst, S. 88. 1 Fahrer der Berufsfeuerwehr, 1 Operationsschwester und 1 -pfleger, 1 ärztlicher Operator, 1 Anästhesist, 2 ärztliche Assistenten. Das Narkosegerät hatte den sinnigen Namen „Romulus", wobei der Zusammenhang mit dem Gründer Roms, der seinen Bruder niederschlug, nicht erkennbar ist. Zur Intubation vgl. Anm. 287.

Der Vorteil des Klinomobils zeigte sich bei Massenunfällen und komplizierten Verletzungen. Dabei war der Operationswagen für den Verbleib am Unfallort gedacht, während den Transport ins Krankenhaus in der Regel ein Wagen des DRK Heidelberg übernahm, es sei denn der Patient musste beatmet werden oder bedurfte einer dauernden Überwachung.[303] Weil Notoperationen nur in den seltensten Fällen nötig waren, stand bald die Stabilisierung des oder der Verletzten, und nicht mehr die Operation, im Vordergrund.[304] In seiner Konzeption zu schwerfällig, zu teuer und nur für eine geringe Zahl der Unfälle wirklich sinnvoll, hatte Bauers Klinomobil viele Nachteile gegenüber anderen Systemen, weil es auch für den Katastrophenfall konstruiert worden war und dessen Anforderungen genügen musste.[305] Für einen Regelbetrieb im städtischen Raum war das Klinomobil medizinisch nur selten indiziert, so dass 1957 mit ihm nur fünfzehn Einsätze gefahren wurden. Während der ersten drei Jahre summierten sich die Einsätze auf nicht einmal siebzig Fahrten. Es fand daher kaum Nachahmer.[306] In ländlichen Regionen wäre die Vorhaltung eines solchen Fahrzeugs viel zu teuer gewesen, weil seine volle Auslastung nicht erreicht werden konnte.[307] Grundlegend anders war die Idee beim Kölner „Notfall-Arztwagen", der vom dortigen Ordinarius für Chirurgie, Victor Hoffmann (1893-1969) und dessen Assistent Engelbert Friedhoff (geb. 1920) sowie Mitarbeitern der Neurochirurgischen Klinik und des Instituts für Verkehrsmedizin erdacht worden war. Diesem Modell lag die zentrale Frage zugrunde, an welchen Ort ein Unfallverletzter gebracht werden sollte. Die Verletzungsmuster bei schweren Verkehrsunfällen, darunter Risse großer Gefäße, schwere Verbrennungen und Mehrfachverletzungen, stellten nämlich kleine und mittlere Krankenhäuser vor große Probleme. Insbesondere Schädel-Hirn-Verletzungen, die bei Verkehrsverletzten sehr häufig auftraten, stellten hohe Ansprüche an

---

[303] MAHLER, Operationswagen, S. 423f. So konnte beispielsweise bei einer völligen Gesichtszertrümmerung nach Aufprall auf einen Baumstamm im Laufe eines Verkehrsunfalls das Unfallteam nach Bedarf zusammengestellt werden. Ein Neurochirurg, ein Unfallchirurg, ein Anästhesist, ein Augenarzt, ein Kieferchirurg, eine Operationsschwester und ein Operationspfleger sorgten in diesem Fall für die optimale Versorgung des Schwerverletzten. Nur manchmal wurden diese Krankenwagentransporte ärztlich begleitet.

[304] AHNEFELD, F. W./ROSSI, R.: Notfallmedizin und Rettungsdienst, in: Universitas. Zeitschrift für Wissenschaft, Kunst und Literatur, 39. Jg., 1984, H. 2, S. 125-135, S. 125.

[305] MAHLER, Operationswagen, S. 421ff. Kabelrollen und Stative zum Ausleuchten eines bis zu 400 m entfernten Unfalls, ein Vorzelt, dem eines Wohnwagens ähnlich, für Massenunfälle, die funkenlose Metallsäge zur Befreiung eingeklemmter Verletzter und die ausfahrbaren Stempel zur Stabilisierung an den vier Fahrzeugecken verteuerten das Fahrzeug und ließen es größer und schwerer werden.

[306] Ebd., S. 423; HERZOG, Rettungsdienst, S. 88. Lediglich Herbert Junghanns in Frankfurt lehnte sein kleineres „Clinomobil" in Ansätzen an die Heidelberger Erfindung an. vgl. seinen Beitrag JUNGHANNS, H.: Bericht über ein Clinomobil, in: Hefte zur Unfallheilkunde, 1963, H. 78, S. 202-206.

[307] Dafür entwickelte ein Arzt im Westerwald entsprechend dem Klinomobil für seine Vor-Ort-Versorgung von Verkehrsunfällen das „Praximobil". Aber auch dieses Modell fand keine Nachahmer, weil der finanzielle Aufwand zu groß war. Vgl. Abb. 36 und ABIGT, H.: Mein Praximobil, in: Der Landarzt, 39. Jg., 1963, H. 10, S. 423-425.

Diagnostik und operative Therapie.[308] Der Einsatz eines „Notfall-Arztwagens" bot die Möglichkeit durch frühzeitige ärztliche Maßnahmen wie Intubation, Beatmung und Sauerstoffgabe den Patienten zu stabilisieren und ihn dann direkt in Schwerpunktkliniken, die auf derartige Notfälle vorbereitet, aber eventuell weiter entfernt waren, zu transportieren. Erste Studien gaben dieser Idee Recht.[309] Mit der Beschränkung auf die Herstellung der Transportfähigkeit durch Sicherung der Lebensfunktionen Bewusstsein, Atmung und Puls konnte für das Kölner Fahrzeug ein LKW-Gestell verwendet werden.[310] Damit fiel dieses Modell wesentlich kleiner und billiger aus als die Heidelberger Alternative.

Ab Juni 1957 fuhr dann der erste „Notfall-Arztwagen" im Rahmen eines zweijährigen Versuchsprojekts in Köln, einem Forschungsauftrag des Wirtschafts- und Verkehrsministeriums Nordrhein-Westfalen. Der LKW vom Typ Ford FK 2500 wurde mit Personal der Berufsfeuerwehr besetzt und war an einer Feuerwache stationiert.[311] Dort, in Köln-Lindenthal, wenige 100 m entfernt von der Klinik konnte der Notfall-Arztwagen zügig den Dienst habenden „Notfallarzt"[312] an der Pforte der Klinik aufnehmen. Mit immerhin 220 Einsätzen im ersten Jahr konnte der Notfall-Arztwagen relativ schnell seinen Nutzen beweisen. Nach Ende des Versuchs führte deshalb 1960 die Stadt Köln den Notfall-Arztwagen weiter.[313] Organisationsmodelle mit Notarztwagen wurden nach Kölner Vorbild ab Mitte der sechziger Jahre in vielen westdeutschen Großstädten eingerichtet und dabei an die lokalen Verhältnisse angepasst. Am bekanntesten wurden das Frankfurter und das Münchner Modell von 1965/66. Wie auch in Köln entstanden die Notarztwagenmodelle hier aus einer Zusammenarbeit zwischen Ärzten der chirurgischen Klinik und den Feuerwehren, die Krankentransport und Unfallrettung durchführten.[314] Im Laufe des Jahrzehnts richteten Bielefeld, Bochum, Bremen, Dortmund, Duisburg, Goslar und Hamburg Notarztsysteme ein.

---

[308] FRIEDHOFF, Erstversorgung, S. 218. 53% der durch Betriebsunfall und 70% der durch VU Getöteten hatten ein Schädel-Hirn-Trauma, also eine Verletzung im Bereich des Schädels mit Beteiligung des Gehirns. Abhängig von der Schwere und den betroffenen Gehirnbereichen bestand ein teilweise großes Risiko der Bewusstlosigkeit und des Atemstillstandes.

[309] Ebd., S. 219; DICK/SCHÜTTLER, Notfallmedizin, S. 273. Gegenüber kleinen Krankenhäusern wurden nur noch 18% statt vorher 65% der Hämatome übersehen, weil Echo- und Angiographie angewandt werden konnten. Zur Intubation vgl. Anm. 287.

[310] FRIEDHOFF, Pionier, S. 4; vgl. Abb. 42, Abb. 37.

[311] HOFFMANN, V.: Behandlung Schwerverletzter am Unfallort, in: Bundesminister für Verkehr, Verkehrssicherheitskonferenz 1957, S. 56ff; FRIEDHOFF, Pionier, S. 4.; ARNOLD, Rettungsdienst, S. 92; HERZOG, Rettungsdienst, S. 22. HAHN, Rettungswesen, S. 91 gibt an, dass für den Kölner Notfallarztwagen die Besatzung mit der des Unfallwagens geteilt werden musste, so dass immer nur ein Fahrzeug ausrücken konnte.

[312] Obwohl erst 1983 der Notarzt als geschützte Bezeichnung festgelegt wurde, bezeichnete man die in der Unfallrettung und später im Rettungsdienst tätigen Ärzte als Notärzte. Zugunsten einer besseren Verständlichkeit wird in beiden Fällen der Begriff ‚Notarzt' verwendet. Siehe auch „Notarzt" im Glossar.

[313] ENGELHARDT, G. H./HERNANDEZ-RICHTER, H. J.: Fünfjährige Erfahrungen mit dem Notarztwagen „Köln" im Unfallrettungseinsatz, in: Münchener Medizinische Wochenschrift, 111. Jg., 1969, H. 7, S. 370-372, S. 370; FRIEDHOFF, Pionier, S. 5; ARNOLD, Rettungsdienst, S. 92; HAHN, Rettungswesen, S. 91; HERZOG, Rettungsdienst, S. 22.

1970 bis 1972 folgten Göttingen, 1971 Ulm, 1972 Hannover, Bremerhaven und Bonn.[315]

3.1.3 Von der „Rettungskette" zum „Ludwigshafener Modell"

Von den Schülern Bauers und Hoffmanns kamen in den sechziger Jahren wesentliche neue Entwicklungen zur Arzttätigkeit am Notfallort und zur Reorganisation des Rettungswesens, die die Grundlage für das ab 1971 umgesetzte System „Rettungsdienst" bildeten.[316]

Die Rettungskette: Der Primat der Vitalfunktionen
Das erste Grundsatzprogramm, das die Aufgaben von Laienhilfe, ärztlicher und nichtärztlicher Tätigkeit abgrenzte, wurde im Auftrag Rudolf Freys 1961 von Friedrich Wilhelm Ahnefeld entwickelt, der seinem Lehrer aus Heidelberg nach Mainz gefolgt war. Es folgte bereits der Annahme, dass nur eine Stabilisierung der wichtigen Lebensfunktionen Bewusstsein, Atmung und Kreislauf am Notfallort notwendig sei und weitere medizinische Therapien erst in der Klinik folgen sollten. Als Denkmodell schuf sich Ahnefeld die so genannte Rettungskette.[317] Das Bild der Kette hatte Ahnefeld gewählt, um das Ineinandergreifen der Elemente deutlich zu machen. Am Anfang der Kette stand der Ersthelfer mit beschränkten Sofortmaßnahmen zur Stabilisierung der Lebensfunktionen. Es folgte die Alarmierung. Im Anschluss daran kamen die Erste-Hilfe-Maßnahmen, im frühen Modell noch unter Erwähnung der ärztlichen Ersten Hilfe als Möglichkeit weitergehender Erste-Hilfe-Maßnahmen, die dem gewöhnlichen Ersthelfer nicht zur Verfügung standen, wie Blutdruck messen oder Infusionen legen. Schließlich sollte die ärztliche und nichtärztliche Besatzung

---

[314] LICK, R. F./SCHLÄFER, H./MARTENS, H./SEEGERER, K./HOLLE, F.: Zweieinhalb Jahre Notarztdienst in München, in: Münchener Medizinische Wochenschrift, 111. Jg., 1969, H. 7, S. 356-361, S. 357; MARTENS, SCHLÄFER, Notarztdienst; KUNZ, T.: Erfahrungen mit dem Frankfurter Notarztwagensystem, in: Der Anästhesist, 19. Jg., 1970, H. 2, S. 82-86, S. 82f.; BRANDDIREKTION MÜNCHEN: Feuerwehr München, in: http://www.feuerwehr.muenchen.de/bd00bran/index.html, Zugriff am 01.03.2006. In München waren dies Fritz Holle mit seinen Assistenten und Karl Seegerer (geb. 1924) von der Berufsfeuerwehr und seine Mitarbeiter.

[315] Bielefeld, Bochum, Dortmund und Duisburg nennt LICK ET AL., München, S. 357; Goslar 1966, Göttingen 1970, Ulm 1971 und Bonn und Hannover 1972 werden erwähnt bei PRIETZ, Niedersachsen, S. 30ff; Zum Bremer Notarztwagen siehe den Aufsatz von PLASS, N./HENSCHEL, W.F.: Einrichtung und Aufgaben des Bremer Notarztwagens, in: Hutschenreuter, K. (Hrsg.): Anaesthesie und Notfallmedizin, Berlin/Heidelberg 1966, S. 107-112; Hamburg bei STADT HAMBURG, Rettungsdienst. Hamburg konnte dabei auf eigene Erfahrungen mit einem arztbesetzten Unfallwagen seit 1960 zurückgreifen, als acht Jahre später ein ständig besetzter Notarztwagen am Allgemeinen Krankenhaus St. Georg in Dienst gestellt wurde. Zu Hannover: FEUERWEHR HANNOVER, Rettungsdienst gibt 1972 als Jahr der Anschaffung an; PRIETZ, Niedersachsen, S. 31, nennt das Jahr 1971. Bremerhaven 1972 bei FEUERWEHR BREMERHAVEN, Rettungsdienst.

[316] HAHN, Rettungswesen, S. 92.

[317] Vgl. Abb. 46; STEIN, Dokumentationsstudie, S. 57; AHNEFELD, Notfallmedizin und Rettungsdienst, S. 8; DICK/SCHÜTTLER, Notfallmedizin, S. 275.

des Rettungsfahrzeugs die Versorgung mit elementardiagnostischen Maßnahmen fortführen, um in der Klinik mit der Versorgung durch Fachärzte die optimale Versorgung des Patienten zu vollenden. Die Rettungskette sollte bis heute grundlegend für die Abgrenzung der einzelnen Aufgaben in der Notfallrettung bleiben und erreichte schnell auch außerhalb der Medizin Bekanntheit. Mit ihr wurde ein Schema geschaffen, das festschrieb, wer wann welche Aufgabe hatte, um den Patienten optimal zu versorgen. Ahnefeld wurde in der Folge zu einem der wichtigsten Notfallmediziner der Bundesrepublik, der, seit 1968 Leiter des Zentrums für Anästhesiologie der Universität Ulm, maßgeblich die Politik zum Rettungswesen beeinflusste.[318]

Modell Gummersbach 1963

Die Anpassung des städtischen Kölner Notfall-Arztwagens an die Bedingungen einer Mittelstadt nahm Viktor Hoffmanns Schüler Wolfgang Herzog mit seinem ‚Gummersbacher Modell' vor.[319] Dem Leiter der Chirurgischen Abteilung des Städtischen Krankenhauses Gummersbach gelang es damit ein Projekt zu verwirklichen, das als nicht finanzierbar galt, weil Notarztwagen zu teuer für den ländlichen Raum zu sein schienen.[320] Da Herzog aber Notarzt- und Krankenwagen an den Kliniken stationieren ließ und mit Klinikpersonal besetzte, fielen weitaus weniger Kosten für Unterbringung und Personal als bei anderen Notarztsystemen an.[321]

Modell Heidelberg 1964

Nachdem das Klinomobil in der Versuchsphase stecken geblieben war, entwickelte Bauers Assistent Eberhard Gögler 1964 ein vergleichsweise minimalistisches Modell, den Heidelberger Arzteinsatzwagen „HD-10".[322] Im Gegensatz zu den Notfall-Arztwagen (NAW) aus Köln und dem Klinomobil stand dem Arzt jetzt ein mit medizinischem Gerät ausgestatteter PKW, anfangs ein VW Käfer, zur Verfügung. Mit diesem konnte er unabhängig von Unfallrettungs- oder Krankenwagen selbst zum Unfall fahren und war zudem oft schneller als die weniger wendigen Notarztwa-

---

[318] FIEBIG, U.: Ausbau des Rettungswesens. Eine gesundheitspolitische Notwendigkeit ersten Ranges, in: Sozialdemokratischer Pressedienst vom 18.03.1971, S. 3-4, S. 3; AHNEFELD/ROSSI, Notfallmedizin, S. 135; AHNEFELD, Samariter, S. 25.

[319] HERZOG, Rettungsdienst, S. 44. Wie sein Kölner Vorbild handelte es sich um ein Unfallrettungsmodell mit siebzig Prozent chirurgischen Einsätzen.

[320] Ebd., S. 23.

[321] Wie HERZOG, Rettungsdienst, S. 54 selbst einräumte, hatte er „den Vorteil, daß wir uns mit keiner Hilfsorganisation auseinandersetzen mußten. Ihre Macht ist nicht zu unterschätzen." Da keine Interessen der Hilfsorganisationen oder von privaten Anbietern bestanden, war dort eine Neuordnung vergleichsweise einfach. Rechtlich problematisch war die Tatsache, dass der Dienst habende Assistenzarzt ohne rechtliche Grundlage für die Unfallrettung eingesetzt wurde, vor allem aber, dass während eines Einsatzes „die chirurgische Abteilung gelegentlich nachts von dem Arzt entblößt war. Vertretung erfolgte durch andere Nachtdienst-Ärzte im Krankenhaus und durch den Oberarzt in Rufbereitschaft." Vgl. HERZOG, Rettungsdienst, S. 28, S. 34, S. 67.

[322] Vgl. Abb. 38; Abb. 39; Abb. 40.

gen.[323] Da sich Arzt und Krankenwagenpersonal erst an der Unfallstelle trafen, erhielt sein Heidelberger Modell in Abgrenzung zum so genannten Kompaktsystem, bei dem der Arzt im NAW ankam, die Bezeichnung „Rendezvous-System".[324] Dieses System war besonders in ländlichen Gebieten besonders wirkungsvoll, weil so der Arzt sehr viel ausgewählter eingesetzt werden konnte.

Weg von der Chirurgie: Das „Mainzer Modell" 1964 und das „Ludwigshafener Modell" 1971

Bis Ende der sechziger Jahre hatten hauptsächlich Chirurgen das Rettungswesen durch neue Fahrzeuge und Organisationssysteme zu verbessern gesucht. Bei allen Modellen lag der Schwerpunkt auf den Verkehrsunfällen. Das hieß nicht, dass die Mehrzahl der Notfälle Verletzungen zur Ursache hatte, sondern lediglich, dass die NAW mehrheitlich bei Unfällen eingesetzt wurden. Gerade die von Chirurgen aufgebauten Modelle in Gummersbach, Frankfurt und München behandelten nur in unter zwanzig Prozent ihrer Fälle Patienten mit inneren Erkrankungen. Aber eine stärkere Berücksichtigung von internistischen Notfällen wie Herzinfarkt und Schlaganfall deutete sich bereits an. Die Mehrheit der akuten krankheitsbedingten Notfälle – und auf die war die Mehrheit der Todesfälle schon in den sechziger Jahren zurückzuführen – wurde nämlich von reinen Unfallrettungssystemen nicht erfasst.[325] Dem setzten Anästhesisten und Internisten Notarztsysteme entgegen, die zu einem großen Teil nicht traumatisch bedingte Notfälle versorgten. Das von Frey 1964 entwickelte Mainzer Modell versorgte bereits in knapp 50% seiner Behandlungen solche Notfälle. Beim interdisziplinär mit Chirurgen, Anästhesisten und Internisten besetzten „Ludwigshafener Modell" konnte sein Erfinder, der Internist Gillmann, sogar nachweisen, dass zwei Drittel der Notarztindikationen seines Notarztwagens nicht-chirurgische Notfälle betrafen. Andere Studien kamen bald zu ähnlichen Vergleichen.[326]

Die Vorteile solcher Modelle und einer ärztlichen Tätigkeit am Unfallort wurden aber nicht überall anerkannt. Während die Anfeindungen von Seiten der Bevölkerung gegen den ‚nicht abfahrenden' Krankenwagen schnell nachließen, nachdem die

---

[323] CURIO, Krankentransport, S. 52.
[324] BRECHMANN, W.: Das Heidelberger Modell chirurgischer Erstversorgung am Unfallort, in: Langenbecks Archiv für Chirurgie, 1969, H. 235, S. 265-268; GÖGLER, Rettungswesen, S. 56ff; HERZOG, Rettungsdienst, S. 18; DICK/SCHÜTTLER, Notfallmedizin; S. 273; glorifizierend UNIVERSITÄTSKLINIKUM HEIDELBERG: Ordinarien der Chirurgischen Klinik, in: www.chirurgieinfo.com, Zugriff am 05.04.2006. Später wurde dieses System modifiziert, indem das Fahrzeug nicht mehr vom Arzt selbst gefahren wurde.
[325] LICK ET AL., München, S. 356; GILLMANN, Unfallwagen, S. 60; DICK/SCHÜTTLER, Notfallmedizin, S. 274; SEFRIN, Notfallmedizin, S. 5.
[326] STEIN, Dokumentationsstudie, S. 34, S. 51ff.; BONN, H. P.: Dokumentationsstudie Rettungsdienst und Krankentransport 1980/81, Bonn 1982, S. 16, S. 24; GILLMANN, Unfallwagen, S. 61; AHNEFELD/GORGASS/ROSSI, Rettungsassistent, S. 13; SEFRIN, Notfallmedizin, S. 7. Zur Entwicklung der Notfälle nach Ursachen und zur zunehmenden Dominanz von Herz-Kreislauferkrankungen vgl. DORTMANN ET AL., Mainz, S. 216; GORGASS, Versorgung, S. 91ff; GILLMANN, Unfallwagen, S. 61.

Neuerung erklärt worden war, blieb in der Ärzteschaft die Skepsis erhalten.[327] Die Kritiker solcher Modelle bezweifelten den Nutzen einer Institutionalisierung eines Arztdienstes für den Notfallort. Sie sahen in der Anfahrt des Arztes und der Versorgung vor Ort nur eine unnötige Verzögerung des Transportes. Außerdem wurde der Maßnahmenkatalog der Ärzte vor Ort als gering bewertet und im Vergleich zum Aufwand für ineffizient gehalten. Die meisten Mediziner bevorzugten den schnellen Transport in die Klinik, um dort die Versorgung beginnen zu lassen. Allenfalls das Vorhalten von Infusionen auf den Kranken- und Unfallrettungswagen zur Anwendung durch zufällig anwesende Ärzte wurde von einigen für sinnvoll erachtet, andere lehnten selbst das ab.[328] Aber genauso wenig wie die Befürworter der ärztlichen Tätigkeit am Unfallort konnten sich die Gegner auf längere Studien berufen, lediglich einzelne örtliche Untersuchungen standen zur Verfügung.[329]

Auch weil es an wissenschaftlich brauchbaren Langzeitstudien fehlte, kam keine Einigung über Sinn oder Unsinn der ärztlichen Tätigkeit am Unfallort zustande, da die einzelnen kurzen Versuchsphasen widersprüchliche Ergebnisse geliefert hatten.

3.1.4 Spezialisierung und ‚Verärztlichung' des Rettungsdienstes.
Notfallmedizinische Randbemerkungen zur Medikalisierungsdebatte

Schon kurze Zeit nach Beginn der Diskussion in Fachzeitschriften[330] waren die Befürworter und Gegner einer „chirurgischen Ersten Hilfe am Unfallort" klar nach ihren Herkunftskliniken unterscheidbar. Auf der Seite der Gegner waren die große Mehrheit der Ärzte wie auch die Vertreter des DRK zu finden. Dabei traten vor allem der ehemalige Bonner Ordinarius für Chirurgie und zeitweilige Bundesarzt des DRK, Freiherr Erich von Redwitz (1883-1964), seine Schüler[331] Ernst Derra (1901-1979), seit 1946 Düsseldorfer Ordinarius für Chirurgie und Ludwig Zukschwerdt (1902-1974), Lehrstuhlinhaber für Chirurgie in Hamburg sowie dessen Schüler, der Chirurg Werner J. Ewerwahn in Erscheinung.[332]

---

[327] Derartige Vorfälle sind dokumentiert bei HAHN, Rettungswesen, S. 91; KEINE, R./LANG, E.: Rettungsdienst in Frankfurt. Ein geschichtlicher Rückblick, in: http://www.stadt-frankfurt.de/feuerwehr/rettung/rd-historie/rd-historie.htm, Zugriff am 20.04.2006.

[328] SEFRIN, Notfallmedizin, S. 3 nennt für die ablehnende Haltung namentlich den Chirurgen Werner J. Ewerwahn; HAHN, Rettungswesen, S. 90 berichtet von Befürwortern.

[329] Vgl. die Arbeiten von BAUER, Möglichkeiten; HOFFMANN, Behandlung; ZUKSCHWERDT, Möglichkeiten; SPOHN, K.: Der Arzt am Unfallort und bei Katastropheneinsatz. Einleitung, in: Therapiewoche, 15. Jg., 1965, H. 8, S. 423-424. Kritisch auch Zukschwerdts Schüler PFANNKUCH, H.: Erfahrungen des ärztlichen Unfallrettungsdienstes in der Stadt Karlsruhe, in: Therapiewoche, 15. Jg., 1965, H. 9, S. 456-459; vgl. auch die Beispiele bei HAHN, Rettungswesen, S. 89ff.

[330] Darunter wären vor allem zu nennen: „Der Chirurg", „Die Therapiewoche", „Langenbecks Archiv für Chirurgie", die „Münchener Medizinische Wochenschrift", die „Hefte zur Unfallheilkunde", das „Zentralblatt für Verkehrsmedizin, Verkehrspsychologie, Luft- und Raumfahrtmedizin", die Zeitschrift „Deutsches Rotes Kreuz" und das später hinzugekommene Periodikum für Anästhesiologie, „Der Anästhesist".

[331] Mit dem Begriff des ‚Schülers' und des ‚Lehrers' ist das akademische Verhältnis gemeint.

Auf Seiten der Befürworter des ärztlichen Notfalleinsatzes fanden sich die ‚großen' Namen der Notfallmedizin: Karl Heinrich Bauer und sein Assistent Eberhard Gögler (1920-2001); Bauers Schüler Rudolf Frey (1917-1981), der erste Professor für Anästhesiologie,[333] dessen Schüler Friedrich Wilhelm Ahnefeld (geb. 1924), ab 1971 Professor in Ulm und Wolfgang Dick, zuerst in Ulm, später Nachfolger Freys in Mainz. In den siebziger Jahren kamen Ahnefelds Schüler Bodo Gorgaß und Rolando Rossi hinzu.
Die chirurgische Klinik Köln war mit Engelbert Friedhoff, Viktor Hoffmann und dessen Schüler Wolfgang Herzog (geb. 1922)[334] sowie mit Gustav Heinz Engelhardt in Köln vertreten. Unterstützt wurden die ‚Pioniere' dabei unter anderen von anderen Lehrstuhlinhabern aus Köln wie den Neurochirurgen Wilhelm Tönnis (1898-1978), Reinhold A. Frohwein (geb. 1923) und Sverre Loennecken (1917-1973), dem Düsseldorfer Heinrich Bürkle-de la Camp (1895-1974) und deren Schülern.[335]
Mit ihrem Einsatz für die ärztliche Tätigkeit am Unfallort schufen diese wenigen Ärzte eine neue Spezialisierung in der Medizin. Sie lassen sich damit in eine die ganze Medizingeschichte der Nachkriegszeit umfassende Entwicklung einordnen, die, nach Eduard Seidler und George Weisz, nicht durch ‚große' Erfindungen, sondern durch eine zunehmende Spezialisierung und Technisierung gekennzeichnet ist. Notwendig geworden war diese Spezialisierung durch die Anhäufung an Wissen im Bereich der Medizin. Dieses Wissen wurde in den sechziger Jahren in „smaller ma-

---

[332] LENT, Ergebnisse, S. 9; FRIEDHOFF, Pionier, S. 4; HERZOG, Rettungsdienst, S. 29. Zu Ewerwahn konnten keine Lebensdaten ermittelt werden.
[333] Frey hatte ab 1960 eine Stelle als außerplanmäßiger Professor in Mainz und wurde 1963 Leiter des Instituts für Anästhesiologie. 1968 wurde die Professur in einen Lehrstuhl umgewandelt.
[334] HERZOG, Rettungsdienst, S. 20. Herzog war von 1949-1960 Assistent und Oberarzt bei Hoffmann an der Uniklinik Köln. Ab 1960 leitete er die Chirurgische Abteilung des Kreiskrankenhauses Gummersbach.
[335] FRIEDHOFF, Pionier, S. 4. Der Vollständigkeit halber wären noch Fritz Holle (geb. 1914) in München, Kurt Herzog in Krefeld und Helmut Gillmann (1919-2002) in Ludwigshafen sowie Peter Sefrin (geb. 1941) in Würzburg zu nennen. Gillmann war 1945 an der chirurgischen Klinik der Medizinischen Akademie Düsseldorf als Assistenzarzt bei dem kommissarischem Direktor Kurt Herzog tätig. Dieser ist nicht zu verwechseln mit Wolfgang Herzog, dem Erfinder des Gummersbacher Modells, der 1945 im Luftwaffenlazarett Eutin eingesetzt war und erst seine Approbation erhalten hatte. GILLMANN, Unfallwagen, S. 59 unterliegt diesem Irrtum; vgl. HERZOG, Rettungsdienst, S. 6. Reinhold A. Frowein war Direktor der Neurochirurgischen Klinik in Köln. Über Heinrich Bürkle-de la Camps Tätigkeit in Düsseldorf nach 1945 existieren widersprüchliche Angaben: KLEE, Personenlexikon, S. 83, geht von einer Wiederbeschäftigung nach 1945 an der Medizinischen Akademie aus; KOPPITZ/VÖGELE/WISSEN, Personalbewegung, S. 224, Anm. 51, gibt an, dass er nicht wieder als akademischer Lehrer angestellt wurde. Eventuell wurde er als Arzt weiter beschäftigt. Dies geht nicht eindeutig aus Ebd., S. 230, Anm. 70 hervor. Diese Aufzählung erhebt keinen Anspruch auf Vollständigkeit; FRIEDHOFF, Erstversorgung, S. 222, erwähnt noch H. Contzen und Rainer Fritz Lick, einen Schüler Holles in München; vgl. des weiteren Nennungen bei SEFRIN, Notfallmedizin, S. 4; DICK/SCHÜTTLER, Notfallmedizin, S. 273; WERNER, Frey. Es findet sich keine Frau unter den Notfallmedizinern der ersten drei Generationen.

nageable units" aufgeteilt.³³⁶ Eine dieser Nischen, die bis heute keine eigenständige Disziplin geworden ist, stellt die Notfallmedizin dar.³³⁷

Die Arbeit von Ärzten am Unfallort berührte neben den medizinischen Fächern Chirurgie, Anästhesie und Innere Medizin in einem besonderen Maße die nichtärztliche Unfallrettung von Feuerwehren und Hilfsorganisationen. Zwar waren Ärzte schon seit deren Gründung immer als Standortärzte vertreten, Chirurgen wie Friedrich von Esmarch waren leitend in Samaritervereinen tätig gewesen und hatten auch dort die medizinische Deutungsmacht inne gehabt. Aber der Wandel, der jetzt mit dem Auftreten dieser ‚Pioniere' der Notfallmedizin den Krankentransport und die Unfallrettung erfasste, war dennoch grundlegend. Hatten Ärzte wie Esmarch gleichsam in privater Initiative nichtärztliche Tätigkeit in Anwendung medizinischer Praktiken in ihrem Sinne zu gestalten gesucht, begannen Notfallmediziner wie Ahnefeld, Herzog, Gögler und andere ein bestehendes nichtärztliches Transportsystem unter medizinischen Gesichtspunkten neu zu ordnen. Sie richteten das System „Rettungswesen" auf ärztliche Intervention am Unfallort aus. In diesem Sinne könnte man von einer ‚Verärztlichung' des Rettungswesens sprechen.³³⁸ Unter ‚Verärztlichung' kann der Prozess der Aneignung der Deutungshoheit über einen Bereich, der vorher nicht von der Medizin erfasst worden war, verstanden werden. Die ‚Verärztlichung' des Rettungsdienstes geschah über die Umdeutung der von Laien durchgeführten, außerklinischen Primitivversorgung mit anschließendem Transport zu einer unter medizinischen Prämissen organisierten Assistenz ärztlicher Tätigkeit. Indem Ärzte Verkehrsunfall-

---

³³⁶ vgl. SEIDLER/LEVEN, Geschichte, S. 258ff; WEISZ, G.: A comparative history of medical specialization, Vortrag gehalten am 23.01.2006 im Rahmen des Medizinhistorischen Kolloquium des Instituts für Geschichte der Medizin der Universität Freiburg; WEISZ, G.: Divide and conquer. A comparative history of medical specialization, Oxford u.a. 2006, S. 231.

³³⁷ RAPHAEL, Verwissenschaftlichung, S. 181 betont die Ausdehnung der sozialen Dienstleistungen und therapeutischen Angebote in den siebziger Jahren, die auf den „Arbeitsmarktstrategien der neuen ‚Experten'" beruhten. Dies trifft für die Notfallmedizin und den Rettungsdienst zu. Vgl. FRIEDHOFF, Pionier, S. 3; GILLMANN, Unfallwagen, S. 59.

³³⁸ Den Begriff übernehme ich von Franziska Loetz, die Medikalisierung als Aneignungsprozess mit Verärztlichung übersetzt hat. Vgl. LOETZ, F.: „Medikalisierung" in Frankreich, Großbritannien und Deutschland, 1750-1850. In: Eckart, W. U.; Jütte, R. (Hrsg.): Das europäische Gesundheitssystem. Gemeinsamkeiten und Unterschiede in historischer Perspektive. Wiesbaden 1994, S. 123-161. Der vieldiskutierte, Foucault zugeschriebene Begriff der ‚Medikalisierung' scheint mir in diesem Kontext wenig hilfreich, weil er sehr auf anthropologische Konstanten wie Altern, Schwangerschaft oder Tod fokussiert, aber Probleme mit der Aneignung von konkreten Institutionen aufweist. Vgl. zum Medikalisierungsbegriff kritisch aus medizinhistorischer Perspektive LABISCH, Homo Hygienicus, S. 295 und LOETZ, F.: Theorie und Empirie in der Geschichtsschreibung, in: Paul, N./Schlich, T. (Hrsg.): Medizingeschichte. Aufgaben, Probleme, Perspektiven, Frankfurt/New York 1998, S. 22-44, S. 37, die das Modell der „medizinischen Vergesellschaftung" vorschlägt, um den Zwangscharakter des Prozesses zu relativieren. Hilfreich ist STOLBERG, M.: Heilkundige. Professionalisierung und Medikalisierung, in: Paul, N./Schlich, T. (Hrsg.): Medizingeschichte. Aufgaben, Probleme, Perspektiven, Frankfurt/New York 1998, S. 69-86, S. 75 mit dem Vorschlag, Medikalisierung im Sinne einer „zunehmenden ärztlichen Monopolisierung und Kontrolle der Gesundheitsversorgung" zu begreifen. Er verliert dabei die Uneinheitlichkeit der ‚Ärzteschaft' nicht aus den Augen.

rettung aus dem Bereich der Laienhilfe herausnahmen und den Zeitraum vom Unfallgeschehen bis zur Behandlung im Krankenhaus zur „präklinischen Versorgung" erklärten, eigneten sie sich ein neues Tätigkeitsfeld an. Der Einsatz im Notarztwagen wurde zum „verlängerten Arm" des Krankenhausarztes.[339]
Darüber hinaus beschreibt der Begriff ‚Verärztlichung' die Übernahme der Definitionsmacht und eine Hierarchisierung immer in Beziehung zu nichtakademischem Assistenzpersonal. In diesem Verständnis schließt die ‚Verärztlichung' stets eine Wissenshierarchie mit einhergehender Deutungshoheit der höher stehenden Gruppe, also der Ärzte, mit ein.[340]
Dabei spielte das Selbstverständnis der Ärzte als die einzig legitimen ‚Experten' des Rettungswesens eine Rolle. Ein Beispiel soll dies illustrieren: 1969 organisierte sich eine Gruppe von Medizinern auf Anregung von Rudolf Frey in der „Deutschen Arbeitsgemeinschaft der Rettungsärzte", die sich eine Reorganisation des Rettungswesens zum Ziel gesetzt hatte, zu der die Laienausbildung in Erster Hilfe, das Berufsbild „Notfallsanitäter", eine Organisationsstruktur, Intensivpflegestationen und Notaufnahmen in den Krankenhäusern gehörten. Diese ‚Rettungsärzte', zu denen die meisten Notfallmediziner zählten, hegten das ehrgeizige Ziel, eine von ihnen dirigierte Dachorganisation des Rettungswesens zu gründen, die sich am Vorbild des Oranje Kreuz der Niederlande anlehnte.[341] Das Gremium, das die „Interessen des Rettungswesens" vertreten und staatliche Stellen beraten sollte, wurde geleitet von

---

[339] Die Stelle des „verlängerten Armes" ist bei K. HERZOG, Chirurgie, S. 238 und W. HERZOG, Rettungsdienst, S. 36 zu finden. Die besondere Rolle der jungen Disziplin der Anästhesiologie im Zusammenhang mit diesem Aneignungsprozess wäre besonders zu untersuchen.

[340] Zur Definitionsmacht der Ärzte vgl. LABISCH, Homo Hygienicus, S. 272ff. Der Aneignungsprozess wird von Raphaels „Verwissenschaftlichungsprozess" nur gestreift. RAPHAEL, Verwissenschaftlichung, S. 181: „(...) diejenigen, die im Namen der Humanwissenschaften neue Berufsfelder erfanden bzw. **alte Tätigkeitsfelder umwandelten**, [haben] eine ganz wesentliche Rolle für den Umfang und die Ausgestaltung des Wohlfahrtsstaates übernommen (...). Neben dem Expansionsdrang der Verwaltung im engeren Sinn sorgten die Arbeitsmarktstrategien der neuen „Experten" seit der zweiten Phase für beständigen Druck hin zur Ausweitung sozialer Dienstleistungen, **therapeutischer Angebote** [Hervorhebungen N.K.] und sozialpolitischer Kontrollen."

[341] Das Oranje Kreuz versammelte alle Rettungsorganisationen der Niederlande wie z. B. das Holländische Rote Kreuz, die Johanniter und Malteser u. a.; zur Gründung nationaler Dachorganisationen hatte die Internationale Vereinigung für Rettungswesen und Erste Hilfe aufgerufen. Vgl. HOSSLI, G.: Bericht über das Symposium der Internationalen Vereinigung für Rettungswesen und Erste Hilfe bei Unfällen vom 9.-12. Oktober 1968 in Kopenhagen, in: Mitteilungen Nr. 1 der Arbeitsgemeinschaft der Rettungsärzte. Beilage zu Der Anästhesist, 18. Jg., 1969, H. 3, S. 15. Die Bundesrepublik Deutschland war kein Vorreiter beim Rettungswesen. Österreich, die Schweiz, die Niederlande und Dänemark hatten vor der Bundesrepublik organisationsübergreifende Koordinierungsgremien gegründet, Ungarn seinen Rettungsdienst bereits organisiert. Der Bund und die Länder reagierten aber uninteressiert, als die Ärzte ihnen ihre Konzepte vorstellen wollten. Vgl. KILLIAN, H.: Zur Gründung eines wissenschaftlichen Senats für das gesamte Rettungswesen in der Bundesrepublik Deutschland. Ein Rück- und Ausblick, in: Mitteilungen Nr. 2 der Arbeitsgemeinschaft der Rettungsärzte. Beilage zu Der Anästhesist, 19. Jg., 1970, H. 8, S. 1-16, S. 1; Ungarn bei BENCZE, B.: Die Organisation und Tätigkeit des ungarischen Rettungsdienstes, in: Mitteilungen Nr. 2 der Arbeitsgemeinschaft der Rettungsärzte. Beilage zu Der Anästhesist, 19. Jg., 1970, H. 8, S. 12-13, S. 12.

einem Direktorium, in dem nach den Plänen des Freiburger Chirurgen und Anästhesisten Hans Killian (1892-1982) die Bundesärzte der vier Hilfsorganisationen und ein Anästhesist, ein Chirurg und ein Vertreter der Sanitätsinspektion der Bundeswehr vertreten sein sollten.[342] Wenn möglich sollte diese Dachorganisation beim Sanitätsamt der Bundeswehr in Beuel untergebracht werden.[343]
Auf der einen Seite konstatierten die Mediziner in Bezug auf das Verhältnis der Beteiligten im Rettungswesen untereinander ein teilweise feindseliges Nebeneinander statt eines Miteinander. Auf der anderen Seite vertraten sie mit der Einordnung des Rettungswesens in die Zuständigkeit der Mediziner einen Absolutheitsanspruch, der den Dialog zwischen Hilfsorganisationen, Ministerien und Ärzten erschwerte:

> „Das viele Aneinandervorbeireden auf nationalen und internationalen Rettungskongressen beruht meistens darauf, dass die Laien: Techniker, Ingenieure, Branddirektoren der Feuerwehr, Vertreter der Ministerien, der Verkehrsverbände, meist Juristen u.a., die Sprache und Probleme des Mediziners nicht verstehen."[344]

Auch die geringe Resonanz der ärztlichen Rettungsmodelle führte Killian in seinem Bericht auf das „Gestrüpp der Paragraphen" zurück: „Das hängt damit zusammen, dass an den entscheidenden Stellen meist Laien, Juristen sitzen, nicht aber sachkundige, erfahrene Mediziner."[345]
Diese Entscheidung für eine zentrale Rolle des Arztes wurde vor allem damit begründet, dass die ärztliche Kompetenz gegenüber der des nichtärztlichen Personals im Falle von Komplikationen unverzichtbar sei. Sie garantierte dem Arzt die Aufsicht und ein Weisungsrecht über Aus-, Fort- und Weiterbildung des Rettungsdienstpersonals.[346] Tatsächlich ist diese ärztliche Kompetenz in Form einer Aufsicht nie in Frage gestellt worden. Allerdings beschränkten sich die genannten Ärzte nicht auf medizinische Ratschläge. Sie leiteten vielmehr aus dem Wissensvorsprung ein Anrecht auf Beteiligung und Führung im Rettungswesen ab.

Fasst man die ‚Vorarbeiten' zusammen, dann kann festgestellt werden, dass sich einzelne Universitätsmediziner dem Thema Notfallrettung zuwandten, weil sie darin Defizite erkannten und Lösungsvorschläge aus ihrer Kriegserfahrung anzubieten hatten. Da dieses Engagement nicht gefordert worden war, sondern auf ihre eigene Initiative zurückging, mussten sie sich als ‚Experten' erst durchsetzen. Dies sollte ih-

---

[342] KILLIAN, Senat, S. 6.
[343] Eine weisungsberechtigte Ärztekommission zur Reorganisation des Rettungswesens forderte auch GÖGLER, E.: Standardisierung des Rettungswesens in der Bundesrepublik, in: Mitteilungen Nr. 2 der Arbeitsgemeinschaft der Rettungsärzte. Beilage zu Der Anästhesist, 19. Jg., 1970, H. 8, S. 9-10, S. 10.
[344] KILLIAN, Senat, S. 5.
[345] Ebd., S. 1.
[346] AHNEFELD, Notfallmedizin und Rettungsdienst, S. 8: „Wir konnten uns nicht entschließen, den Rettungssanitäter zu einem „Notarztverschnitt" zu machen". Die „in der Vergangenheit überstrapazierte Notkompetenz (...) sollte durch einen vermehrten Einsatz von Notärzten auf verantwortbare Ausnahmen beschränkt bleiben."

nen Ende der sechziger Jahre gelingen. Bis dahin wurden ihre Modelle abseits der Fachzeitschriften kaum beachtet.[347]

3.2 Reformzeit

3.2.1 Mängel

Erst als 1964 das DRK in der Denkschrift „Der Unfallhilfs- und Rettungsdienst - Maßnahmen und Vorschläge des Deutschen Roten Kreuzes" zu einer Neuordnung des Rettungswesens Stellung bezog und die Achte Gemeinsame Verkehrssicherheitskonferenz im folgenden Jahr Verbesserungen im Rettungswesen anmahnte, schien sich ein Wandel anzudeuten.[348] Dennoch blieb das DRK vorerst noch bei der Auffassung, dass Kranken- und Unfallrettungswagen zwar als mobiler Teil des Rettungswesens modernisiert werden, Unfallhilfs- und Meldestellen aber als stationäre Unfall- und Katastrophenhilfe vor Ort beibehalten werden sollten. Dementsprechend zurückhaltend fiel vorerst noch die Bewertung der Notfallarztwagen aus, weil noch nicht klar war, ob damit ‚konkurrierende' Notfallrettungseinrichtungen außerhalb des DRK geschaffen würden.[349]
Mit dem 1966 in Berlin ausgerichteten ersten Rettungskongreß des DRK unterstützte die größte und einflussreichste Hilfsorganisation zumindest die Reformbewegung der Ärzte, indem sie ihnen ein Podium bot. Auf dem Kongress waren mehr als 500 Fachleute aus der Bundesrepublik und dem Ausland versammelt.[350] Erstmals konnten hier einzelne Notfallmediziner ihre Änderungsvorschläge einem großen Kreis von Entscheidungsträgern des DRK vorstellen, unter anderem referierte Rudolf Frey, der ein Jahr später das Amt des Bundesarztes des DRK übernahm, über Rettungswagen und Transportsanitäter.[351]

---

[347] FIEBIG, Ausbau, S. 3, beklagte noch 1971: „Was jedoch bisher in der Öffentlichkeit nicht genügend beachtet worden ist, ist der dringend notwendige Ausbau des Rettungswesens auf unseren Straßen". Vgl. anders GÖGLER, Rettungswesen, der das „unüberhörbare" und „überzeugende" Generalkonzept der Notfallmediziner in den Vordergrund stellt, das „auch mit Hilfe der Hilfsorganisationen und der Medien" durchgesetzt worden sei. Zu den Fachzeitschriften vgl. Anm. 330.
[348] Dennoch sieht HAHN, Rettungswesen, S. 41F, darin schon die Grundlagen für die Position des DRK zum Umbau des Rettungswesens gelegt. Erarbeitet wurde der Entwurf von Roderich Lüttgen, dem zuständige Referenten für „Männerarbeit und Rettungsdienst" im DRK-Generalsekretariat.
[349] Vgl. dazu DEUTSCHES ROTES KREUZ, Unfallhilfs- und Rettungsdienst, S. 25 und DEUTSCHES ROTES KREUZ, Zwischenbericht 1966, S. 13. Dort werden die Unfallrettungswagen des DRK und die Notfallarztwagen als Alternativen angesehen. 1967 wurde dieser Gegensatz in der DIN 75080 aufgelöst.
[350] HEUDTLASS, W.: Der Rettungskongreß des Deutschen Roten Kreuzes, in: Deutsches Rotes Kreuz, 21. Jg., 1966, H. 7, S. 14-16, S. 14. MÜLLER, Geschichte, S. 276 und KEINE/LANG, Frankfurt, erwähnen außerdem den 30. Dt. Unfallkongress in Frankfurt im Juni 1964. Ein veröffentlichter Bericht konnte nicht gefunden werden; zum Rettungskongress des DRK vgl. BLOS, Berlin, S. 23.
[351] HEUDTLASS, Rettungskongress, S. 15. Seine Schüler Friedrich Wilhelm Ahnefeld und Miklos Halmagyi sprachen über die Ausbildung der Transportsanitäter, und der Erfinder des Kölner Notfall-

Am Ende des Kongresses wurde mit der Resolution eine Liste von Mängeln und Änderungsvorschlägen im deutschen Rettungswesen verfasst, deren Inhalt über die nächsten fünf Jahre fast unverändert wiederholt wurde. Ein politisches Programm zur Reorganisation des bundesdeutschen Rettungswesens war geschrieben.[352]
Die Forderungen werden im Folgenden in komprimierter Form vorgestellt. Sie umfassten die Bereiche der Ersten Hilfe, der Organisation, des Meldewesens, der Rettungsmittel,[353] des Personals und der Finanzierung.

Für die Laienhilfe und die Erste Hilfe durch zufällig am Unfallort anwesende Ärzte wurde eine viel stärkere Verbreitung gefordert. Vor allem neue Verfahren wie die Herzdruckmassage und die Mund-zu-Mund-Beatmung sollten in den Kursen gelehrt werden, die noch auf Verbandlehre und Versorgung von Brüchen ausgerichtet waren.[354] Speziell für Ärzte und Studierende der Medizin wurde eine intensivere Ausbildung in „erster ärztlicher Hilfe", für die Studierenden eine Pflichtvorlesung Unfallrettung und die Einbindung der Unfallrettung als Thema in die Examensordnung gefordert.[355]

Im Bereich der Organisation beherrschte die Forderung nach der Sicherstellung des Rettungsdienstes rund um die Uhr die Diskussion.[356] Die Einrichtung von klar abgegrenzten Einsatzregionen und die Einsatzvergabe über zentrale Stellen waren weitere zentrale Forderungen. Davon erhofften sich Ärzte wie Politiker eine sinnvolle Verteilung der Fahrzeuge und ein Ende des Konkurrenzverhaltens unter den Hilfsorgani-

---

arztwagens Engelbert Friedhoff berichtete über seine Erfahrungen mit dem von ihm entwickelten Fahrzeug.

[352] Im Kongress von 1966 und den folgenden Arbeiten des DRK an einer Reform erblickt Riesenberger, S. 537ff., wesentliche Impulse zur Neuordnung des Rettungswesens.

[353] Fahr- und Flugzeuge zum Rettungseinsatz.

[354] SPOHN, Arzt, S. 424; STOECKEL, W.: Der Unfallrettungsdienst und seine Probleme aus der Sicht des Deutschen Roten Kreuzes, in: Therapiewoche, 15. Jg., 1965, H. 9, S. 438-440, S. 438; DEUTSCHES ROTES KREUZ, Zwischenbericht 1966, S. 5ff; GÖGLER, Standardisierung, S. 9; OTT, G.: Dringliche Aufgaben der Deutschen Arbeitsgemeinschaft der Rettungsärzte, in: Mitteilungen Nr. 2 der Arbeitsgemeinschaft der Rettungsärzte. Beilage zu Der Anästhesist, 19. Jg., 1970, H. 8, S. 8-9, S. 8; präziser OTT, Organisation, S. 11; FIEBIG, Ausbau, S. 3; MÜLLER, Geschichte, S. 276. Die verpflichtende Einführung des Kurses „Lebensrettende Sofortmaßnahmen am Unfallort" 1969 wurde als nicht ausreichende Verbesserung angesehen. Im Oktober 1980 verfügten erst 77% der Führerscheininhaber über die Ausbildung „Lebensrettende Sofortmaßnahmen"; vgl. Bericht aus Bonn. Unfallverhütungsbericht Straßenbericht '83 liegt vor, in: Der Rettungssanitäter, 7. Jg., 1984, H. 7, S. 319-323, S. 323; Ein Lehrplan für Erste-Hilfe-Kurse des DRK ist in DEUTSCHES ROTES KREUZ, Unfallhilfs- und Rettungsdienst, S. 35 abgedruckt; zu den neuen Techniken der Wiederbelebung vgl. AHNEFELD, F. W./FREY, R./FRITSCHE, P./NOLTE, H.: Wiederbelebung am Unfallort und auf dem Transport. Erfahrungen mit dem Mainzer Notarztwagen, in: Münchener Medizinische Wochenschrift, 109. Jg., 1967, H. 42, S. 2157-2161

[355] AHNEFELD, F. W.: Sekunden entscheiden. Lebensrettende Sofortmaßnahmen, Berlin/Heidelberg 1967, S. 7; FRIEDHOFF, Erstversorgung, S. 215.

[356] KRAUSE-WICHMANN, Rettungswesen, S. 465; GÖGLER, Standardisierung, S. 9. BLOOS, Rettungswesen, S. 50; BJÖRN-STEIGER-STIFTUNG E.V., Homepage.

sationen, das mit Fällen von „Verletztenklau" jegliche moralische Grenzen überschritten zu haben schien.[357]

Wesentliche Änderungswünsche betrafen das Meldewesen, das heißt den Notruf und die Alarmierung der Fahrzeuge vor, während und nach dem Einsatz.[358] Da es keine einheitliche Notrufnummer gab, musste im Notfall die örtliche, kostenpflichtige Fernsprechnummer im Telefonbuch gesucht werden, wobei diese unter verschiedenen Stichworten wie Krankentransport, Unfallrettung, DRK oder ähnlichem zu finden war.[359] Dies kostete im Notfall viel Zeit.
Die Alarmierung von Krankenwagen sollte durch einen Ausbau der Meldemöglichkeiten, je nach Standpunkt unter Einbeziehung oder Ausschluss der bestehenden Unfallhilfsstellen, erleichtert werden.[360] Die Kommunikation zwischen Fahrzeugen und Krankenhäusern sowie zwischen Fahrzeugen und Leitzentralen sollte durch den verpflichtenden Einbau von Funkgeräten in die Fahrzeuge dauerhaft möglich sein.

Für die Rettungsmittel wurden grundlegende Standardisierungen bei Ausstattung und Einsatz geschaffen. Nach dem Vorbild der Notfallarztwagen wurde mit dem 1967 normierten Rettungswagen (RTW) ein Fahrzeug zur Notfallrettung entwickelt, das sich von den bisherigen Kranken- und „Unfallwagen" deutlich unterschied.[361] Der Rettungswagen war im Inneren deutlich größer als ein KTW, weil er eine von allen Seiten zugängliche Trage garantieren und hoch genug zum Stehen sein musste.[362] Im

---

[357] Darunter wurden Notfälle verstanden, bei denen vor allem in Städten mehrere Passanten Rettungswagen alarmiert hatten und dann mehrere Fahrzeuge unterschiedlicher Organisationen beim Patienten eintrafen. Dort stritten sich dann die Helfer um ihre Fahrt, weil mit jedem Transport Einnahmen erwirtschaftet wurden. Tatsächlich setzten sich diese medienwirksamen Skandale aber bis in die achtziger Jahre fort. Das „Wettrennen" um den Patienten beklagt OTT, G.: Erfahrungen bei gemeinsamen Veranstaltungen der Rettungsorganisationen, in: Mitteilungen Nr. 1 der Arbeitsgemeinschaft der Rettungsärzte. Beilage zu Der Anästhesist, 18. Jg., 1969, H. 3, S. 12-13, S. 12; BLOOS, Rettungswesen, S. 52, nennt das gleiche Phänomen „Patientenklau". Vgl. auch WACHSMUTH, W.: Mißstände im Unfallrettungswesen, in: Frankfurter Allgemeine Zeitung vom 10. 12.1969, S. 32 und die Beispiele bei HAHN, Rettungswesen, S. 65ff; BJÖRN-STEIGER-STIFTUNG E.V., Homepage; vgl. auch Kap. 4.2.
[358] KRAUSE-WICHMANN, Rettungswesen, S. 465; OTT, Aufgaben, S. 8; FIEBIG, Ausbau, S. 3; MÜLLER, Geschichte, S. 276.
[359] BLOOS, Rettungswesen, S. 50f.; BJÖRN-STEIGER-STIFTUNG E.V., Homepage.
[360] FRIEDHOFF, Erstversorgung, S. 216.
[361] MÜLLER, Geschichte, S. 283. Die Norm DIN 75080 für Krankenkraftwagen wurde so novelliert, dass zwischen dem „Krankentransportwagen" (KTW) und dem „Rettungstransportwagen" (RTW) unterschieden wurde. Damit wurden auch die Notarztwagen, die bis dahin konstruiert worden waren, wieder aus dem Dienst genommen und durch Rettungswagen ersetzt. vgl. LENT, Ergebnisse, S. 8. Zum Unfallwagen und Notfallwagen vgl. das Stichwort im Glossar.
[362] DORTMANN ET AL., Mainz, S. 213; LENT, Ergebnisse, S. 3; Zitat bei HEUDTLASS, Rettungskongress, S. 15. In Anwendung der so genannten Trendelenburgschen Lagerung musste die Trage eine Kopftieflagerung von 30° ermöglichen; hiermit wurde eine Forderung von Notfallmedizinern umgesetzt. Die Trendelenburgsche Lagerung, auch als Schocklage bekannt, beschrieb die Kopftieflagerung zur Erhöhung der Blutmenge im Körperkern, um so eine bessere Blutversorgung der wichtigen Organe im Falle von starkem Flüssigkeitsverlust zu gewährleisten.

Fahrzeug sollte umfangreiches notfallmedizinisches Material vorhanden sein, um die Lebensfunktionen sichern zu können und den Patienten im Fahrzeug versorgen zu können.[363] Eine funktionale Unterscheidung der Fahrzeuge in Notarzt-, Rettungs- und Krankenwagen sollte eine angemessene Versorgung gewährleisten.

Im Bereich des Personals beherrschte die Forderung nach einem Berufsbild mit Ausbildungsordnung die Debatte. Die zunehmende Komplexität der Rettung, beginnend bei der verstärkten Spezialisierung im Aufbau der Krankenfahrzeuge bis hin zur Verwendung medizinischer Geräte wie Transportinkubatoren für Frühgeborene, schien eine Professionalisierung der Krankentransporttätigkeit unvermeidbar zu machen.[364] Dazu wurde in den sechziger Jahren das Modell des Transportsanitäters entwickelt.[365] Das Ausbildungsprogramm unterschied sich von den bisherigen vor allem durch seine Dauer von 410 Stunden und die hohe Praxisbezogenheit. Neben einer medizinischen Ausbildung von 188 Stunden sowie Fahrer- und Funkschulung stach vor allem „eine vierwöchige praktische Tätigkeit in ausgewählten Krankenanstalten und im Reanimationszentrum mit dem Ziel die erworbenen theoretischen Kenntnisse praktisch zu untermauern", hervor.[366] Die im Vergleich zu den bisherigen Helferausbildungen hohen Anforderungen führten letztendlich zum Scheitern des Modells, weil hohe Kosten und ein Rückzug des Ehrenamts aufgrund der langen Dauer drohten.[367] Die Forderung nach „gut ausgebildetem Personal" blieb daher Bestandteil einer jeden Denkschrift zum Rettungswesen. Wie eine ‚gute' Ausbildung auszusehen hatte, hing vom Standpunkt des Autors ab. Sie reichte von soliden Erste-Hilfe-Kenntnissen bis zum Berufsmodell Rettungssanitäter mit einer zweijährigen Berufsausbildung von über 2000 Stunden.[368]

Allgemein akzeptiert wurde aber die Forderung, jedes Fahrzeug verpflichtend mit zwei Sanitätern zu besetzen. Der Fall, dass ein Sanitäter alleine per „Rückspiegelrettung" Fahrten durchführte, sollte damit für immer ausgeschlossen werden. Es sollte aber noch bis Ende der siebziger Jahre dauern, bis die Ein-Mann-Besatzungen überall verschwanden.[369]

---

[363] Curio, Krankentransport, S. 49ff; Bartelke, Notarztwagen, S. 4f; Pohlenz, H.: 16000 Unfalltote zwingen zum Handeln. Aufbau eines Unfallrettungs- und Krankenhilfsdienstes notwendig, in: Sozialdemokratischer Pressedienst vom 05.03.1965, S. 4.

[364] Krause-Wichmann, Rettungswesen, S. 468; Gorgass, Versorgung, S. 93; Müller, Geschichte, S. 235, S. 256. Inkubatoren, „Brutkästen", für Frühgeborene waren seit Mitte der fünfziger Jahre vereinzelt im Krankentransport eingesetzt worden, wobei Ärzte und Pflegepersonal den Transport begleiteten.

[365] Bloos, Rettungswesen, S. 49; zum „Transportsanitäter"-Modell in Schleswig-Holstein vgl. Hahn, Rettungswesen, S. 31f.

[366] Müller, Geschichte, S. 256.

[367] Zu den bisherigen Ausbildungen vgl. Kap. 2.4.3.

[368] Vgl. Krause-Wichmann, Rettungswesen, S. 465; Stoeckel, Unfallrettungsdienst, S. 440; Gögler, Standardisierung, S. 9; Ott, Aufgaben, S. 8.

[369] Der Begriff beschrieb die Überwachung des Patienten durch Blick in den Rückspiegel. Die Aufforderung an den Patient, einen Arm zu heben, so dass vom Rückspiegel aus gesehen werden konnte, ob dieser noch bei Bewusstsein war, mag Wirklichkeit oder Anekdote gewesen sein. Bei einer Ein-Mann-Besatzung spielte der Patientenzustand keine wesentliche Rolle, weil davon auszugehen

Mit Abstand am meisten Zustimmung erhielt die Forderung nach einer großzügigeren Finanzierung des Rettungswesens durch ‚den Staat'.[370] Darunter fielen die Kosten für den Ausbau des Systems, je nach empfohlener Regelung auch noch der Unterhalt.[371]
Schon die Umsetzung der oben aufgeführten Verbesserungen ließ Kosten in Millionenhöhe pro Jahr für den Ausbau erwarten. Allein ein Rettungswagen schlug mit 45.000 DM Anschaffungspreis einschließlich Funk, Signalanlage und medizinischer Ausstattung zu Buche, ein KTW kostete etwas mehr als die Hälfte davon. Ein Funkgerät kostete noch bis in die siebziger Jahre circa 5.000-7.000 DM.[372] Zu diesen Investitionskosten kamen noch die Aufwendungen für den Unterhalt, wobei sich schon die jährlichen Betriebskosten für einen RTW, die in Zukunft bevorzugt angeschafft werden sollten, mit zwei hauptamtlichen Sanitätern auf circa 140.000 DM summierten.[373]
Da die jährlichen Ausgaben der Länder für die Unfallrettung zwischen 346.000 DM in Baden-Württemberg und elf Millionen DM in den Stadtstaaten lagen, war vor allem in den Flächenstaaten ohne eine verbesserte Finanzierung an einen Ausbau des Rettungswesens nicht zu denken.[374] Insbesondere in ländlichen Regionen ließ der Aufbau von funktionierenden flächendeckenden Notarzt- und Rettungsdienstsystemen hohe Kosten erwarten.[375]

---

war, dass der Fahrer mit Signal auf dem schnellsten Weg ins Krankenhaus fuhr. Belegbar ist das Vorhandensein von Ein-Mann-Besatzungen; vgl. die Forderung bei FIEBIG, Ausbau, S. 3; die Berichte über 1-Mann-Besatzungen bei BLOOS, Rettungswesen, S. 49; BJÖRN-STEIGER-STIFTUNG E.V., Homepage; Rettungsdienstplan Ba-Wü 1975, S. 18; HAHN, Rettungswesen, S. 74, Anm. 108 nennt Zahlen der Unfallverhütungsberichte der Bundesregierung, nach denen 1973/74 nur knapp ein Viertel aller Fahrzeuge mit zwei Helfern besetzt waren, 1981 waren es immerhin schon 57,6%. Für Notfalleinsätze geht BONN, Dokumentationsstudie, S. 25, von 100% 2-Mann-Besatzungen seit 1981 aus. FRIEDHOFF, E.: Verletztentransportwagen, Notfallarztwagen, Operationswagen, in: Therapiewoche, 15. Jg., 1965, H. 9, S. 441-443, S. 442, geht bereits für 1965 von über 90% 2-Mann-Transporten aus.

[370] Die Frage welche staatlichen Stellen zuständig waren, wird in Kap. 3.3.1 ausführlich beantwortet.
[371] POHLENZ, Unfalltote, S. 4.
[372] KRAUSE-WICHMANN, Rettungswesen, S. 465; FRIEDHOFF, Erstversorgung, S. 216; BJÖRN-STEIGER-STIFTUNG E.V., Homepage.
[373] BLOOS, Rettungswesen, S. 53; MÜLLER, Geschichte, S. 276; HAHN, Rettungswesen, S. 66. Wie wenige Rettungswagen es gab, zeigen Abb. 2 und das Beispiel in Baden-Württemberg, wo 1969 nur 55 RTW, aber 541 KTW und 2 Hilfskrankenwagen fuhren. Vgl. BLOOS, Rettungswesen, S. 48.
[374] Vgl. Tabelle 1. Gerade einmal 345.900 DM stellte 1969 das Land Baden-Württemberg den Hilfsorganisationen als Zuschuss zur Verfügung; vgl. Ebd. S. 33. In den Stadtstaaten wurden die Feuerwehrbudgets mit der Finanzierung des gesamten Rettungswesens, auch der Unfallrettung belastet. Die Stadt Hamburg verfügt Anfang der 1970er Jahre über einen Etat von 11 Mio. DM, 78 Rettungswagen und 1600 Mitarbeiter (in der gesamten Feuerwehr). Seit Beginn des Jahrzehnts wurde die Ausbildung von Feuerwehrleuten zu Rettungssanitätern bezahlt. Zusätzlich flossen noch weitere 89.000 DM an die Hilfsorganisationen.
[375] Dies behauptet BLOOS, Rettungswesen, S. 5.

3.2.2 Verkehrsunfälle als mediale Inszenierung?

Die „erschreckende[n] Höhe der heutigen Unfallziffer"[376], die Erich Hesse bereits 1954 diagnostizierte, hatte im Laufe der sechziger Jahre keine Senkung erfahren. Im Gegenteil, die Unfallzahlen stiegen und mit ihnen die Todeszahlen. Dramatische Vergleiche der Verkehrsunfallverletzten in Zahl und Schwere mit den „Verwundete[n] zu Kriegszeiten"[377] schienen einem Autor 1960 angebracht, als 14.000 Tote zu beklagen und 450.000 Verletzte nach Verkehrsunfällen zu versorgen waren. Drei Jahre später sah sich der Landarzt Hans Abigt berufen, mit ärztlicher Tätigkeit am Unfallort der „wie eine Seuche des Mittelalters um sich greifenden Unfallkatastrophe entgegenzuwirken."[378] Der Stern konstatierte im gleichen Jahr, dass es sich auf Deutschlands Straßen leicht stürbe.[379]

Zahlte die Bundesrepublik ihren bitteren „Tribut an die Moderne",[380] handelte es sich um das Versagen der Unfallrettung oder war das „Schlachtfeld Straße"[381] nur eine mediale Konstruktion?

Alle drei Faktoren haben zu diesem Bild der „Verkehrsschlacht auf unseren Straßen" beigetragen.[382] Eine negative Folge des gestiegenen Individualverkehrs war ein Anstieg der Unfallzahlen. Dabei stagnierte aber die Zahl der Unfallverletzten unter allen ins Krankenhaus transportierten Patienten bei ungefähr 11%. Insofern war ein genereller Anstieg der Kranken- und Verletztentransporte zu verzeichnen, der aber auch seine Entsprechung in einer gestiegenen Bevölkerungszahl fand.[383] Es trifft aber auch zu, dass die Unfallrettung zunehmend vor den ihr gestellten Aufgaben versagte. Dabei geriet vor allem der schnelle Transport in die Klinik in die Kritik, der mit für die im Vergleich zu anderen Ländern hohe Todesrate in der Bundesrepublik verantwortlich gemacht wurde.[384] Aber erst die Medien schufen durch ihre mehr oder minder dramatisierende Berichterstattung den „Rettungsnotstand" und gaben damit wichtige Impulse zur Veränderung.[385] Auf die Einseitigkeit der medialen Berichterstattung wies bereits 1969 der Krefelder Chefarzt der Chirurgischen Klinik, Kurt Herzog, hin.

---

[376] HESSE, Rettungswesen, S. 415, verweist als Vergleichsgröße auf die Toten durch Tuberkulose. Gerade in der unmittelbaren Nachkriegszeit wirkte diese Krankheit noch verheerend.
[377] MAHLER, Operationswagen, S. 421.
[378] ABIGT, Praximobil, S. 423.
[379] Es stirbt sich leicht auf Deutschlands Straßen, in: Stern, 16. Jg., 1963, H. 44, S. 20-27.
[380] BARTELKE, Notarztwagen, S. 1. Vgl. auch BAUER, K.H.: Der Fortschritt fordert einen zu hohen Tribut, zit. nach HAHN, S. 90.
[381] MÖNCH, W.: Vorgestern nach übermorgen. 25 Jahre Deutsche Rettungsflugwacht e.V., Filderstadt 1998, S. 9.
[382] Das Zitat bei CURIO, Krankentransport, S. 50; vgl. DRK-GENERALSEKRETARIAT, Rotkreuz-Werk, S. 40; DRK WERBUNG GMBH, Adressenhandbuch 1969, S. 9. Die niedrige Zahl erklärt sich zum Teil auch daraus, dass lange Zeit Unfallverletzte privat transportiert wurden.
[383] Anfang der fünfziger Jahre lebten circa 50 Millionen Menschen im Gebiet der Bundesrepublik, 1961 waren es 56 Mio., 1965 bereits 59 Mio. Die Zahlen wurden entnommen aus GÖRTEMAKER, Bundesrepublik, S. 161.
[384] OTT, Aufgaben, S. 9. Mit 25,4 Verkehrstoten je 100.000 Einwohner nahm die BRD einen negativen Spitzenplatz ein.
[385] Vgl. neben den in Anm. 2 Genannten den Artikel von WACHSMUTH, Mißstände.

Er kritisierte, die Medien und das Statistische Bundesamt konstruierten einen allgemeinen Kausalzusammenhang zwischen Verkehrsunfällen und schweren Verletzungen. Das Bundesamt zähle jeden stationär aufgenommenen Patienten als schwer Verletzten, die Medien würden nur über schwere Unfälle berichten. Vielmehr sei die typische Verletzung des Verkehrsunfalls eine leichte bis mittelschwere. In der Medizin übliche Kriterien für die Schwere von Verletzungen hätten demnach eine Korrektur der Statistik bewirkt.[386]
Letztendlich nicht zu unterschätzen war die Aufmerksamkeit, die die Presse mit Schlagzeilen wie dem „Blutzoll" auf den Straßen und dem „Schlachtfeld Straße" auf die steigende Zahl der Verkehrsunfälle lenkte. Das Aufgreifen ‚schlagzeilenträchtiger' Inhalte vor allem in der Boulevardpresse mag in der Natur der Massenmedien als auflagenorientierte Unternehmen liegen.[387] Für das „Dezennium des Umbruchs" lässt sich aber auch im Vergleich zu den vorangegangenen fünfziger Jahren ein Einstellungswandel festmachen, der durch einen Wechsel in den Chefetagen zu einem Wandel des Berufsethos beigetragen hat. Dieser Wandel betraf vor allem die großen Zeitungen und Nachrichtenmagazine: [388]

> „[Dieser] Generationswechsel in den Führungsetagen war ein wichtiger Faktor beim Übergang vom Konsensjournalismus zur ‚Zeitkritik'. Das Nachrücken der ‚45er' in die Chefsessel führte in den 60er Jahren zur Entwicklung eines neuen Berufsverständnisses. Vor öffentlicher Kritik an Regierungsmitgliedern und Regierungsmaßnahmen wurde nun nicht länger zurückgescheut (...)."[389]

Ob sich dieser Wandel direkt auf die Unfallrettungs-Berichterstattung ausgewirkt hat oder nur die Sensationslust dem Thema eine stärkere mediale Präsenz als in den fünfziger Jahren gesichert hat, lässt sich so nicht sagen. Auffällig ist aber, dass Medien wie „Stern", „Die Zeit" und „Der Spiegel" das Thema nicht aussparten und ihnen längere Berichte widmeten.[390]

---

[386] HERZOG, Chirurgie, S. 224f. Dahingegen geht BAUER, Möglichkeiten, S. 53, von 420 Schwer- bei 1000 Verkehrsverletzten aus. Dies würde Herzogs Aussage stark einschränken. Als schwere Verletzungen gelten gemeinhin lebensbedrohliche Schädel-Hirn-Traumata, schwere Atemstörungen nach Brustkorbverletzungen, großflächige höhergradige Verbrennungen. Als mittelschwer werden Verletzungen eingestuft, die über Schürfwunden und Prellungen hinausgehen, aber noch keine Lebensgefahr bedeuten wie z.B. Verbrennungen und Verätzungen 1. Grades, Weichteilwunden usw. Leichte Verletzungen sind z. B. Prellungen und Schürfwunden. Vgl. LENT, Ergebnisse, S. 56ff. Kriterien (9 Schweregrade) auch bei KUNZ, Frankfurt, S. 84.
[387] BLOOS, Rettungswesen, S. 11. Eine systematische Auswertung der Kritik am Rettungsdienst steht noch aus.
[388] HERBERT, Liberalisierung, S. 46; HODENBERG, C. v.: Die Journalisten und der Aufbruch zur kritischen Öffentlichkeit, in: Herbert/Raphael, Wandlungsprozesse, S. 278-311, S. 298.
[389] Ebd., S. 309.
[390] MUNCKE, Tod; Spiegel, Unfall; zum „Stern"-Artikel vgl. Anm. 379; vgl. weiterhin FIEBIG, Ausbau, S. 3; MÖNCH, Rettungsflugwacht, S. 9.

3.2.3 Wendepunkt

Ein weiteres Opfer der vielen Verkehrsunfälle wurde am 03. Mai 1969 der acht Jahre alte Björn Steiger aus Winnenden bei Stuttgart. Das Kind war als Fußgänger von einem Auto erfasst und schwer verletzt worden. Ein Krankenwagen und die Polizei wurden alarmiert. Doch als der Krankenwagen nach einer Stunde am Unfallort eintraf, hatte der Junge aufgrund eines mittlerweile fortgeschrittenen Schocks keine Chance mehr. Er verstarb auf dem Weg ins Krankenhaus. Dieses tote Kind sollte zum Symbol für das unzureichende Rettungswesen werden.[391]
Seine Eltern Ute und Siegfried Steiger reagierten, indem sie am 07. Juli 1969 mit einigen Freunden eine Stiftung gründeten, die den Namen ihres Sohnes trug. Aufgabe der „Rettungsdienst-Stiftung Björn Steiger e.V." sollte die technische und organisatorische Verbesserung des Rettungsdienstes sein. Zentrale Themen zu Beginn waren die Alarmierung und das Eintreffen des Rettungsdienstes innerhalb eines gewissen Zeitfensters. Denn die Mängel in diesen Bereichen hatten den Jungen das Leben gekostet.
Auf diese und andere Mängel machte die Björn-Steiger-Stiftung von nun an aufmerksam. Ihr gelang es noch im ersten Jahr nach ihrer Gründung durch das persönliche Engagement des Architektenehepaars Steiger in Form von Leserbriefen, Altkleider-, Altpapier- und Spendensammlungen sowie Tombolen regionale Aufmerksamkeit zu erreichen. Das Presseecho auf Björn Steigers Tod war enorm. Allein die Stuttgarter Zeitung widmete dem Fall von August bis Oktober 1969 drei Berichte. Schnell wurden Missstände im Rettungswesen als Ursachen für den Tod des Jungen erkannt: „Zwischen Juli und Dezember 1969 verging kaum eine Woche, in der nicht irgendeine Zeitung oder Zeitschrift das Thema Notfallrettungswesen aufgriff."[392]
Bald kannten nicht nur die Bevölkerung im Rems-Murr-Kreis, sondern auch viele Menschen im Bundesgebiet die Geschichte des toten Jungen, wobei allein die Tatsache, dass hier ein kleines Kind Opfer des mängelbehafteten Systems „Unfallrettung" geworden war, eine besondere Wirkung entfaltet hatte.[393]
Da die Stiftung durch ihre Spenden- und Altkleidersammlungen aber andere Interessen berührte, wurde sie relativ schnell angefeindet. Ausgerechnet einzelne Kreis- und Landesverbände der Hilfsorganisationen, allen voran des DRK, sahen in dem selbsternannten Verbesserer des Rettungsdienstes keine Unterstützung ihrer Anliegen, sondern einen Konkurrenten um Einnahmen. DRK, JUH und MHD wandten sich vor allem gegen die Verwendung ihrer Embleme auf den Sammelsäcken. Steiger hatte diese verwendet, weil aus dem Erlös der Sammlungen Funkgeräte für die Hilfsorganisationen gestiftet werden sollten. Einzelne DRK-Verbände gingen sogar rechtlich gegen die Stiftung vor. Erst als Siegfried Steiger mit dem ihm gebotenen Forum in der Presse, dem Rundfunk und dem Fernsehen, Zweck und Ziele der Stiftung immer

---
[391] BLOOS, Rettungswesen, S. 5, betrachtet den Tod Björn Steigers als den traurigen Höhepunkt der Mängel im Rettungswesen. HAHN, Rettungswesen, S. 64, führt verschiedene andere Beispiele für das Versagen der Hilfe an; keines erlangte aber größere Aufmerksamkeit in der Presse.
[392] Ebd., S. 34.
[393] Der Rems-Murr-Kreis schließt im Nordosten an Stuttgart an.

wieder vorstellen konnte, verbesserte sich das Verhältnis. Jedoch trugen solche Skandale auch dazu bei, die Stiftung bekannt zu machen.[394]
Die Steiger-Stiftung bekam bald einflussreiche Unterstützung von Hilda Heinemann, der Frau des neu gewählten Bundespräsidenten Gustav Heinemann, die der Stiftung Kontakte erschloss und für sie warb. Hinzu kam die Unterstützung von Medizinern wie dem Heidelberger Eberhard Gögler, dem Würzburger Ordinarius für Chirurgie, Werner Wachsmuth (1900-1990) und dem Bad Godesberger Klinikdirektor Gerhard Ott (1929-2001). Außerdem gelang es Steiger, die Unterstützung von Walter Gruber (1911-1999), Generalsekretär des DRK Baden-Württemberg zu bekommen.[395] All diese Personen halfen der Stiftung sich frühzeitig als Faktor bei der Reorganisation des Rettungswesens zu etablieren. Sie entwickelte sich zu einer Art ‚think tank' des Rettungsdienstes. Hatte sie in der ersten Zeit noch Forderungen anderer Stellen, vor allem von Ärzten, aufgegriffen und ihnen eine Stimme verliehen, wurde sie in den siebziger Jahren immer mehr zum Stichwortgeber für Neuerungen im Rettungsdienst.[396] Da die Stiftung bis in die Gegenwart kaum Personal besitzt, setzte sie stark auf Kooperation mit anderen Beteiligten des Rettungsdienstes.[397] Sie verstand sich vor allem als Koordinator der Bemühungen auf Bundesebene und förderte daher schon frühzeitig die Schaffung von Gremien, in denen Politiker und die genannten Interessenvertreter an einem Tisch saßen.

---

[394] Dabei handelte es sich laut dem Artikel Hilfe nicht gefragt?, in: Stuttgarter Zeitung vom 12.05.1970, S. 19, um die DRK-Landesverbände Bayern, Nordrhein-Westfalen, Niedersachsen und Bremen. Vgl. außerdem Köth, H.: „Bewußte Irreführung der Bevölkerung". „Björn-Steiger-Stiftung" wirbt mit Emblem des Roten Kreuzes, in: Lüneer Rundschau vom 4.,5. April 1970; Altkleidersammlung wofür?, in: Passauer Neue Presse vom 03.04.1970; DRK-Altkleiderspende Ende Mai im Kreis. Konkurrenz sammelt nicht, in: Taunus-Zeitung vom 01.04.1970; In Zukunft jährlich zweimal Sammlungen, in: Rheinische Post vom 06.05.1970; Steiger, S.: Leserbrief vom 16.4, in: Lüneer Rundschau ; DRK vermutet: Schwindler am Werk. Altpapiersammlung angekündigt, Unterstützung blieb bisher aus, in: Westfälische Rundschau vom 09./10.05.1970; Spies, L.: Leserbrief: Ihr Artikel in der „Siegerländer Rundschau" vom Samstag, d. 09/10. Mai 1970 unter der Überschrift: „DRK vermutet: Schwindler am Werk". Manuskript 143, 36.; Kampf gegen Unfall und das Rote Kreuz. Stiftung Björn Steiger sammelt 100 000 DM im Monat, in: Westfälische Rundschau vom 13.05.1970; Kampf gegen Unfall und das Rote Kreuz, in: Ruhr-Nachrichten vom 13.05.1970; Caritative Verbände greifen Architekten wegen Unfallhilfe an. Vater sammelte nach Verkehrstod des Sohnes, in: Abendzeitung vom 13.05.1970; Rüth, W.: Ein Mann muß erst vor Gericht gehen, um helfen zu können, in: Bild-Zeitung vom 13.05.1970, S. 5; Geld und Sympathien für Steigers Privat-Rotkreuz. Überall Hilfe nach Schikanen, in: Abendzeitung vom 19.05.1970; Hilfsaktion durch Gericht verboten. Privatmann sammelte für Rettungsdienst mehr Geld als Staat - Deutsches Rotes Kreuz sah Konkurrenz, in: Ulmer Südwestpresse vom 23.05.1970, ebenso Schorndorfer Nachrichten, Backnanger Kreiszeitung, Waiblinger Kreiszeitung vom gleichen Tag; Braun, B.: Keine Hilfe für den Mann, der helfen will, in: Bild am Sonntag vom 24.05.1970.
[395] Zu spät darf es nie mehr sein, in: Revue-Zeitung 1969, H. 192, S. 50; Björn-Steiger-Stiftung e.V., Homepage.
[396] Die zentrale Rolle der Björn-Steiger-Stiftung betont Bloos, Rettungswesen, S. 5f., der in ihr einen „Katalysator" der Entwicklung sieht.
[397] Das vielleicht wichtigste Projekt einer solchen Zusammenarbeit war das „Rettungsdienstmodell Rems-Murr", ein regionaler Versuch zur Verbesserung des Rettungsdienstes ab Mai 1973, der dem baden-württembergischen Rettungsdienst wesentliche Impulse gab.

Die Veränderungen im Rettungswesen, die sich ab Mitte der sechziger Jahre eine Bahn brachen, waren nur ein kleiner Teil der „Modernisierung" und der „Reformen", die die Gesellschaft bewegten.[398] Die sechziger Jahre galten daher vielen Historikern als eine „‚Gelenkzeit zwischen den in Konsolidierungsprozessen auslaufenden Problemen der Gründerjahre' und dem Aufbau eines schließlich ‚dramatisch in den Vordergrund rückenden Veränderungspotentials'".[399] Dieser Ruf nach Veränderungen war ein Ruf nach ‚Liberalisierung' der Sitten. In ihm äußerte sich aber auch die Forderung nach bürgerschaftlichen Engagement in der ‚Zivilgesellschaft' als Gegenmodell zum obrigkeitlich wahrgenommenen Staat. Für die sich wandelnde Beziehung zwischen Bürger und Staat stand exemplarisch die Björn-Steiger-Stiftung.[400] Sie verstand sich selbst als Bürgerinitiative, die nicht bereit war, Mängel dort zu akzeptieren, wo sie ‚den Staat' in der Verantwortung sah.[401] Gleichzeitig war die Björn-Steiger-Stiftung, wie die Träger der ‚Liberalisierung', eine bürgerliche Initiative.[402] In Bezug auf die soziale Herkunft der Gründungsmitglieder und der Förderer steht sie in der Tradition bürgerschaftlichen Engagements, wie es sich schon in den karitativen Vereinigungen des neunzehnten Jahrhunderts äußerte. Allerdings hatte die Stiftung seit ihrer Gründung immer einen nicht zu unterschätzenden Protestcharakter, der sich in der Erinnerung und Mahnung an den toten Sohn in ihrem Namen niedergeschlagen hat. Wie sehr sich die Haltung, vom Staat Abhilfe zu fordern, bereits durchgesetzt hatte, belegt der Bericht von MdB Horst Seefeld (geb. 1930):[403]

> „Herr [Siegfried] Steiger steht mit seiner Kritik nicht allein. Der ‚NAC-Courier' stellt die Behauptung auf ‚Nur wer Glück hat, bleibt am Leben' und griff ebenfalls ‚den Staat' an: ‚Der Staat hat versagt, die Bürger müssen bluten'. Der ‚DTC-motor tourist' kam zu der Überzeugung: ‚Im Unfallhilfswesen der Bundesrepublik gibt es so viele faule Stellen, daß es ein Skandal ist.' Diese Liste von kritischen Anmerkungen ist leicht zu ergänzen. Die hier erwähnten Zitate sind beliebig herausgegriffen. Jeder der vielen in der Bundesrepublik kompetenten Organisationen hat sich irgendwann - und manche oft - so oder ähnlich geäußert."[404]

---

[398] Zur Kanzlerschaft Erhardts und dem Modernisierungsschub nach Adenauer vgl. MORSEY, Bundesrepublik, S. 93.
[399] P. Erker zit. nach ebd., S. 207; ebenso MÖNCH, Rettungsflugwacht, S. 13, der im Ruf nach Veränderung auch teilweise das Engagement der Familie Steiger begründet sieht.
[400] Im Rahmen dieser Arbeit wird auf eine Problematisierung der ‚kritischen Öffentlichkeit' bewusst verzichtet. Es sei verwiesen auf die Darstellungen zur Geschichte der Bundesrepublik, die dieses Problem ausführlicher erörtern. Vgl. dazu GÖRTEMAKER, Bundesrepublik, S. 475ff; in Ansätzen THRÄNHARDT, Bundesrepublik, S. 180;
[401] MÖNCH, Rettungsflugwacht, S. 13.
[402] Zum Liberalisierungs-Paradigma vgl. HERBERT/RAPHAEL, Wandlungsprozesse, darin besonders HERBERT, Liberalisierung. Vgl. auch die Kritik von DOERING-MANTEUFFEL, A.: Vom Aufbruch der Fünfundvierziger. Gesellschaftliche Wandlungsprozesse in der Bundesrepublik bis Ende der siebziger Jahre, in: FAZ vom 22.04.2003, S. 6. Zur Bürgerbewegung der 1970er Jahre zusammenfassend RÖDDER, Bundesrepublik, S. 66.
[403] Seefeld war Mitglied der Bundestagsfraktion der SPD, von 1967-69 Pressereferent im Bundesverkehrsministerium und ab 1970 stellvertretendes Mitglied des Verkehrsausschusses des Bundestags.

Mit den Forderungen nach der Ordnung des Rettungswesens nahmen deren Autoren ‚den Staat' in die Verantwortung ein funktionierendes System aufzubauen. Darin äußerte sich die gewandelte Bürger-Staat-Beziehung im Sinne eines bis dahin wenig artikulierten Anspruchsdenkens im Bereich des Gesundheitswesens.[405] Gesundheit wurde mehr und mehr als Grundrecht des Menschen angesehen, sie wurde zum „sozialen, also öffentlichen Gut."[406]
Dabei war lange nicht klar gewesen, ob der Staat überhaupt verpflichtet war, dem Bürger eine wie auch immer geartete Notfallrettung zur Verfügung zu stellen. Mit der Anerkennung dieses „Rechts auf Hilfe" durch Aufgreifen der Reformbemühungen drückte die Bundesregierung, als Repräsentantin ‚des Staates', aus, dass sie die Erhaltung von Gesundheit als ihre Aufgabe betrachtete, die sie über die „Gesundheitspolitik" regelte.[407]

3.3 Experten des Rettungsdienstes

3.3.1 Die Bund/Länder-Frage

Mit dem Auftreten der Björn-Steiger-Stiftung beschleunigte sich die Wahrnehmung der Rettungsdienstprobleme durch die Politik.[408] Der Druck der Interessenverbände, der Presse und die Pflicht der Bundesregierung sich des Problems anzunehmen, ließen die Neuordnung des Rettungswesens zu einem politischen Thema werden, dessen Umsetzung drängte. Mit dem Fünfzehn-Punkte-Programm vom November 1969 hatte Siegfried Steiger einen medienwirksamen Reformkatalog vorgelegt, der die

---

[404] SEEFELD, H.: „Nur wer Glück hat, bleibt am Leben". Das Unfallrettungswesen in Deutschland bleibt unzulänglich, in: Sozialdemokratischer Pressedienst vom 08.01.1970, S. 2-3, S. 2. Bei den genannten Zeitschriften handelt es sich um Automobil-Magazine.
[405] DANNENBAUM, T./KIENZLE, C./KIRSCH, S.: Krise des Regierens in den 1970er Jahren? Deutsche und westeuropäische Perspektiven. Tagungsbericht, in: http://hsozkult.geschichte.hu-berlin.de/tagungsberichte/id=924, Zugriff am 08.11.2005, sahen in den Leistungsansprüchen an den Staat für die siebziger Jahre bereits die „Verfestigung überkommener Denkweisen"; zum Ausbau des Sozialstaates vgl. auch die kritische Analyse von REINHARD, Staatsgewalt, S. 465.
[406] Zur Unterscheidung zwischen individueller Gesundheit und Gesundheit als öffentlichem Gut vgl. LABISCH, A.: Gesellschaftliche Bedingungen öffentlicher Gesundheitsvorsorge. Problemsichten und Problemlösungen kommunaler und staatlicher Formen der Gesundheitsvorsorge, dargestellt am Beispiel des öffentlichen Gesundheitsdienstes, Frankfurt a. M. 1988, S. 18; zu den politischen Bemühungen um die Durchsetzung ‚sozialer Bürgerrechte' vgl. RAPHAEL, Verwissenschaftlichung, S. 178.
[407] Das Zitat „Recht auf Hilfe" ist in der Informationsbroschüre der Björn-Steiger-Stiftung, zit. nach Hahn, S. 80 zu finden. Vgl. auch LABISCH, Gesundheitsvorsorge, S. 19. Zur schwierigen Definition von Gesundheit vgl. beispielsweise ROSENBERG, P.: Möglichkeiten der Reform des Gesundheitswesens in der Bundesrepublik Deutschland, Göttingen 1975, S. 5. Zu einer Sicherstellungsgarantie des Staates BRINKMANN, Wohlfahrt, S. 56.
[408] Im Folgenden wird jetzt der Begriff Rettungsdienst als Einheit von Krankentransport und Notfallrettung weiter verwandt. Vgl. Ebd., S. 5.

wiederholten Forderungen bündelte.[409] Nur zwei Wochen später, am 03.12.1969, fand die erste Fragestunde des Bundestages zu den dem Rettungsdienst zur Verfügung gestellten Bundesmitteln statt. Das Ergebnis war ernüchternd: Ganze 300.000 DM wurden jährlich in den Posten „Fürsorgemaßnahmen - Erste Hilfe für Unfallverletzte im Straßenverkehr" investiert. Die Bundesländer, in denen Unfallrettung und Krankentransport von den Hilfsorganisationen wahrgenommen wurden, lagen mit ihren Beihilfen nur geringfügig darüber.[410]
Angesichts einer derart geringen Finanzierung wurde jetzt einstimmig von den Hilfsorganisationen, der Steiger-Stiftung und den Notfallmedizinern „vom Staat" mehr Unterstützung, insbesondere mehr Geldmittel, eingefordert.[411]
Dabei stellte sich die Frage, in wessen Kompetenzbereich eine gesetzliche Regelung des Rettungswesens fiel. Da Unfallrettung und Krankentransport keine ausdrückliche Erwähnung im Grundgesetz gefunden hatten, war von einer Länderzuständigkeit auszugehen.[412] Seit der Achten Gemeinsamen Verkehrssicherheitskonferenz in München hatte diese Meinung eine Mehrheit unter den Fachleuten gefunden. Aufgrund dieser Interpretation lag lediglich die Schaffung eines Berufsbildes für den Rettungsdienst, das zugunsten der Einheitlichkeit wie alle Berufsausbildungen geregelt werden sollte, in der Zuständigkeit des Bundes.[413]
Damit hatte die Bundesregierung zwei Möglichkeiten. Sie konnte eine Grundgesetzänderung oder ein Bundesrahmengesetz anstreben, um sich die Kompetenz für die Regelung des Rettungswesens anzueignen oder sie musste sich auf eine koordinierende Rolle beschränken.[414] Bereits nach der ersten Bundestagsanhörung war klar geworden, dass der Bundesverkehrsminister Georg Leber (SPD) die Verantwortung bei den Bundesländern belassen und stattdessen versuchen würde, den Reformprozess ländereinheitlich zu koordinieren. Dementsprechend war zwar der Einfluss der Bundesregierung eingeschränkt, allerdings mussten nun die Länder mehrheitlich die Kosten für den Ausbau des Rettungswesens tragen.[415]
Um die Länderinteressen abzustimmen und den Einfluss der Bundesregierung zu erhalten, wurde Ende Oktober 1970 der „Bund/Länder-Ausschuss ‚Rettungswesen'"

---

[409] Vgl. Tabelle 2; Ursprünglich war vorgesehen, die Stiftung nach zwei Jahren wieder aufzulösen. Stattdessen konzentrierte sich danach verstärkt auf Einzelinitiativen in der Notfallhilfe wie Spezialfahrzeuge, der Bekämpfung des Herztodes und ähnliches. RIESENBERGER, DRK, S. 539, geht davon aus, dass erst mit der Justitiartagung des DRK 1973 die dort geforderte Vereinheitlichung und Verbesserung des Rettungsdienstes, den Umbau des Systems in Gang gebracht habe.

[410] SEEFELD, Glück, S. 3; vgl. Tabelle 1; Der gesamte Etat für das Rettungswesen in der Bundesrepublik lag 1969 unter 4 Mio. DM; vgl. VERSEN, P.: Vorschläge der Berufsgenossenschaften zur Vereinheitlichung des Rettungswesens, Bonn 1970, S. 13; HAHN, Rettungswesen, S. 80.

[411] SEEFELD, Glück, S. 2.

[412] Hierfür waren die Art. 30, 70 und 83 GG als Konkretisierungen des Bundesstaatsprinzips nach Art. 20 GG maßgeblich. Danach besitzt der Bund nur die ihm ausdrücklich zugewiesenen Kompetenzen, der unbenannte Rest liegt bei den Ländern. Für diesen Hinweis danke ich Alexander von Rummel. Vgl. BLOOS, Rettungswesen, S. 24; HAHN, Rettungswesen, S. 23.

[413] Nach Art. 74 Abs. 1 Nr. 19 GG; vgl. HAHN, Rettungswesen, S. 23.

[414] SEEFELD, Glück, S. 3; HAAR, E.: Bessere Unfallrettung dringend notwendig, in: Sozialdemokratischer Pressedienst vom 25.08.1971, S. 3.

[415] Diesen Aspekt vernachlässigt HAHN, Rettungswesen, S. 25, völlig.

geschaffen. Dafür wurde der seit der Achten Gemeinsamen Verkehrssicherheitskonferenz bestehende Arbeitskreis „Erstversorgung von Unfallverletzten" durch alle Referenten aus den für das Rettungswesen zuständigen Ministerien des Bundes und der Länder erweitert. Unter dem Vorsitz und der Geschäftsführung des Bundesministers für Verkehr stand nun ein Gremium zur Verfügung, das für die bundesweite Einheitlichkeit bei der Reorganisation des Rettungswesens zu sorgen hatte.[416]
Dies erforderte eine Einigung aller elf Bundesländer über Trägerschaften, Finanzierung, Durchführung und Gesetzgebung. Schon nach kurzen Verhandlungen zeigte sich aber bei den Länderregierungen wenig Wille zum Verzicht auf individuelle Lösungen. Die Verzögerungstaktik, die Siegfried Steiger darin erblickte, verurteilte er mit scharfen Worten gegen die seiner Meinung nach primär Verantwortlichen, die für das Rettungswesen zuständigen Innenminister: „Für den Tod dieser Menschen [der Verkehrstoten, die aufgrund unzureichender Rettung jährlich starben] muß ich die Länder-Innenminister verantwortlich machen."[417] Unterstützung erhielt er dabei von Bundespolitikern, die in der schlechten Versorgung ein „trauriges Kapitel deutscher Innenpolitik" sahen, weil die Länder sich nicht auf ein gemeinsames Vorgehen einigen konnten.[418]

3.3.2 Koordinierung

Die Jahre 1969 bis 1971 waren von den Versuchen der Bundes- und Länderregierungen bestimmt, sich über Anhörungen ein Bild vom Reformbedarf im Rettungswesen zu machen. Dies gab den am Rettungsdienst Beteiligten die Möglichkeit ihre Positionen bekannt zu machen. So lösten sich seit Siegfried Steigers ‚fünfzehn Punkten' die Resolutionen und Vorschläge ab. In weiten Teilen deckten sich diese Forderungen mit dem Fünfzehn-Punkte-Programm der Björn-Steiger-Stiftung.[419] Wiederholt wurden die Forderungen auch auf dem zweiten DRK-Rettungskongreß in Göttingen 1970, bei dem jetzt im Gegensatz zu 1966 neben den Vertretern der Hilfsorganisation auch Vertreter der Politik und Verwaltung der Länder und des Bundes anwesend waren. Damit stand ein zeitnahes Forum zur Verfügung, um Interessen zu vertreten.[420]

---

[416] SEEFELD, H.: Priorität Nr. eins: Menschenleben retten. Unfallrettungswesen muß mit allen Mitteln verbessert werden, in: Sozialdemokratischer Pressedienst vom 13.12.1971, S. 5-6, S. 5; Bund-Länder-Ausschuß „Rettungswesen", in: Biese, A. F./Lüttgen, R. (Hrsg.): Handbuch des Rettungswesens, Grundwerk, Hagen 1978, S. 1-3.
[417] SEEFELD, Glück, S. 2.
[418] DERS.: Unfallrettung muß besser werden. Verkehrsausschuß-Hearing für 24. Juni beschlossen, in: Sozialdemokratischer Pressedienst vom 20.04.1971, S. 4.
[419] Vgl. Tabelle 2; Mängel im Rettungswesen. Es fehlt die Einheitlichkeit der Ländergesetze, in: Sozialdemokratischer Pressedienst vom 16.02.1971, S. 5.
[420] DEUTSCHES ROTES KREUZ: Resolution des 2. Rettungskongresses des Deutschen Roten Kreuzes vom 13. bis 15. Oktober 1970 in Göttingen, in: Biese, A. F./Lüttgen, R. u.a. (Hrsg.): Handbuch des Rettungswesens, Grundwerk G 2.1, Hagen 1970, S. 1. Im Bereich der Ausbildung sah die Resolution das ehrgeizige Ziel für das DRK von 30% als Rettungssanitäter Ausgebildeten im Jahre 1971 bis 100% im Jahr 1974 aller haupt- und ehrenamtlichen Beteiligten. Der Feuerwehrverband

Bei der entscheidenden zweiten Anhörung im Bundestag am 23. Juni 1971 stand bereits die Planung von Rettungsdienstgesetzen auf dem Programm. Die Experten waren die Beteiligten: Die Hilfsorganisationen, der ADAC, Friedrich Wilhelm Ahnefeld als Vertreter des DRK und Eberhard Gögler als Sachverständiger für den Beirat Verkehrsmedizin, außerdem, auf Vermittlung von Siegfried Steiger, Wolfgang Herzog, der Erfinder des Gummersbacher Modells.[421]

Auf Länderebene begann je nach Land unterschiedlich schnell die Arbeit an einer Regelung des Rettungsdienstes. Auch hier wurden zunächst Fachgremien gegründet. In Baden-Württemberg als Sitz der Björn-Steiger-Stiftung wurde auf deren Initiative bereits am 12. Januar 1970 die „Arbeitsgemeinschaft Rettungsdienst Nordwürttemberg" als erste Expertenrunde dieser Art gegründet, die die Hilfsorganisationen, die Feuerwehr, das Technische Hilfswerk (THW), Ärzte und Behörden, Ministerien sowie Krankenkassen an einen Tisch brachte. Kurze Zeit später wurde sie zur „Landesarbeitsgemeinschaft Rettungsdienst Baden-Württemberg" ausgebaut und fungierte von da an als Koordinationsgremium für das Bundesland.[422] Im gleichen Jahr wurde bereits ein Landesprogramm Rettungsdienst erarbeitet, das Vorschläge zur Verbesserung enthielt und zu Arbeitskreisen auf Kreisebene anregte.[423] Die anderen Länder folgten mit Landtagsanhörungen im Laufe der nächsten zwei Jahre. Als Experten wurden auch dort die Hilfsorganisationen, Feuerwehren und Notfallmediziner aus dem jeweiligen Bundesland berufen.[424] Parallel warb die Björn-Steiger-Stiftung mit der Übergabe von insgesamt elf Rettungswagen nach DIN 75080 an die elf Bundes-

---

schloss sich der Resolution vorbehaltlos an. Deutsches Rotes Kreuz, 2. Rettungskongress Resolution, S. 3.

[421] Seefeld, Unfallrettung, S. 4; Müller, Geschichte, S. 300; Gögler, Rettungswesen, S. 58; Herzog, Rettungsdienst, S. 54; zum Gummersbacher Modell vgl. Kap. 3.1.3.

[422] Bloos, Rettungswesen, S. 55; Björn-Steiger-Stiftung e.V., Homepage.

[423] Bloos, Rettungswesen, S. 78. Erste Erfahrungen zur Reorganisation des Rettungsdienstes sollten aus der von den Hilfsorganisationen initiierten Aktion „Pfingsten 1970" in Baden-Württemberg in Form der ‚klassischen' Ferien-Unfallrettung gewonnen werden. Dabei wurden sie mit Fahrzeugen und Personal des Katastrophenschutzes vom Land unterstützt, das aus dem Modellversuch Daten für eine Reform des Rettungswesens gewinnen und diese dann dem Bund zur Verfügung stellen wollte. „Pfingsten 1970" war kein Erfolg: Das Personal des Katastrophenschutzes wollten die Hilfsorganisationen nicht, sondern nur die Fahrzeuge, die Funkgeräte entsprachen nicht dem Polizeistandard, weshalb eine wechselseitige Kommunikation nicht möglich war. Außerdem blieb das Problem bestehen, dass der normale Rettungsdienst und die Ferienzeit gravierende Unterschiede aufwiesen: Verkehrsunfälle und das Gesamteinsatzaufkommen waren im Verhältnis zu sonst erhöht. Vgl. zu „Pfingsten 1970" ebd., S. 55ff.

[424] In Nordrhein-Westfalen war dies beispielsweise Wolfgang Herzog, der Erfinder des „Gummersbacher Modells". 1972 erfolgte in Düsseldorf ein erstes Landtagshearing mit Wolfgang Herzog als Sachverständigem, ein weiteres folgte 1974. Herzog gelang es im Zuge dieser Stellung als ‚Experte' in insgesamt 15 Fernsehsendungen und 7 Radiosendungen sein Gummersbacher Modell vorzustellen. Er wurde ab 1975 auch Mitglied des Landesfachbeirats für den Rettungsdienst im Ministerium für Arbeit, Gesundheit und Soziales des Landes Nordrhein-Westfalen und arbeitete am nordrhein-westfälischen Rettungsdienstgesetz mit, wobei er sich damit rühmte, dass sein Gummersbacher Modell „als optimales Modell der rettungsdienstlichen Versorgung" im RDG von NRW 1975 erwähnt wurde. Vgl. Herzog, Rettungsdienst, S. 54, S. 90.

länder und anderen öffentlichkeitswirksamen Aktionen für die Reorganisation des Rettungswesens.[425]

Als der Deutsche Bundestag schließlich am 2. Dezember 1971 einstimmig auf Antrag des Ausschusses für Verkehr und für das Post- und Fernmeldewesen beschloss, dass die Bundesregierung ersucht werden solle, „bestimmte Maßnahmen zur Verbesserung des Rettungswesens zu treffen" und bis 1. Oktober 1972 Bericht zu erstatten, hatte der Aufbau des Rettungsdienstes in einzelnen Ländern wie Baden-Württemberg, Bayern oder Rheinland-Pfalz schon begonnen.[426] Ende Januar 1972 wurde das Vorhaben des Ministers für Verkehr, „demnächst auch beteiligte Organisationen in den Bund/Länder-Ausschuss" einbinden zu wollen, mit der Erweiterung zur „Ständigen Konferenz ‚Rettungswesen'" verwirklicht.[427] Sie wurde nun das Beratungsgremium für Änderungen im Rettungswesen, das einen Konsens zwischen den Interessen von Bundes- und Landespolitikern und den am Rettungsdienst Beteiligten herstellen sollte. Nur wenige Monate später, am 15. Juni 1972, folgte bereits der vom Bund/Länder-Ausschuss „Rettungswesen" erarbeitete Musterentwurf eines Rettungsdienstgesetzes.[428] Dieser Entwurf sollte als Vorlage für die durch die Länder zu entwickelnden Rettungsdienstgesetze dienen, um so zumindest ein Minimum an Einheitlichkeit zu erreichen.

Ihr volles Tempo erreichte die Reorganisation des Rettungsdienstes mit der Vorlage des oben erwähnten Berichts der Bundesregierung an den Bundestag, der mit einem halben Jahr Verspätung am 27. April 1973 vorgelegt wurde. In ihm waren noch einmal die Forderungen nach gesetzlicher Regelung des Rettungsdienstes durch die Länder, der Ausbau des Notrufsystems und die Schaffung eines Berufsbildes für die Sanitäter aufgeführt und die Richtlinien für den Ausbau definiert.[429]

---

[425] BLOOS, Rettungswesen, S. 57; BJÖRN-STEIGER-STIFTUNG E.V., Homepage.
[426] Bund-Länder-Ausschuss, S. 1; SEEFELD, Priorität, S. 5, Rheinland-Pfalz wird bei HAHN, Rettungswesen, S. 47 erwähnt.
[427] SEEFELD, Priorität, S. 5; DERS.: Mahnung der 20.000 Verkehrsopfer. Beginnt am 27. Januar ein neues Kapitel im Rettungswesen? in: Sozialdemokratischer Pressedienst vom 25.01.1972, S. 5; BLOOS, Rettungswesen, S. 38. Vertreten waren: Vertreter aller Bundesländer, des DRK, des MHD, des ASB, der JUH, der Feuerwehren, der gewerblichen Berufsgenossenschaften, die Bundesvereinigung der kommunalen Spitzenverbände, die Rettungsdienststiftung Björn Steiger, der Allgemeine Deutsche Automobil Club (ADAC) und der Verkehrssicherheitsrat in Verbindung mit Bonner Ministerien; vgl. die Fundamentalkritik an dem 1995 eingerichteten Nachfolgegremium, der „Ständigen Konferenz für den Rettungsdienst", bei BRINKMANN, Wohlfahrt, S. 5.
[428] SEEFELD, H.: Rettungswesen muß noch besser werden. Regierungsbericht wird in Kürze vorgelegt werden, in: Sozialdemokratischer Pressedienst vom 02.03.1973, S. 5-6, S. 6; DERS.: Zeit der Streitereien ist vorbei. Grundkonzeption für Notfallrettung wird verwirklicht, in: Sozialdemokratischer Pressedienst vom 04.06.1974, S. 6-7, S. 7; GÖGLER, Rettungswesen, S. 58; PRIETZ, Niedersachsen, S. 14; MARSCHALL, B.: Münsteraner Notarztgruppe Chirurgie. Geschichte und Konzepte, in: http://medweb.uni-muenster.de/institute/achir/ueberblick/index.html, Zugriff am 05.02.2006, behauptet das bayerische Rettungsdienstgesetz von 1974 sei die Grundlage für das Mustergesetz von 1972 gewesen. Diese Behauptung ist falsch.
[429] HAHN, Rettungswesen, S. 82.

3.3.3 Das neue System in Praxis und Gesetz[430]

Gliederung in Rettungsdienstbereiche, Rettungsleitstellen und -wachen
Überall in der Bundesrepublik begann der Ausbau des bestehenden Systems im Sinne eines leistungsfähigen, modernen Rettungsdienstes. Darunter verstanden die Verantwortlichen in erster Linie dasselbe wie schon zehn Jahre zuvor: ein modernisierter Fahrzeugpark mit besserer Ausstattung, eine technisch ausgereifte Alarmierung und die dafür notwendigen Bauprojekte, also Rettungsleitstellen und Rettungswachen.
Zur geographischen Eingrenzung wurden von den Ländern so genannte „Rettungsdienstbereiche" geschaffen.[431] Darunter war das Gebiet zu verstehen, in dem eine zugehörige „Rettungsleitstelle" den Rettungsdienst koordinierte.[432] Die Rettungsdienstbereiche waren oft deckungsgleich mit den Landkreisen, in Baden-Württemberg hatte man sich an den Kreisverbänden des DRK orientiert.[433] Bayern und das Saarland verließen sich auf so genannte Rettungszweckverbände. Dabei bildeten mehrere Kreise und Städte einen Rettungszweckverband, der die Trägerschaft des Rettungsdienstes übernahm. Damit ließen sich Kosten für Personal und Unterhalt von Leitstellen sparen.[434]
Mit den Rettungsdienstbereichen sollten Zuständigkeitskonflikte vermieden werden und der Rettungsdienst von einer zentralen Stelle aus, nach einsatztaktischen Ge-

---

[430] Die Gesetze finden sich abgedruckt bei Müller, Handbuch und Lippert/Weissauer, Rettungswesen.
[431] § 3 Abs. 1 Muster für ein Ländergesetz über den Rettungsdienst, in: Lippert/Weissauer, Rettungswesen, S. 165-167; §2 Gesetz über den Rettungsdienst vom 10. Juni 1975, in: MfAGuS, Rettungsdienstplan Ba-Wü 1975, S. 89-92, schrieb für Baden-Württemberg die Schaffung eines Rettungsdienstplanes zur Festlegung vor; Art.2 Bayerisches Gesetz über den Rettungsdienst vom 11. Januar 1974, in: Lippert/Weissauer, Rettungswesen, S. 173-177; Abs. 4 Richtlinien für den Rettungsdienst in Niedersachsen vom 31. Oktober 1974, in: Ebd., S. 196-197; § 3 Abs. 1 Landesgesetz über den Rettungsdienst in Rheinland-Pfalz vom 17. Dezember 1974 (RettDG), in: Ebd., S. 181-185; § 2 Abs. 1 Gesetz Nr. 1029 über den Rettungsdienst vom 24. März 1975 (RDG), in: Ebd., S. 186-189; § 2 Abs. 1 Rettungsdienstgesetz vom 24. März 1975 (RDG), in: Ebd., S. 189-191 (Schleswig-Holstein).
[432] § 4 und § 5 Abs. 2 Muster-RDG; § 3 Abs. 1 bw RDG i.d.F. v. 1975; Art. 5 BayRDG; § 5 Gesetz über den Rettungsdienst vom 26. November 1974 (RettG NRW), in: Lippert/Weissauer, Rettungswesen, S. 177-180; § 6 rp RettDG; § 4 saarl. RDG; § 3 Abs. 2; vgl. auch Bloos, Rettungswesen, S. 80.
[433] In Baden-Württemberg war die größte Hilfsorganisation mit über 90% der Transporte, Fahrzeuge und Wachen auch der Fast-Monopolist des Rettungsdienstes.
[434] Art. 2, Abs. 3 BayRDG; § 2 Abs. 2 saarl. RDG; So bestanden bei 94 bayerischen Kreisen nur 26 Rettungsleitstellen in den Rettungszweckverbänden. Die Einrichtung von Rettungszweckverbänden war auch eine Forderung des Dritten Rettungskongresses des DRK 1974 in Sindelfingen, vgl. Deutsches Rotes Kreuz: Resolution des 3. Rettungskongresses des Deutschen Roten Kreuzes vom 19. bis 22. März 1974 in Sindelfingen, in: Biese/Lüttgen, Handbuch, Grundwerk G 2.2, Hagen 1974, S. 5-13, S. 5; vgl. auch § 3 Abs. 2 Muster-RDG; das bw RDG i.d.F. v. 1975 sieht Möglichkeit von über Kreisgrenzen hinausgehenden Rettungsdienstbereichen vor, fordert aber keine Rettungszweckverbände; Hahn, Rettungswesen, S. 74.

sichtspunkten, vierundzwanzig Stunden täglich durchgeführt werden.[435] Dafür verfügte die Rettungsleitstelle über eine Liste aller Rettungs- und Krankenwagen und der verfügbaren freien Klinikbetten in ihrem Rettungsdienstbereich.[436] Sie konnte bei Bedarf das oder die nächstgelegenen Fahrzeuge, mit denen sie nun über Funk verbunden sein musste, entsprechend dem Notfallbild und dem aktuellen Standort einsetzen.[437] Damit sollte eine an den Notfall angepasste Versorgung erreicht werden, bei der gleichzeitig Fahrzeuge so eingesetzt wurden, dass nie Gebiete völlig von Rettungsmitteln entblößt wurden. Wenn dennoch die eigenen Fahrzeuge nicht ausreichten oder der Notfallort vom anderen Bereich aus viel schneller zu erreichen war, hatten sich benachbarte Rettungsleitstellen gegenseitig zu unterstützen.[438] Um eine wirkungsvolle Zusammenarbeit mit anderen Einrichtungen zu gewährleisten, die beim Notfall eingebunden werden mussten, wurde die Leitstelle zum zentralen Ansprechpartner für die örtlichen ärztlichen Selbstverwaltungskörperschaften, den ärztlichen Bereitschaftsdienst, die Polizei, die Feuerwehr und die Krankenhäuser erhoben.[439] Dieser Ausbau sollte sich über Jahre hinziehen. Am 1. März 1975 waren 93 von 241 Rettungsleitstellen errichtet worden. 1977 hatte sich diese Zahl immerhin auf 162 erhöht.[440]

Notruf

Mit der Einigung über die Kostenträgerschaft für den einheitlichen Notruf konnte schließlich im Juli 1973 damit begonnen werden, die Telefonnummer 110 bundesweit zu schalten und damit eine der wichtigsten Forderungen der Reform zu erfüllen.[441] Bis Ende der siebziger Jahre war es dann für fast neunundneunzig Prozent der Bevölkerung möglich, über 110 oder 112 Hilfe zu holen.[442] Eine Forderung, die erst

---

[435] Die Forderung nach einem 24-Stunden-Rettungsdienst ist erwähnt bei KRAUSE-WICHMANN, Rettungswesen, S. 465; BLOOS, Rettungswesen, S. 50; BJÖRN-STEIGER-STIFTUNG E.V., Homepage § 5 Abs. 2 Muster-RDG; die gesetzlichen Regelungen finden sich in § 3 Abs. 2 bw RDG i.d.F. v. 1975; Abs. 9 RL Nieders.; § 17 Abs. 1 Feuerwehrgesetz vom 15. Mai 1972 in der Fassung vom 9. Dezember 1974, in: Lippert/Weissauer, Rettungswesen, S. 199.
[436] § 5 Abs. 2 Muster-RDG; bw RDG i.d.F. v. 1975.
[437] Die Betonung der „einsatztaktischen Prinzipien" als einzig legitimes Kriterium zur Vergabe eines Einsatzes bei GORGASS, Versorgung, S. 96, deutet darauf hin, dass dies Mitte der siebziger Jahre noch nicht allgemein durchgesetzt war. Gestützt wird die Annahme durch die häufigen Berichte über die Konkurrenz zwischen den Hilfsorganisationen, die eine reibungslose Zusammenarbeit in vielen Rettungsdienstbereichen als unwahrscheinlich erscheinen lässt.
[438] § 5 Abs. 2 Muster-RDG; § 6 Abs. 5 saarl. RDG.
[439] Ebd.; § 3 Abs. 3 bw RDG i.d.F. v. 1975; § 3 Abs. 2 sh RDG; § 5 Abs. 2 Bay RDG, § 6 Abs. 3 rp RettDG, § 4 Abs. 3 saarl. RDG erwähnen nur den ÄBD; §6 Abs. RettG NRW.
[440] Die Soll-Ist-Stände für die Bundesländer hat HAHN, Rettungswesen, S. 84, gesammelt. Vgl. auch Bericht aus Bonn, S. 320.
[441] SEEFELD, Streitereien, S. 7; vgl. Kap. 3.2.1.
[442] Antwort der Bundesregierung vom 27.12.79 (BT-Drs. 8/3537) auf die Kleine Anfrage der Abgeordneten Prinz zu Sayn-Wittgenstein-Hohenstein, Hasinger, Burger, Gerster (Mainz), Werner, Geisenhofer, Dr. Becker (Frankfurt), Frau Dr. Neumeister, Kroll-Schlüter, Pohlmann, Biehle, Regenspurger, Dr. Hornhues, Dr. Jenninger und der Fraktion der CDU/CSU (BT-Drs. 8/3467); vgl. auch SCHULZ, W.: Untersuchungen über den Notfall-Rettungsdienst im Bereich der Stadt Freiburg i. Br.

Anfang der achtziger Jahre geregelt wurde, war die generelle Gebührenfreiheit von Notfallmeldungen.[443] Auch blieben die schließlich verabschiedeten Gesetze zum Teil hinter den Erwartungen zurück, da sie lediglich für die Notfallrettung die Einrichtung einer zentralen Leitstelle zur Koordination der Notfalleinsätze regelten. Wo Krankentransport und Notfallrettung getrennt wurden, wie in den Stadtstaaten, blieb, wenn der Wille zu einer gemeinsamen Leitstelle fehlte, die Vielfalt der Telefonnummern erhalten.[444] Dann hing es wieder vom Krankenhaus, dem Arzt, dem Patienten selbst ab, wer jetzt den Kranken ins Krankenhaus fuhr.

Um Notrufe außerhalb der Ortschaften zu ermöglichen, begann die Björn-Steiger-Stiftung ab Juli 1971 Notrufsäulen auch an Bundesstraßen zu errichten und seit 1973 den Erhalt vorhandener Säulen an Autobahnen zu fördern.[445]

Rettungsmittel und -wachen

Als Standorte der Rettungswagen waren so genannte Rettungswachen einzurichten.[446] Die hölzernen Provisorien an der Autobahn sowie strategisch ungünstig liegende Krankentransportwachen wurden durch moderne Steinbauten an ausgesuchten Orten ersetzt, die speziell als Rettungswache konzipiert waren. Dabei waren die Zahl und die Standorte der Rettungswachen im Rettungsdienstbereich vom Träger zu be-

---

Eine Analyse von 853 Notruf-Einsätzen, med. Diss., Universität Freiburg 1978, S. 18.
[443] Bericht aus Bonn, S. 321.
[444] VERSEN, Vorschläge, S. 9; GORGASS, Versorgung, S. 96; Gerade lokale Nummern blieben im Bereich des Rettungsdienstes hoch problematisch, weil sie oft aufgrund einer längeren Zahlenfolge schwerer zu merken waren und eine weitaus geringere Verbreitung erfuhren. STEIN, Dokumentationsstudie, S. 18 stellte für den Rettungsdienstbereich München Ende der siebziger Jahre fest, dass nur ein Drittel der Anrufe direkt über die örtliche Notrufnummer 222 666 einging, der Rest über die Leitstellen der Feuerwehr, der Polizei und anderer Einrichtungen. Laut ARNOLD, Rettungsdienst, S. 98 hatte Köln noch 1993, bedingt durch die Trennung von Notfallrettung und Krankentransport die Nummern 112 (Feuerwehr, Notfallrettung) und 19 222 bzw. 74 54 54 (beide für Krankentransport) geschaltet. Eine frühe erfolgreiche Kooperation zwischen Rettungsdiensten und Feuerwehr fand sich in Hannover; vgl. FEUERWEHR HANNOVER, Rettungsdienst; JORDAN/ZAWADZKY, Dem Schwachen hilf, S. 96f., bedauert noch 1989, dass das Vorbild der Rettungsleitstelle Mannheim, bei der sich die vier Hilfsorganisationen ASB, DRK, JUH und MHD auf einen gemeinsamen Betrieb geeinigt hatten, keine Nachahmer gefunden habe.
[445] SCHIRMER, F.: Wirksamere Hilfe in akuter Not. Initiative der Bundesregierung zur Verbesserung des Rettungswesens, in: Sozialdemokratischer Pressedienst vom 01.04.1974, S. 7-8, S. 8; Den 1000. Notrufmelder aufgestellt, in: Die Ersatzkasse, 59. Jg., 1979, H. 10, S. 408, S. 408; MÖNCH, Rettungsflugwacht, S. 14; BJÖRN-STEIGER-STIFTUNG E.V., Homepage. Dabei konzentrierte sie sich auf Baden-Württemberg und Schleswig-Holstein. Bis 1990 wurden Bayern, Rheinland-Pfalz, das Saarland und Teile von Niedersachsen einbezogen. Hessen und Nordrhein-Westfalen blieben weitgehend ausgespart.
[446] Der Vorschlag, Rettungsfahrzeuge generell in Krankenhäusern zu stationieren, konnte sich nicht durchsetzten. Vgl. die Forderung, den Rettungsdienst an die Krankenhäuser zu binden, bei FIEBIG, Ausbau, S. 3. Um langfristig Synergieeffekte zwischen Krankenhäusern und Rettungsdiensteinrichtungen zu erreichen, waren die Länder, Gebietskörperschaften und Krankenhauszweckverbände gesetzlich verpflichtet bei Krankenhaus-Neu-, Um- und Erweiterungsbauten die Platzierung von rettungsdienstlichen Einrichtungen, insbesondere von Wachen, zu prüfen.; vgl. § 6 Abs. 3 Muster-RDG; § 4 Abs. 2 bw RDG i.d.F. v. 1975.

stimmen.⁴⁴⁷ In den Rettungswachen stand das Personal einsatz- und abrufbereit zur Verfügung. Dort wurden auch die Rettungsmittel, insbesondere Kranken- und Rettungswagen stationiert.⁴⁴⁸ Von letzteren sollten im Zuge des Ausbaus nur noch mit der Norm konforme Fahrzeuge angeschafft werden. Angestrebt wurde ein Verhältnis von 40% Rettungswagen zu 60% Krankenwagen in den Rettungsdienstbereichen.⁴⁴⁹ Als ab 1971 die Mittel von den Länderregierungen zur Verfügung gestellt wurden, veränderte sich das Gesicht des Fahrzeugparks. So genannte Hoch-Lang-Krankenwagen und Rettungswagen von Mercedes Benz in den Farben „elfenbein" und „feuerwehrrot" eroberten den Markt, in dem vorher aus finanziellen Gründen und fehlender Koordinierung eine Vielfalt der Marken, Farben und Formen geherrscht hatte.⁴⁵⁰
Zur gleichen Zeit kam die Forschung zum Rettungsdienst in Bewegung. 1970 hatte das DRK bereits sein Institut für Rettungsdienst gegründet, das Studien zur Verbesserung des Systems erarbeiten sollte. Die Björn-Steiger-Stiftung konzentrierte sich nunmehr nach einem Strategiewechsel verstärkt auf „Einzelinitiativen für die Notfallhilfe" und förderte die Entwicklung von Spezialfahrzeugen wie Baby-Notarztwagen mit speziellen „Inkubatoren", deren Finanzierung sie ab 1974 übernahm.⁴⁵¹
Ein wesentlicher Bestandteil des Rettungswesens wurde im Zuge des Ausbaus die Luftrettung, die in den sechziger Jahren noch aufgrund der hohen Anschaffungs- und Unterhaltskosten und wegen medizinischer Probleme, die mit Luftdruckveränderungen zusammenhingen, umstritten geblieben war.⁴⁵² Sie bot aufgrund der Schnelligkeit

---

⁴⁴⁷ § 6 Abs. 1 Muster-RDG.
⁴⁴⁸ § 6 Abs. 2 Muster-RDG; § 4 Abs. 1 bw RDG i.d.F. v. 1975.
⁴⁴⁹ GORGASS, Versorgung, S. 101. Bereits 1975 war zumindest das Ziel, nur noch DIN 75080 konforme Fahrzeuge einzusetzen, erreicht. 1980 betrug das Verhältnis RTW-KTW 36 zu 64%. Vgl. BUNDESMINISTER FÜR VERKEHR, Antwortschreiben.
⁴⁵⁰ MASSMANN, P.: Rettungsdienst Hamburg. Koexistenz an der Elbe, in: Der Rettungssanitäter, 7. Jg., 1984, H. 7, S. 316-318, S. 316. vgl. auch Anm. 219; zu den Hoch-Lang-Krankenwagen vgl. z.B. Abb. 50, linkes Fahrzeug.
⁴⁵¹ BJÖRN-STEIGER-STIFTUNG E.V., Homepage; RETTUNGSDIENST STUTTGART: Allgemeines über den Rettungsdienst in Stuttgart, in: http://www.rettungsdienst-stuttgart.com/19222.html, Zugriff am 18.03.2006.Der Transportinkubator für Frühgeborene war schon seit 1955 bekannt, wurde aber nur höchst selten für den Krankentransport beschafft, weil er vergleichsweise selten benötigt wurde. Vgl. ausführlich CURIO, Krankentransport, S. 45, S. 55. Im Zuge dieser Aufbruchstimmung wurden ab 1975 bereits neue Fahrzeuge erdacht. Am „SAVE"-Rettungswagen, dem Fahrzeug zur „Schnellen Ambulanten Vorklinischen Erstversorgung", zeigten sich aber bald die neuen finanziellen Zwänge, die ab 1976/77 die Finanzierung und die Innovationsfreudigkeit stark einschränkten. Das als „Rettungswagen der achtziger Jahre" konzipierte Fahrzeug besaß verschiedene Vorteile gegenüber herkömmlichen Modellen, wie zum Beispiel die Trennung von Rettungseinheit und Fahrgestell, was den regelmäßigen Austausch des Letzteren und die Verwendung der Rettungseinheit als mobile Rettungswache möglich machte, ohne das komplette Fahrzeug verändern zu müssen. Aufgrund zu hoher Kosten wurde das Projekt eingestellt. Vgl. Abb. 49; weiterhin Bericht aus Bonn, S. 320; MÜLLER, Geschichte, S. 318; vgl. auch das Projekt des Autonotfunks, das das gleiche Schicksal erlitt, ausführlich bei PUGELL, B.: Wirtschaftlichkeitsuntersuchung des Meldesystems „Autonotfunk" als Beitrag zur Planung des Rettungswesens, rer. pol. Diss., Universität Köln 1984.
⁴⁵² MÜLLER, Geschichte, S. 280 gibt für einen Rettungshubschrauber Anfang der siebziger Jahre eine Preisspanne bei der Anschaffung zwischen 450.000 bis 800.000 DM an. Die meisten Autoren bestätigen die höhere Zahl.

große Vorteile bei Schwerverletzten und wurde aufgrund dessen trotz hoher Kosten von ärztlicher Seite favorisiert. Nach dem Vorbild der im Koreakrieg (1950-1953) und im Vietnamkrieg (1965-1974) eingesetzten Hubschrauber zum Verletztentransport startete 1967 ein Modellversuch in Frankfurt.[453] Im Herbst 1970 wurde dann der erste reguläre Rettungshubschrauber (RTH) „Christoph 1" in München stationiert.[454] Mit der Gründung der Deutschen Rettungsflugwacht (DRF) 1972 durch die Björn-Steiger-Stiftung erhöhte sich die Bedeutung der Luftrettung, an der außerdem die Bundeswehr, der ADAC und weitere kleinere Betreiber beteiligt waren.[455] Mitte der achtziger Jahre verfügte die Bundesrepublik dann über ein beinahe flächendeckendes Netz an Hubschrauberstationen.[456]

Träger, Modelle, Bürgschaften, Beauftragte
Während die Einrichtung von Rettungsdienstbereichen und die Fahrzeugbeschaffung im Rahmen von Rettungsdienstplänen schon begonnen hatte, arbeiteten die Länder gleichzeitig noch an den gesetzlichen Grundlagen des Rettungsdienstes. Daher bestätigten die Rettungsdienstgesetze, die ab 1974 in Bayern, 1975 in Rheinland-Pfalz, Schleswig-Holstein, Nordrhein-Westfalen und Baden-Württemberg und zum 1. Januar 1976 im Saarland[457] in Kraft traten, die damals schon fast fertig entwickelten Strukturen in Gesetzestexten.[458] Die Hansestädte und Berlin hatten sich zur rechtlichen Ordnung des neuen Rettungsdienstes mit Änderungen ihrer Feuerwehrgesetze begnügt, da der Rettungsdienst ohnehin von den Berufsfeuerwehren dieser Städte durchgeführt wurde. Hessen und Niedersachsen verzichteten auf eine gesetzliche Regelung und erließen bis 1978 Verordnungen.
Wichtige Änderungen traten mit den Rettungsdienstgesetzen kaum mehr ein, da sie weitgehend den Status quo beschrieben. Andererseits gelang jetzt mit der rechtlichen Grundlage die Durchsetzung von Ansprüchen. Rettungsdienst war kodifiziert und damit einklagbar geworden.[459]

---

[453] KRAUSE-WICHMANN, Rettungswesen, S. 467; CURIO, Krankentransport, S. 62; AHNEFELD/ROSSI, Notfallmedizin, S. 126; MÜLLER, Geschichte, S. 280; MARSCHALL, Münster. DICK/SCHÜTTLER, Notfallmedizin, S. 273 nennt außerdem drei weiter Modellversuche während der sechziger Jahre in München, Nürnberg/Erlangen und Mainz.
[454] Es folgten „Christoph 22" in Ulm, „Christoph 2" in Frankfurt und „Christoph 3" in Köln-Longrich, Hannover, Ludwigshafen und „Christoph 6" 1973 in Bremen. Vgl. MÜLLER, Geschichte, S. 309; PRIETZ, Niedersachsen, S. 31; SEFRIN, Notfallmedizin, S. 7; DICK/SCHÜTTLER, Notfallmedizin, S. 273.
[455] SCHIRMER, Hilfe, S. 8; zur DRF ausführlich MÖNCH, Rettungsflugwacht, S. 7; STADT HAMBURG, Rettungsdienst. Seit 1977 war auch der Rettungshubschrauber in der DIN 13230 normiert.
[456] GÖGLER, Rettungswesen, S. 58.
[457] Dies behauptet HAHN, Rettungswesen, S. 25.
[458] Vgl. kritisch SCHULTE, Private, S. 32.
[459] Vgl. exemplarisch die Diskussion bei HAUSNER, Mitwirkung, S. 47ff. Da der Patientenzustand oft keine selbständige Interessenvertretung während der Versorgung erlaubt, und das nötige Fachwissen fehlt, Rettungsdienst außerdem momentan nur nachträglich evaluierbar ist, gestaltet sich die Durchsetzung von Patientenansprüchen in der Regel schwierig.

Die Rettungsdienstgesetze und die vorgenommenen Änderungen an den Feuerwehrgesetzen unterschieden sich in vielen Bereichen nur unwesentlich. In den meisten Fragen orientierten sie sich an dem vom Bund/Länder-Ausschuss „Rettungswesen" vorgelegten Mustergesetzentwurf vom 15. Juni 1972.[460] Lediglich in der Frage der Trägerschaft und der „Beauftragten"[461] wichen die Regelungen vom Muster ab. Insgesamt lässt sich feststellen, dass mit den Gesetzen die Stellung der bisherigen Beauftragten massiv gestärkt wurde. Tauchte schon die Überlegung, andere als die Hilfsorganisationen und Feuerwehren zu beauftragen während der Verhandlungen selten auf, so schlug sich dieser Einfluss endgültig in den Gesetzestexten nieder.[462] Zwei von elf Bundesländern, Hessen und Niedersachsen verzichteten auf eine Organisation des Rettungsdienstes auf dem Wege der Gesetzgebung. Hessen schloss lediglich eine Vereinbarung mit den durchführenden Organisationen.[463] Niedersachsen erließ eine Richtlinie für den Rettungsdienst.[464] Beide Länder verzichteten aber bis in die neunziger Jahre auf eigene Rettungsdienstgesetze.[465]

Die Hansestädte beließen den Feuerwehren den Rettungsdienst, der Krankentransport wurde mit Ausnahme Bremens weitgehend anderen Bewerbern, vor allem den Hilfsorganisationen, offen gehalten.[466]

---

[460] „Muster für ein Ländergesetz über den Rettungsdienst"; HAHN, Rettungswesen, S. 25; vgl. anders die Bewertung der Gesetze als „mehr oder minder" starke Abweichungen vom Mustergesetz bei LIPPERT/WEISSAUER, Rettungswesen, S. 10.

[461] Die mit der Durchführung des Rettungsdienstes Beauftragten. Meint i. A. die Hilfsorganisationen und die Feuerwehren.

[462] Zu den Verhandlungen FIEBIG, Ausbau, S. 3; für die Gesetzesregelung vgl. bw RDG i.d.F. v. 1975 und Bayerisches Gesetz über den Rettungsdienst (Bay RDG). Dabei behielten alle Gesetze die traditionell dominanten Organisationen bei, das heißt in Bayern, Baden-Württemberg, Rheinland-Pfalz und dem Saarland wurden die vier Hilfsorganisationen benannt, allen voran das DRK/BRK. In den Stadtstaaten blieb der Rettungsdienst weitgehend in den Händen der Feuerwehren, Nordrhein-Westfalen und Schleswig-Holstein bestimmten ihrerseits ebenfalls die Feuerwehren und in Einzelfällen die Hilfsorganisationen zu den durchführenden Organisationen. Niedersachsen und Hessen hatten die Dominanz des DRK und der kleineren Hilfsorganisationen auf dem Verordnungswege bekräftigt.

[463] Vereinbarung über den Ausbau und die Durchführung des Krankentransport- und Rettungsdienstes in Hessen vom 10. Februar 1978, in: Lippert/Weissauer, Rettungswesen, S. 194-196.

[464] RL Niedersachsen.

[465] Zu Beginn der 1990er Jahre erließen alle Länder Rettungsdienstgesetze oder ersetzten ihre alten. Niedersachsen schloss ab 1981 eine Vereinbarung nach hessischem Vorbild, ab 1985 begannen erneute Versuche ein Gesetz zu schaffen, was allerdings erst 1992 gelang. Vgl. HAHN, Rettungswesen, S. 25.

[466] Bremen erzwang über die Verordnung von 1952 weiterhin die Beteiligung der Feuerwehr in Hinblick auf öffentliche Notstände (Gasausströmung, Überschwemmung, Explosion, Verkehrsunfälle) und überließ eine eventuelle Beteiligung Anderer der „freien gemeindlichen Entschließung". § 5 Abs. 1+ 2 Verordnung zur Durchführung des Gesetzes über den Feuerschutz im Lande Bremen vom 1. Februar 1952 (Auszug), in: Lippert/Weissauer, Rettungswesen, S. 198; Hamburg überließ es der „zuständigen Behörde (...) geeignete Organisationen" mit den Aufgaben des Rettungsdienstes zu betrauen; vgl. § 17 Abs. 3 FwG Hamburg; ARNOLD, Rettungsdienst, S. 4. Die Notfallrettung war Monopol der Feuerwehr, für den Krankentransport wird aber die Präsenz der vier Hilfsorganisationen erwähnt.; vgl. auch die Einschätzung von BLOOS, Rettungswesen, S. 16, dass den Stadt-

Berlin behielt seine traditionell großzügig gehandhabte Konzessionsvergabe ohne Unterscheidung zwischen den Hilfsorganisationen und Privatunternehmen, vor allem für den Krankentransport, bei.[467] Schleswig-Holstein sah die Tätigkeit von Feuerwehren und Hilfsorganisationen vor, Nordrhein-Westfalen übertrug die Durchführung des Rettungsdienstes als Pflichtaufgabe den Kreisen, erlaubte aber eine Übertragung an die „freiwilligen Hilfsorganisationen" und an „Dritte".[468]
Die südlichen Bundesländer Baden-Württemberg, Bayern, Rheinland-Pfalz und das Saarland lassen sich in Abgrenzung zu den vorhergehenden als die subsidiären Modelle bezeichnen. Ausgehend vom Subsidiaritätsprinzip[469] übertrugen die Länder in ihren Gesetzen die Durchführung des Rettungsdienstes auf die Hilfsorganisationen. Die Trägerschaft behielten aber, in allen Bundesländern mit Ausnahme Baden-Württembergs, die Kreise und kreisfreien Städte.[470] Die Träger waren mit der Übernahme der nicht durch die Beförderungsentgelte gedeckten Kosten des Rettungsdienstes beauftragt, bekamen aber vom Land finanzielle Unterstützung. In Baden-Württemberg wurde die Trägerschaft an die Hilfsorganisationen übergeben, die sogar im Gesetz benannt wurden.[471] Erst wenn ein „öffentliches Bedürfnis" bestand, konnte das dortige Ministerium für Arbeit, Gesundheit und Sozialordnung auch öffentlich-rechtliche Körperschaften einbinden oder mit Anderen, „die im Rettungsdienst tätig sind oder tätig werden wollen" Vereinbarungen abschließen.[472] In dieser Lösung des Zugangs zum Rettungsdienst zeigte sich die teilweise Abweichung vom ursprünglichen Musterentwurf. Dort war es noch dem Rettungsdienstträger freigestellt worden, entweder Sanitätsorganisationen oder private Unternehmer zu beauftragen. Lediglich die ge-

---

staaten die Regelung des Rettungsdienstes über den Wege der Verordnung möglich war, weil die Feuerwehren als öffentliche Einrichtungen mit der Durchführung des Rettungsdienstes betraut waren.

[467] § 1 Abs. 4 Gesetz über den Brandschutz und die Hilfeleistungen bei Notlagen (Feuerwehrgesetz - FwG) in der Fassung vom 26. September 1975 (Auszug), in: Lippert/Weissauer, Rettungswesen, S. 198.

[468] Für Schleswig-Holstein § 2 Abs. 2 Rettungsdienstgesetz vom 24. März 1975 (RDG), in: Ebd., S. 189-191; für Nordrhein-Westfalen § 2 Abs. 3, § 9 Abs. 1 Gesetz über den Rettungsdienst vom 26. November 1974 (RettG), in: Ebd., S. 177-180.

[469] Vgl. Kap. 2.2.

[470] Abs. 3 RL Niedersachsen; GORGASS, Versorgung, S. 99; HAHN, Rettungswesen, S. 25.

[471] Dies waren DRK und Bergwacht Württemberg, ASB, JUH, MHD, DRF, Bergwacht Schwarzwald, DLRG; vgl. § 5 Abs. 1 bw RDG i.d.F. v. 1975. BLOOS, Rettungswesen, S. 41. Entgegen der sonst üblichen Praxis des Subsidiaritätsprinzips, bestand in Baden-Württemberg keine Ausfallsträgerschaft, das heißt eine Übernahmeverpflichtung im Falle eines Rückzuges der Hilfsorganisationen aus dem Rettungsdienst. Im Falle einer nicht bedarfsgerechten Versorgung wären also weder Land noch kreisfreie Städte verpflichtet gewesen, die Aufgabe wahrzunehmen. Damit stand Baden-Württemberg allein. Vgl. Anm. 516.

[472] § 5 Abs. 2 bw RDG i.d.F. v. 1975. Dieser ausschließliche Rückgriff auf die Hilfsorganisationen, im baden-württembergischen Fall war dies das DRK, wurde mit finanziellen Einsparungen durch ehrenamtliche Kräfte begründet. Ein staatlicher Rettungsdienst wäre nicht mit ehrenamtlichem Personal durchführbar, weil „entsprechende Erfahrungen auf dem sozialen und gesundheitspflegerischen Sektor belegten, daß die Bevölkerung zur ehrenamtlichen Mitarbeit an nichtstaatlichen Organisationen eher bereit sei." zit. nach BLOOS, Rettungswesen, S. 37; vgl. auch Ebd., S. 13.

troffenen Vereinbarungen bedurften der Genehmigung der zuständigen Behörde im Landkreis. In der baden-württembergischen Regelung dagegen besaßen die Hilfsorganisationen absolute Priorität.[473]

3.3.4 Verbändeherrschaft?

Betrachtet man die Reorganisation des Rettungswesens ab 1970 und die Erarbeitung der Rettungsdienstgesetze 1971 bis 1975, fällt vor allem die fast identische Umsetzung des Forderungskatalogs auf, wie ihn die Rettungsdienstkongresse von 1966 und 1970, das Fünfzehn-Punkte-Programm, der Vorschlag der Berufsgenossenschaften zur Vereinheitlichung des Rettungswesens und andere vorgelegt hatten.[474] Eine Ursache hierfür mag gewesen sein, dass das Thema weder den Verkehrs- und Gesundheitspolitikern im Bundestag und in den Landtagen, noch den Ministerialbürokratien besonders geläufig war.[475] Dies würde erklären, warum in einem derart hohen Maße auf Experten zurückgegriffen wurde. Diese Fachleute, nach deren Urteil in Anhörungen gefragt wurde, die selbst in Gremien des Bundes und der Länder zum Ausbau des Rettungsdienstes saßen, waren dieselben, die Modelle zur Neuordnung entworfen hatten beziehungsweise, die selbst im Rettungsdienst vertreten waren. Befragt wurden eine spezielle Gruppe von Ärzten, die Notfallmediziner, des weiteren Vertreter der Hilfsorganisationen und Feuerwehren, das heißt die Leistungserbringer, Vertreter der Kranken- und Unfallkassen, der Kommunen, Länder und des Bundes, also die ‚Zahler' von Investitionen beziehungsweise Unterhalt und Beförderungsentgelten.[476] Damit wurde die Ausformung des Rettungsdienstes zwischen den Beteiligten ausgehandelt. Einander entgegen gesetzte politische Positionen mit unterschiedlichen Entwürfen zum Rettungswesen gab es kaum. Dafür war die funktionale Differenzierung der Beteiligten verantwortlich: Die Hilfsorganisationen und Feuerwehren fungierten als Durchführende, ergänzt durch die qualitativ unterschiedliche Tätigkeit der Notärzte. Die Kranken- und Unfallkassen waren für die Bezahlung von Beförde-

---

[473] § 7 Muster-RDG. Ein Alternativvorschlag des Bundesinnenministers vom 15. Januar 1973 hatte die Formulierung durch Eignung und Bereitschaft zur Mitwirkung ergänzt.
[474] Vgl. Tabelle 2; Zu Siegfried Steigers Fünfzehn-Punkte-Programm vgl. Anm. 409; DEUTSCHES ROTES KREUZ, 2. Rettungskongress Resolution; VERSEN, Vorschläge. LICK/SCHLÄFER, Unfallrettung, S. 16 führt weiterhin die Entwürfe des Arbeitskreises der Länderreferenten, der Arbeitsgemeinschaft der Leiter der Berufsfeuerwehren, des Deutschen Feuerwehrverbandes, der Arbeitsgemeinschaft der leitenden Medizinalbeamten und das baden-württembergische Landesprogramm Rettungsdienst 1970 auf.
[475] Die wichtigsten Adressaten von Einflüssen sind die Ministerialbürokratien und die Verwaltungen und nicht die Politiker selbst, vgl. SCHÄFERS, Sozialstruktur, S. 99.
[476] GÖGLER, Rettungswesen, S. 58; AHNEFELD, Lebensretter, S. 27. Dieser „Club des Rettungsdienstes" deutete sich schon 1967 bei der Vorbereitung der Rettungswagennorm DIN 75080 an, als Repräsentanten der Bundesärztekammer und Ärzte wie Friedrich Wilhelm Ahnefeld, Eberhard Gögler, Engelbert Friedhoff mit Vertretern des Bundesgesundheitsministeriums, des DRK, der ÖTV sowie der Fahrzeugindustrie und des Deutschen Normenausschusses an einem Tisch gesessen hatten und sich unter anderem auf die Bezeichnung des Fahrzeuges als „Rettungswagen" geeinigt hatten.

rungsentgelten zuständig, die Kommunen sollten die Trägerschaft übernehmen. Den Ländern oblagen die gesetzliche Festlegung und die Bereitstellung von Geldern für die Investitionen. Der Bund koordinierte die Leistungen und sollte ein Berufsbild schaffen.

Bei dieser Aufteilung der Funktionen existierten keine konkurrierenden Modelle für eine Reorganisation des Rettungswesens. Abweichungen in den Positionen waren zwar vorhanden, stellten aber nicht die Beteiligung einer Gruppe in Frage. Auch die Rollen, die alle am Rettungsdienst Beteiligten zu spielen gedachten, wurden akzeptiert. Diese Alternativlosigkeit beruhte auf der starken, ja exklusiven Rolle der vertretenen Experten, insbesondere der Ärzte und der Hilfsorganisationen. Modelle aus dem Ausland galten als nicht übertragbar.[477] Optionen, die die ärztliche Stellung oder die der Hilfsorganisationen in Frage gestellt hätten, wurden nicht diskutiert oder schnell verworfen.

Ein Paramedic-gestütztes System von nichtärztlichen, hauptberuflichen Sanitätern, die mit umfangreichen weitgehend standardisierten Maßnahmen ausgestattet waren, war von ärztlicher Seite vehement abgelehnt worden.[478] Auch eine Verstaatlichung oder Öffnung des Rettungsdienstes für private Mitbewerber fand keine Mehrheit, weil die Hilfsorganisationen sich stark wehrten und die Bereitschaft der Länder zudem gering war.[479] Die privaten Fuhrunternehmer, die den Krankentransport bis da-

---

[477] Dabei waren vor allem die sozialistischen Länder Vorreiter: Sefrna, B.: Der Prager Rettungsdienst. Organisation und Aufgaben, in: Der Anästhesist, 17. Jg., 1968, H. 4, S. 126-130; Bencze, Ungarn. Ansätze für Notarztmodelle existierten auch in der DDR; vgl. Röse, W.: Acht Jahre „Schnelle Hilfe" Magdeburg. Zur Organisation ärztlicher Ersthilfe bei akuten Notfällen, in: Der Anästhesist, 18. Jg., 1969, H. 1, S. 1-5. Die westeuropäischen Länder waren unterschiedlich weit im Ausbau ihres Rettungswesens fortgeschritten. Dänemark hatte mit dem Falckschen Rettungskorps eine besondere Mischform aus Feuerwehr, Rettungsdienst, technischer und Verkehrshilfe. Vgl. Anm. 78; Österreich war in weiten Teilen mit Deutschland vergleichbar, dazu Bergmann, H.: Die Organisation des Rettungswesens in Österreich, in: Mitteilungen Nr. 1 der Arbeitsgemeinschaft der Rettungsärzte. Beilage zu Der Anästhesist, 18. Jg., 1969, H. 3, S. 6-9.

[478] Der Paramedic ist ein nichtärztlicher Rettungsmitarbeiter, der eine ‚ambulance' besetzt. Das in den USA bestehende Paramedic-System kennt keine ärztliche präklinische Tätigkeit. Laut Safar, P.: Aufbau einer Rettungskette und eines Rettungsdienstes - eine persönliche Geschichte, in: Ders./Ahnefeld/Brandt, Notfallmedizin, S. 47-54, S. 48 ist das auf medizinische Algorithmen ausgerichtete Paramedic-System beim plötzlichen Herztod, ein Notarztsystem bei der Traumabehandlung leistungsfähiger; vgl. auch Ahnefeld, Notfallmedizin und Rettungsdienst, S. 8; Larkin, paramedical professions, S. 1330. Die Vernachlässigung des Paramedic-Systems als diskussionswürdige Alternative kritisiert Brinkmann, Wohlfahrt, S. 28ff.

[479] Vgl. anders Hahn, Rettungswesen, S. 82. Eine Verstaatlichung hatten lediglich die Autoren der Artikel Stern, Deutschlands Straßen und Spiegel, Unfall, S. 66 in ihrem Bericht zum Rettungsdienst ins Gespräch gebracht. Sie stützten sich auf den Vorschlag des Chirurgen Kurt Herzog. Vgl. zur Kritik an den Hilfsorganisationen Herzog, K.: Unfallrettung ohne System, in: Die Zeit vom 26.12.1969, S. 46; Ders., Chirurgie. In den Expertenkreisen fand diese Position keine Mehrheit. Wolfgang Herzogs Kritik an den Hilfsorganisationen und ihrer mangelnden Kooperationsbereitschaft, die Hahn als Befürwortung einer Verstaatlichung wertet, gehörte vielmehr zum ‚Kanon' der Mängel, der gebetsmühlenartig von den Notfallmedizinern wiederholt wurde. Dahinter verbarg sich auch der Versuch, Dachorganisationen unter ärztlicher Führung aufzubauen. Vgl. die Beiträge in den Mitteilungen Nr. 1/1969 und 2/1970 der Arbeitsgemeinschaft der Rettungsärzte als Beilage

hin noch geprägt hatten, waren die klaren Verlierer im neuen „Rettungsdienst". Diese medizinisch hoch anspruchsvolle Tätigkeit war mit massiven Investitionen in Material und Ausbildung des Personals verbunden. Vorhandene Privatanbieter schieden deshalb relativ schnell aus oder konzentrierten sich auf den Rettungsdienst, dabei speziell den Krankentransport, als Kernsegment.[480] Erst ab den achtziger Jahren kamen wieder verstärkt Privatanbieter in den Rettungsdienst, diesmal aber nicht mehr der Typ des Fuhrunternehmers, sondern der hoch spezialisierte Krankentransporteur. Bis dahin sollten auch Lobbys der privaten Rettungsdienstbetreiber den Einfluss dieser Gruppe bei politischen Entscheidungen sichern.[481] In den siebziger Jahren waren die Hilfsorganisationen aber noch stark genug, die Berücksichtigung der ‚Privaten' zu verhindern.

Diese Art der Einbindung von „intermediären Instanzen" stellte in der Gesundheitspolitik der Bundesrepublik keinen Sonderfall, sondern die Regel dar.[482] Äußerte sich in den Verhandlungen zur Neuordnung des Rettungswesens also eine Herrschaft der Verbände, wie sie schon 1955 Theodor Eschenburg in düsteren Farben gezeichnet hatte?[483] War die Staatsgewalt auf Interessenvertreter übergegangen, weil nicht mehr der Inhaber der Staatsgewalt Politik durchsetzte, sondern diese mit gesellschaftlichen Organisationen aushandelte?[484]
Eine Herrschaft der Verbände kann für den Rettungsdienst verneint werden. Gerade die von Einsparungen geprägten Jahre nach der Reform sollten zeigen, wie gering der Einfluss der Experten sein konnte, wenn übergeordnete Interessen, in diesem Fall finanzieller Art, berührt schienen. Auch ist in dem Aushandlungsprozess zwischen Experten-Lobbyisten die Staatsgewalt der Politik nicht komplett aus den Händen geglitten. Allerdings wurde bereits mit der Berufung der Experten ihr Handlungsspielraum bei der Reorganisation des Rettungswesens eingeschränkt. Daher trifft für den Rettungsdienst zu, was Axel Murswieck mit kritischem Blick auf die Ärzteschaft formuliert hat:

---

der Zeitschrift „Der Anästhesist".
[480] Vgl. exemplarisch STUMPF, L.: Koexistenz unmöglich? Über die Probleme eines privaten Krankentransportunternehmers, in: Der Rettungssanitäter, 7. Jg., 1984, H. 3, S. 113-117; FRERICHS, Friesland.
[481] Vgl. Kapitel 4.2.
[482] SÜSS, Gesundheitspolitik, S. 61.
[483] MORSEY, Bundesrepublik, S. 199f, der dies verneint. Die personelle Verflechtung zwischen der Bonner Ministerialbürokratie und „gesellschaftlichen Gruppeninteressen" 1949-1984 hat BENZNER, B.: Ministerialbürokratie und Interessengruppen. Eine empirische Analyse der personellen Verflechtung zwischen bundesstaatlicher Ministerialorganisation und gesellschaftlichen Gruppeninteressen in der Bundesrepublik Deutschland im Zeitraum 1949-1984, Baden-Baden 1989 untersucht. Zum Stand der Forschung RÖDDER, Bundesrepublik, S. 157ff.
[484] REINHARD, Staatsgewalt, S. 518; vgl. auch die Andeutung bei DIETZ, H.: Die Rettungsdienste können wirtschaftlicher arbeiten, in: Der Städtetag. Zeitschrift für kommunale Politik und Praxis, 34. Jg., 1981, H. 9, S. 579-582, S. 579.

"Seitdem Ärzte bei der Formulierung politischer Ziele darüber mitentschieden, was Inhalt der Politik sein sollte (und was nicht), waren der autonomen Definition gesundheitspolitischer Ziele durch das politisch-administrative System enge Grenzen gesetzt."[485]

Dabei darf die Geschwindigkeit, mit der die Reorganisation begonnen und organisiert wurde, nicht unterschätzt werden. Der Druck, schnell zu handeln, um dem diagnostizierten „Rettungsnotstand" entgegenzutreten, war sehr groß.[486] Seit 1970 hatte das DRK in seiner Resolution zum Rettungskongress von 1970 Gelder geradezu erpresst, die für den Ausbau nötig waren, indem es mit einer Beschränkung des Rettungsdienstes auf ein „Maß, in dem eine Finanzierung möglich sei" drohte, sollte innerhalb von sechs Monaten keine konkrete Zusage vorliegen.[487] Dies wäre einem Ausstieg des DRK aus dem Rettungsdienst und dessen Zusammenbruch gleichgekommen.

Eine schnelle Festlegung mit den bestehenden Akteuren erschien vielen als der einzig gangbare Weg zu einem leistungsfähigen Rettungswesen. Durch die schnelle Einrichtung von Gremien mit ausgesuchten Fachleuten und deren Doppelstatus als Berater und Lobbyisten waren der Diskussionsprozess stark verkürzt und die Handlungsfähigkeit der Bundes- und Länderregierungen reduziert, weil nur über die Ausgestaltung **eines** Rettungsdienst-Organisationsmodells diskutiert wurde. Eines der wichtigsten Probleme, die Ausbildung des Personals, blieb dabei ungelöst.

3.4 Epilog und Präludium: Das ungelöste Problem der Ausbildung

Seit Mitte der sechziger Jahre wurde ein Berufsbild für Krankentransport und Unfallrettung gefordert, um die Tätigkeit sozial abzusichern und Mindestqualifikationen festlegen zu können.[488] 1973 lag dann bereits ein Gesetzentwurf zum Berufsbild „Rettungssanitäter" vor. Er umfasste zwar nur eine zwei- und keine dreijährige Ausbildung und war auch hinsichtlich des Status als Assistenztätigkeit des Arztes umstritten, entsprach aber dennoch den Forderungen nach einem Ausbildungsberuf für den Rettungsdienst.[489] Allerdings trat dieser Entwurf nie als Gesetz in Kraft, weil die Umsetzung eines solchen Berufsbildes den Staat und die Hilfsorganisationen viel

---

[485] MURSWIECK, A.: Politische Steuerung des Gesundheitswesens, in: Beyme, K./Schmidt, M. G.: Politik in der Bundesrepublik, Opladen 1990, S. 173, zit. nach SÜSS, Gesundheitspolitik, S. 93.
[486] Die Wahrnehmung der gesundheitlichen Probleme als Probleme der Unterversorgung ist kein spezifisches Phänomen des Rettungsdienstes, sondern kann in eine „von Ärzten verursachte Leistungsexpansion im Gesundheitswesen in ein[em] Klima staatlich initiierter Leistungsvermehrung eingebunden" werden. Zit. nach SÜSS, Gesundheitspolitik, S. 92.
[487] DEUTSCHES ROTES KREUZ, 2. Rettungskongress Resolution, S. 3; HAHN, Rettungswesen, S. 80 verzichtet auf eine Bewertung dieser Drohung. Der DRK-Landesverband Baden-Württemberg, mit über neunzig Prozent des Rettungsdienstes dem Monopol sehr nahe, wiederholte 1971 diese Drohung und erzwang dadurch mehr Gelder vom Land. Vgl. „Rotes Kreuz droht mit Ende des Rettungsdienstes", in: Stuttgarter Zeitung vom 27.8.71, zit. nach BLOOS, Rettungswesen, S. 40.
[488] GORGASS, Versorgung, S. 99.
[489] DEUTSCHES ROTES KREUZ, 3. Rettungskongress Resolution, S. 7.

Geld gekostet, den Rettungsdienst massiv verteuert und den Rückzug des ehrenamtlichen Personals zementiert hätte.[490] Die Belastungen für die Länder waren aber schon mit der Umsetzung des Ausbaus stark angestiegen.[491]

Während die meisten ihrer Ärzte und das hauptamtliche Personal für das Berufsbild eintraten, weil sie die Qualitätssteigerung und die soziale Absicherung erwarteten, hielten sich die Führungen der Hilfsorganisationen mehr und mehr bedeckt oder setzten sich offen gegen diese Lösung ein, als klar wurde, dass mit diesem eine ein- oder sogar zweijährige Ausbildung einhergehen würden, die zwar eine Qualitätssteigerung erhoffen ließ, aber Kosten erhöhen und das ehrenamtliche Element in Frage stellen würde.[492] Denn eine derart lange Ausbildung war bei Berufstätigkeit kaum zu verwirklichen. Außerdem wurde angeführt, die Länge der Ausbildung sei überzogen, weil nur dreißig Prozent der Einsätze Rettungs-, der Rest aber unproblematische Krankentransporte seien. In letzterem sei ein voll ausgebildeter Sanitäter überhaupt nicht nötig. Vielmehr wären Kurzlehrgänge zum „Transportsanitäter" mit 120 Stunden Theorie und 120 Stunden Praxis schon länger eingerichtet und hätten gute Erfahrungen gebracht.[493]

Als die Björn-Steiger-Stiftung im Februar 1976 noch symbolisch die zweijährige Ausbildung eines DRK-Rettungssanitäters mit 50.000 DM finanzierte, war die Verwirklichung des Berufsbildes schon in weite Ferne gerückt.[494] Einzelne Länder finanzierten relativ unkoordiniert Ausbildungen, die noch nicht standardisiert waren, schlugen aber gleichzeitig den Hilfsorganisationen den verstärkten Einsatz von Ehrenamtlichen und Zivildienstleistenden vor.[495]

---

[490] BLOOS, Rettungswesen, S. 23. Der Anlass für die Nicht-Verabschiedung des bereits vorliegenden Gesetzentwurfes war der Wechsel des Bundestages nach den Wahlen von 1974. Im alten, siebten Bundestag wurde das Gesetz nicht mehr verabschiedet, im achten nicht mehr vorgelegt.
[491] Die Kosten für den Ausbau detailliert bei HAHN, Rettungswesen, S. 46ff.
[492] Gorgaß, B.: Zur Aus- und Fortbildung von Rettungssanitätern. Fünf Fragen - oder die Suche nach Antworten, in: Der Rettungssanitäter, 6. Jg., 1983, H. 1, S. 6-14, S. 11; JORDAN/ZAWADZKY, Dem Schwachen hilf, S. 78; WERMKE, Werden, S. 77. LICK/SCHLÄFER, Unfallrettung, S. 28 erwähnt einen Entwurf der Bundesregierung einer dreijährigen Ausbildung. HAHN, Rettungswesen, S. 57 hat bereits auf die zwiespältige Rolle des DRK bei der Reorganisation des Rettungswesens hingewiesen. Die Ablehnung des Gesetzespakets durch ASB, JUH, MHD bei MÜLLER, Geschichte, S. 303. Vgl. auch die für alle Hilfsorganisationen Anfang der 1980er Jahre gültige Position bei NOWAK, M.: Ausbildung der Rettungssanitäter, in: Der Rettungssanitäter, 2. Jg., 1980, H. 12, S. 22-25, S. 22. Mario Nowak war Abteilungsleiter im Generalsekretariat des MHD.
[493] JORDAN/ZAWADZKY, Dem Schwachen hilf, S. 75ff. Die JUH begann 1971 die Ausbildung von Transportsanitätern in Kursen mit 120 Stunden theoretischem Unterricht, denen zwei Wochen Praktikum im Krankenhaus und eine Woche Rettungswachenpraktikum folgten. LICK/SCHLÄFER, Unfallrettung, S. 28 geht von einem sechsmonatigen Kurs aus, ohne Stundenzahlen zu nennen.
[494] BJÖRN-STEIGER-STIFTUNG E.V., Homepage. Die reinen Ausbildungskosten wurden vom DRK mit 5000 DM für zwei Jahre angegeben. Es ist davon auszugehen, dass die Stiftung auch die Verdienstausfälle des hauptamtlichen Personals trug; die Kosten der Ausbildung sind zu finden im MFAGUS, Rettungsdienstplan Ba-Wü 1975, S. 56.
[495] MFAGUS, Rettungsdienstplan Ba-Wü 1975, S. 56; BLOOS, Rettungswesen, S. 70f; HAHN, Rettungswesen, S. 47. Die Zivildienstleistenden werden in Kapitel 4.3.2 betrachtet.

3.4.1 Der Kompromiss von 1977

Da sich ab 1976 keine gesetzliche Regelung in naher Zukunft andeutete, legte der Bund-Länder-Ausschuss „Rettungswesen" zumindest „Grundsätze für die Ausbildung von Rettungssanitätern" vor, die die Mindestqualifikationen für das Personal festlegten. Somit sollte zumindest das Funktionieren des Rettungsdienstes in den Leitstellen, bei der Notarztassistenz und der selbständigen Tätigkeit beim Patient in Hinblick auf die Qualifikation des nichtärztlichen Personals garantiert werden. Die Hilfsorganisationen, die an der Ausarbeitung der Grundsätze nicht mehr beteiligt worden waren, reagierten abweisend und verhandelten noch ein Jahr mit dem Bund/Länder-Ausschuss, bis 1977 ein 520-Stunden-Mindestausbildungsprogramm für Rettungssanitäter herausgegeben wurde. Die Ausbildungsrichtlinien bestätigten zumindest die in Teilen begonnene Ausbildung des Personals durch die Hilfsorganisationen. Diese hatten in Erwartung des Berufsbildes bis 1974 bereits Transport- und Rettungssanitäter in eigenen Lehrgängen ausgebildet, denen allerdings noch die staatliche Anerkennung fehlte. Allerdings unterschieden sich die Kurse damals noch aufgrund der fehlenden Normierung in Umfang und Inhalt.[496]

Die 520 Ausbildungsstunden teilten sich in je 160 Stunden theoretische Ausbildung, 160 Stunden klinische Ausbildung, 160 Stunden Rettungswachenpraktikum und einen Abschlussprüfungslehrgang von 40 Stunden Dauer. Die Prüfungen wurden, wenn sie staatlich anerkannt oder durchgeführt wurden, von allen Bundesländern anerkannt. Der Lehrplan war aufgrund der geringen Dauer des Kurses auf ein oberflächliches Wissen in Anatomie, Physiologie und Krankheitslehre ausgerichtet. Der Schwerpunkt lag dabei auf den zwei großen Themenkomplexen der chirurgischen und internistischen Notfallmedizin und der Wiederbelebung.[497] Ein Jahr später folgte dann auch das erste Lehrbuch zum Rettungsdienst.[498]

Damit war eine erste Standardisierung im Bereich der Ausbildung des Personals erreicht, die die nächsten fünfzehn Jahre dominant bleiben sollte.[499] Sie stellte ein Kompromissmodell zwischen überfälliger Festlegung der Ausbildung und der unter finanziellen Zwängen gestiegenen Bedeutung der ehrenamtlichen Mitarbeiter dar. Die 520-Stunden-Ausbildung konnte vergleichsweise zügig absolviert werden und ließ sich auch neben anderer beruflicher Tätigkeit noch durchführen. Damit waren Berufsbild und Ausbildungsrichtlinien getrennt.[500] Das Scheitern des Gesetzes über das Berufsbild „Rettungssanitäter" und der Kompromisscharakter der 520-Stunden-Ausbildung konnte daher als ein Entgegenkommen gegenüber der ehrenamtlichen Tätigkeit gewertet werden.

---

[496] Abs. 10 RL Niedersachsen.
[497] MÜLLER, Handbuch, Kap. 9.6, S.1.
[498] BAUSE, J./HERBST, H.: Der Rettungssanitäter. Ein Leitfaden, Stuttgart 1978.
[499] Die Ausbildung von Rettungsassistenten schlossen die Ersten nach Einführung des Berufsbildes 1989 erst 1991/92 ab.
[500] SEFRIN, P.: Erfahrungen in der klinischen Ausbildung von Rettungssanitätern, in: Biese, A. F./Lüttgen, R. (Hrsg.): Handbuch des Rettungswesens, Ergänzung 3/77 C 25, Hagen 1977, S. 1-4, S. 1ff; GORGASS, Aus- und Fortbildung, S. 6ff; MÜLLER, Geschichte, S. 325; HAHN, Rettungswesen, S. 34f; FEUERWEHR HANNOVER, Rettungsdienst.

Die Jahre von 1977 bis 1983 können daher als die Renaissance des Ehrenamts im Rettungsdienst gesehen werden. Zwar waren sie nie verdrängt worden, aber die Professionalisierungsbestrebungen zwischen 1966 und 1975 hatten ihren dominanten Platz in Frage gestellt. Vor allem die ärztlichen Pioniere hatten immer wieder die Qualifikationssteigerung im Rettungsdienst angemahnt, die sie durch eine längere Ausbildung und mit hauptberuflichem Personal zu erreichen gedachten.[501]

Solange aber die Hilfsorganisationen einer Professionalisierung aus Kostengründen und Selbstverständnis Widerstand leisteten und staatliche Stellen in Zeiten sinkender Einnahmen besonders sensibel auf finanzielle Argumente reagierten, blieb das Berufsbild ein fernes Ziel. Der radikale Wandel war im Bereich des Personals gescheitert. Die Kräfte des Beharrens hatten sich durchgesetzt.

---

[501] GORGASS, Versorgung, S. 102; MÜLLER, Geschichte, S. 349.

4 Beharren und Verändern (1975-1989)

Am Anfang der achtziger Jahre des zwanzigsten Jahrhunderts bestand eine zeitweilig paradoxe Situation. Je nach Standpunkt des Betrachters präsentierte sich der Rettungsdienst entweder als ein nicht mehr zu finanzierendes System, das kurz vor dem Zusammenbruch stand, oder als das beste System der Welt, bei dem noch „hier und da" Lücken bestanden.[502] Wie auch die Einschätzung ausfiel, die Mängel des Systems waren mehr oder weniger offensichtlich, obwohl der Rettungsdienst weitaus besser als jegliche Notfallrettung vorher funktionierte.[503]

Nach der Regelung des Rettungsdienstes bestanden drei Probleme fort, die den Rettungsdienst in den achtziger Jahren schwer belasten sollten. Sie sind in diesem Kapitel Gegenstand der Untersuchung: Erstens war dies die Finanzierung des Rettungsdienstes, die bald wieder Probleme aufwarf. Zweitens stand weiterhin das Problem eines Berufsbildes „Rettungssanitäter" und drittens hatten die Ländergesetze in Hinblick auf Privatunternehmer im Rettungsdienst mehr Probleme aufgeworfen als geregelt, weil jene, die Hilfsorganisationen und die Feuerwehren ungleich behandelt wurden.

4.1 Das Ende des Ausbaus, Anfang des Abbaus?

Das Problem der Finanzierung des Rettungsdienstes stellte sich, nach Bundesländern unterschiedlich stark, als gravierend heraus. Wie andere Gesundheitsleistungen war er im Rahmen des Sozialstaatsausbaus der frühen 1970er Jahre auf der Grundlage und aus Hochrechnungen der „Boomjahre" finanziert worden.[504] Die wirtschaftliche Prosperität zur Zeit der Großen Koalition und die daraus entstandene gute Haushaltslage hatten günstige Bedingungen für den kostspieligen Ausbau sozialer Dienstleistungen, wie sie unter anderem das Rettungswesen darstellte, geschaffen.[505] Als

---

[502] HAUFF, V.: Gelungene Solidargemeinschaft. Das Rettungswesen verpflichtet jeden Einzelnen, in: Sozialdemokratischer Pressedienst vom 28.04.1982, S. 4, S. 4; AHNEFELD, F. W./MEHRKENS, H.: Es ist noch nicht alles Gold was glänzt. Wo steht der Rettungsdienst heute, in: Der Rettungssanitäter, 6. Jg., 1983, H. 1, S. 15-17, S. 18; DERS., Notfallmedizin und Rettungsdienst, S. 6; vgl. kritisch DEUTSCHES ROTES KREUZ (HRSG.): 6. Rettungskongreß des Deutschen Roten Kreuzes. Analysen, Berichte, Ergebnisse, Bonn 1986, S. 130; vor allem aber BRINKMANN, Wohlfahrt, S. 1.

[503] AHNEFELD, MEHRKENS, Gold, S. 15ff; diese positive Entwicklung geht bei Hahns sehr kritischer Einschätzung des Zustandes des Rettungsdienstes völlig verloren. Eine Verbesserung der Versorgung schlug sich auch in den sinkenden Todesraten der Unfallstatistiken nieder, vgl. HAHN, Rettungswesen, S. 76.

[504] Ebenso BRINKMANN, Wohlfahrt, S. 59. Davor warnte bereits GLADEN, A.: Geschichte der Sozialpolitik in Deutschland. Eine Analyse ihrer Bedingungen, Formen, Zielsetzungen und Auswirkungen, Wiesbaden 1974, S. 121; der zitierte Begriff aus DANNENBAUM/KIENZLE/KIRSCH, Krise. Zur Gesundheitspolitik während des Ausbaus des Sozialstaates vgl. SÜSS, Gesundheitspolitik, S. 92.

[505] THRÄNHARDT, Bundesrepublik, S. 167ff; GÖRTEMAKER, Bundesrepublik, S. 437ff. Historisch gesehen waren die Jahre 1969-1973/74 vom Ausbau des Sozialstaates gekennzeichnet. Vor allem Gesundheitsleistungen wurden in diesem Zeitraum stark ausgeweitet, zudem ein Großteil der Bevöl-

die wirtschaftliche Entwicklung und die Steuereinnahmen in der Ölkrise 1973 einbrachen, fehlten dafür ab 1974/75 in der mittelfristigen Finanzplanung der Länder die Gelder.[506]

Konnte der Bürger noch 1974 „mit Recht erwarten [Hervorhebung N.K.], daß der Staat ihm einen mit den maximalen Möglichkeiten ausgestatteten Notfalldienst zur Verfügung stellt", so musste in der zweiten Hälfte des Jahrzehnts jede Reform zuerst einmal finanzierbar sein, bevor sie realisierbar wurde.[507]

In den Jahren 1977 bis circa 1983 wurde im Rettungsdienst teilweise stark gekürzt.[508] Die Länder versuchten die hohen Folgekosten zu begrenzen, die der Ausbau des Rettungsdienstes zu einem vierundzwanzig Stunden erreichbaren, medizinischen Hilfsdienst, wie er in den Jahren 1970 bis 1975 konzipiert wurde, erforderte. Dies hofften sie zum einen dadurch zu erreichen, dass sie Einsparungen bei den Hilfsorganisationen forderten, zum anderen, indem sie die Investitionen immer weiter reduzierten. Somit fand der Ausbau nach einer Zeit des starken Wachstums bereits 1976 sein Ende.[509] Von da an zeigten sich seitens der Länder Tendenzen den Rettungsdienst auf seinen minimalen Finanzbedarf zu testen. Rettungsfahrzeuge wurden kaum mehr angeschafft, der Bau von Wachen eingeschränkt. In einzelnen Bundesländern wurde die Zahl der Rettungswachen und Rettungswagen im Vergleich zu 1975 wieder vermindert.[510]

Bis zu den Rettungsdienstgesetzen schienen die Weichen auf einen stetigen Ausbau der rettungsdienstlichen Infrastruktur gestellt zu sein, die als teure, aber notwendige Garantin der täglichen „Daseinsvorsorge" galt. Nach 1975 aber war die „ökonomi-

---

kerung in die Gesetzliche Krankenversicherung aufgenommen, nachdem diese in den fünfziger Jahren weitgehend zugunsten der Alterssicherung zurückgestellt worden waren. Dazu ausführlich SIMON, M.: Das Gesundheitssystem in Deutschland. Eine Einführung in Struktur und Funktionsweise, Göttingen et al. 2005, S. 28ff; vgl. auch MORSEY, Bundesrepublik, S. 104, S. 207.

[506] Zur Entwicklung im Rettungsdienst ausführlich HAHN, Rettungswesen, S. 46ff; zur Ölkrise RÖDDER, Bundesrepublik S. 14. Die siebziger Jahre werden häufig als Krisenjahrzehnt bezeichnet. Dahingegen hat Werner Bührer bei DANNENBAUM/KIENZLE/KIRSCH, Krise vorgeschlagen, die vor dem Hintergrund des Booms als Krise wahrgenommene Periode nach 1973 in einer längeren historischen Perspektive eher als eine „Rückkehr zur Normalität" zu begreifen. Dagegen meint REINHARD, Staatsgewalt, S. 517 in seiner ‚Globalperspektive' bereits den „Zerfall des Sozialstaates (…) seit den 1970er Jahren" zu erkennen.

[507] Zit. nach SEEFELD, Streitereien, S. 7. REINHARD, Staatsgewalt, S. 517 sieht als eine der Ursachen für die „chronische Finanzklemme (…) die staatliche Mißwirtschaft infolge der Parteien- und Interessengruppendemokratie" an. vgl. auch HAHN, Rettungswesen, S. 86.

[508] Als Antwort auf die „Kostenexplosion" begann die „Kostendämpfung im Gesundheitswesen" sich auch auf den Rettungsdienst auszuwirken. Die Kürzungen betrafen aber in gleichem Maße die Investitionen, die von den Haushalten der Innenministerien finanziert wurden. Zur Kostendämpfung im Gesundheitswesen vgl. SIMON, Gesundheitssystem, S. 32ff. Die Finanzierung des Rettungsdienstes am Beispiel Schleswig-Holstein bei HAHN, Rettungswesen, S. 43ff.

[509] Ebd., S. 86.

[510] Vgl. Ebd., S. 84; nach dem baden-württembergischen Rettungsdienstgesetz war eine Förderung von Investitionen im Rettungsdienst von bis zu 75% durch das Land möglich, das aber nur noch 30% zur Verfügung stellte. Vgl. BLOOS, Rettungswesen, S. 44.

sche Verteilungsgrenze im Gesundheitswesen" erreicht.[511] Der Ausbau vom Anfang des Jahrzehnts erschien jetzt verstärkt als eine unkontrollierte Umsetzung von Ideen, ohne deren Finanzierbarkeit oder ihren tatsächlichen Nutzen im Voraus getestet zu haben. Im Zuge von Sparmaßnahmen wurde der Rettungsdienst jetzt nachträglich auf seine Kosten, seinen volkswirtschaftlichen Nutzen und seine medizinische Effizienz untersucht.[512]

Anfang der achtziger Jahre waren die jährlichen Betriebskosten für den Rettungsdienst in der Bundesrepublik bei circa achthundert Millionen DM angekommen. Den größten Posten bildeten mit knapp fünfhundert Millionen DM die Personalkosten.[513] Zusätzlich zu den Betriebskosten kamen noch jährliche Investitionskosten in Höhe von ungefähr einem Fünftel der Betriebskosten, also hundertsechzig Millionen DM. Dabei war trotz der Ausgaben der gewünschte Ausbaustand noch immer nicht erreicht.[514] Zwar waren die Todeszahlen im Straßenverkehr gesunken und die meisten Gebiete in Rettungsdienstbereiche gegliedert, aber Defizite im Bereich der Personalausbildung und die steigenden Kosten für die Anschaffung von Rettungswagen ließen weitere Ausgabensteigerungen erwarten.[515] Die finanziellen Probleme trafen dabei vor allem die Länder, die ihr System auf Hilfsorganisationen gestützt hatten. Bei ASB, DRK, JUH und MHD hatten die wenigsten den 520-Stunden-Lehrgang

---

[511] SEIDLER/LEVEN, Geschichte, S. 263.
[512] Zum Gutachten der Frankfurter Wirtschaftsberatungsfirma WIBERA AG von 1975 HAHN, Rettungswesen, S. 46; DIETZ, wirtschaftlicher arbeiten, S. 579; HAUFF, Solidargemeinschaft, S. 4; RIEDIGER, G.: Zu den Wirkungen des Rettungsdienstes, in: Der Rettungssanitäter, 6. Jg., 1983, H. 5, S. 217-222, S. 221f.; o. A., Bericht, S. 323. Vgl. allgemein zur Notwendigkeit von Statistik und mathematischer Kalkulation im modernen Sozialstaat die gelungene Analyse bei RAPHAEL, Verwissenschaftlichung, S. 172f. Eine herausragende Rolle nahm dabei die Bundesanstalt für Straßenwesen (BASt) ein, die bis 1993 bereits 33 Berichte zum Rettungswesen veröffentlichte. Gegen die Sparvorschläge- und maßnahmen von Seiten der Ökonomen wandten sich neben den Hilfsorganisationen auch die Ärzte. So formulierte Ahnefeld stellvertretend für viele seiner Kollegen: „Die Ergebnisse von Kostennutzenanalysen sind immer mit großer Zurückhaltung anzusehen. Es handelt sich hier nicht um Produktionsbetriebe, sondern der Rettungsdienst muß als eine humanitäre Aufgabe angesehen werden. Diese Fakten müssen bei allen Betrachtungen über Kosten und die Effizienz der Rettungsdienste Berücksichtigung finden." Zit. nach AHNEFELD/ROSSI, Notfallmedizin, S. 130.
[513] GELINSKI, H./GORGASS, B.: Zur Neuvorlage eines Gesetzes über den Beruf des Rettungssanitäters, in: Der Rettungssanitäter, 6. Jg., 1983, H. 6, S. 254-256, S. 255; DIETZ, wirtschaftlicher arbeiten, S. 579 nennt für 1981 1,2 bis 1,5 Mio. DM pro 100.000 Einwohner, was 720-900 Mio. DM entspricht. Er geht von 70-80% Personalkosten bei den Gesamtbetriebskosten aus. Ebenso MÜLLER, Dienst, S. 70.
[514] Das Beispiel des Rettungsdienstes in der sehr ländlichen Schwarzwaldregion Kinzigtal, der erst ab 1976 eingerichtet wurde, legt nahe, dass der Ausbau in weiten Bereichen ein Aufbau war. Bis dahin hatten die DRK Ortsvereine des Tals eigenverantwortlich Transporte durchgeführt. Im Notfall fuhren dort KTW mit ehrenamtlichen Sanitätern. ARNOLD, Rettungsdienst, S. 117.
[515] Laut DIETZ, wirtschaftlicher arbeiten, S. 579 kostete ein RTW mit kompletter Ausstattung 1973 25.000 DM, 1979 bereits 75.000 DM, und 1981 100.000 DM. Andere Quellen gehen bereits Mitte der sechziger von einem Anschaffungspreis von 45.000 DM aus. Für einen NAW musste man 1972 70.000 DM bezahlen; vgl. FEUERWEHR BREMERHAVEN, Rettungsdienst.

zum Rettungssanitäter absolviert, die meisten besaßen nur eine dem Transportsanitäter oder Sanitäter entsprechende Ausbildung. Diese mussten nun verstärkt ausgebildet werden, was die Kosten noch einmal steigen ließ.[516] Dahingegen waren die Ausgaben für den Rettungsdienst in den Ländern, in denen ihn die Feuerwehr durchführte, schon im Feuerwehrbudget erfasst. Für die Stadtstaaten, die sich einen rein feuerwehrgestützten Rettungsdienst aufgrund ihrer Bevölkerungsverteilung leisten konnten, ergaben sich wenige Änderungen. Länder wie Nordrhein-Westfalen oder Schleswig-Holstein, deren Rettungsdienst in den Städten den Feuerwehren übertragen war, auf dem Land oft in den Händen der Kommunen oder der Hilfsorganisationen lag, hatten dort mit erhöhten Ausgaben im Vergleich zur Zeit vor dem Ausbau zu rechnen.

Auf der Suche nach Einsparmöglichkeiten fanden Vertreter der Länder und Kommunen vor allem zwei Bereiche, in denen sie eine kostspielige „Überversorgung" und Verschwendung von Geldern vermuteten: Die ärztliche Tätigkeit und der Einsatz der Rettungsmittel. Die ärztliche Tätigkeit war das ‚Herzstück' einer medizinisch anspruchsvollen Notfallrettung, auch wenn der Arzt nur in einem Fünftel der notwendigen Fälle hinzugezogen wurde.[517] Da der Einsatz eines Arztes das Vielfache eines nichtärztlichen Helfers kostete, wurde versucht, seinen Einsatz so wirksam wie möglich zu gestalten und Fehleinsätze zu vermeiden.[518] Damit verstärkte sich die Umstellung der Notarztsysteme vom Kompaktsystem des Notarztwagens zum Rendezvous-System.[519] Das Rendezvous-System war im Unterhalt weitaus billiger als ein Kompaktsystem, das lediglich in den Städten, vor allem mit Feuerwehren im Rettungsdienst, beibehalten wurde.[520]

---

[516] BLOOS, Rettungswesen, S. 44, S. 68. In Baden-Württemberg wurde auf die Kostenexplosion mit derartigen Einsparungen reagiert, dass das Rote Kreuz 1983 sogar mit der Einstellung des Rettungsdienstes drohte. Um eine drohende Zahlungsunfähigkeit des Rettungsdienstes von DRK und ASB zu vermeiden, musste das Land Baden-Württemberg 1982 ein Darlehen von 10 Mio. DM aufnehmen. Insgesamt hatte die Verschuldung der Hilfsorganisationen 1981 bereits die Grenze von 30 Mio. DM überschritten. Eine fehlende Ausfallträgerschaft im baden-württembergischen Rettungsdienstgesetz machte das Land erpressbar. Dementsprechend wurde als einziges Rettungsdienstgesetz 1983 das baden-württembergische reformiert. Alle anderen Rettungsdienstsysteme wurden erst mit den Rettungsdienstgesetzen der neunziger Jahre reformiert. Mit der Novelle wurde auch eine Ausfallträgerschaft der Kreise in das Gesetz eingefügt. Seitdem wurden die Tarife auch nicht mehr landeseinheitlich festgelegt.

[517] DEUTSCHES ROTES KREUZ, Analysen, S. 139.

[518] Möglichkeiten zur Kostensenkung waren zum Beispiel die weniger großzügige Abrechnung von Notfalleinsätzen, weil diese ein Vielfaches des Krankentransportes kosteten. Weitere Vorschläge bei DIETZ, wirtschaftlicher arbeiten, S. 580.

[519] Vgl. Kap. 3.1.3. Damit wurde die Entwicklung hin zu Kompaktsystemen gestoppt, die Mitte der sechziger Jahre begonnen hatte; vgl. HAHN, Rettungswesen, S. 92.

[520] Vgl. Abb. 6. 1971 existierten nur 26 Notarztwagen im ganzen Bundesgebiet, 1985 waren es bereits 579. Waren 1987 schon 41% der Notarztsysteme in der Bundesrepublik Rendezvous-Systeme, so fuhren 1995 sogar 73% aller Notärzte im NEF zum Notfall. Die Zahlen stammen aus HERZOG, Rettungsdienst, S. 54 und SEFRIN, Notfallmedizin, S. 6; HAHN, Rettungswesen, S. 97; vgl. auch DIETZ, wirtschaftlicher arbeiten, S. 580; BJÖRN-STEIGER-STIFTUNG E.V., Homepage. Köln hatte 1969 bereits zusätzlich zu NAW auch NEF angeschafft, später wurde dann vollständig auf NEF umge-

4.2 „Koexistenz unmöglich" – Konkurrenz, Wohlfahrt und Geschäft

Ein weiterer Ansatzpunkt für Einsparungen waren die medizinisch nicht notwendigen Fahrten, die im Rahmen des Krankentransportes mit übernommen wurden sowie die Durchführung des Krankentransportes durch billigere Taxi-Unternehmer.[521] Der Krankentransport, als medizinisch notwendige Beförderung, von zumeist Liegendkranken und die „Krankenfahrten" zum Arzt oder Krankenhaus, das heißt die Beförderung von Patienten, die keiner medizinischen Betreuung bedurften, war von den Hilfsorganisationen mit Krankentransportfahrzeugen und -personal durchgeführt worden.[522] Im Zuge der Sparmaßnahmen ersetzten deshalb die Krankenkassen für die ‚Krankenfahrten' keine Beförderungsentgelte aus dem Krankentransport mehr, sondern versuchten immer häufiger Taxifahrten statt Krankentransporten durchzusetzen und die Patienten nur noch so wenig wie möglich die wesentlich teureren Rettungsdiensteinrichtungen nutzen zu lassen.

Darin offenbarte sich neben der Ausbildung und der Finanzierung ein weiteres Defizit der Rettungsdienstgesetze der „Reformzeit". Mit ihnen wurde der Rettungsdienst zwar teils als ‚öffentliche Aufgabe', teils als ‚staatliche Aufgabe' anerkannt, eine ländereinheitliche Regelung, wer zur Durchführung des Rettungsdienstes berufen werden sollte, gab es aber nicht.[523] In der Folge wurde zwischen der Tätigkeit von kommerziellen Krankentransportunternehmen und der Tätigkeit der Feuerwehren und Hilfsorganisationen als „Beauftragte" des öffentlichen Rettungsdienstes unterschieden. Während die ersteren weiterhin dem Personenbeförderungsgesetz (PBefG) unterlagen, waren die letzteren von den Bestimmungen des PBefG freigestellt. Ihre Tätigkeit fiel in den Rahmen der Rettungsdienstgesetze und damit einhergehender Durchführungsverordnungen.[524]

---

stellt. Vgl. zum Kölner Beispiel CURIO, Krankentransport, S. 54; ARNOLD, Rettungsdienst, S. 94; HERZOG, Rettungsdienst, S. 23.
[521] Der Begriff der Koexistenz, ursprünglich auf die Anerkennung der zwei Blöcke des Kalten Krieges um USA und Sowjetunion bezogen, fand im Rettungsdienst seinen Nachhall, um das teilweise feindselige Nebeneinander der Anbieter deutlich zu machen. vgl. MASSMANN, Hamburg, der den Begriff auf Hamburgs Feuerwehr im Rettungsdienst und die Hilfsorganisationen im Krankentransport anwendet; STUMPF, Koexistenz berichtet über den Giessener Privatunternehmer Münstermann und seine Konflikte mit dem Roten Kreuz.
[522] DIETZ, wirtschaftlicher arbeiten, S. 579.
[523] § 2 Abs. 1 saarl. RDG nennt die staatliche Aufgabe; Rheinland-Pfalz und Hessen bezeichneten ebenfalls den Rettungsdienst als öffentliche Aufgabe; § 1 Abs. 1 Landesgesetz über den Rettungsdienst in Rheinland-Pfalz vom 17. Dezember 1974 (RettDG), in: Lippert/Weissauer, Rettungswesen, S. 181-185; Abs. 1 Vereinb. Hessen.
[524] Dies war der Fall in den meisten Bundesländern. In Ländern, die eine Beauftragung von Privatunternehmern im Rettungsdienst zuließen, gab es zwei Typen von Privatunternehmern, den im Rahmen der öffentlichen Beauftragung Handelnden und den dem PBefG unterliegenden. Der erste Typ war aber deutlich seltener vertreten. HAHN, Rettungswesen, S. 24. Erst am 25. Juli 1989 nahm der Bundestag den § 49 „Krankentransportwesen" mit Wirkung zum 1. Januar 1992 aus dem Personenbeförderungsgesetz heraus.

Das PBefG war seit seinem Bestehen von den Hilfsorganisationen als Leistungserbringern abgelehnt worden.[525] Es betrachtete den Krankentransport nicht wie im Selbstbild der Hilfsorganisationen als medizinische Daseinsvorsorge, sondern regelte ihn als Teil des Transportgewerbes. Danach genügte eine einfache Genehmigung zur Durchführung, und so stand der Krankentransport auch Privatunternehmern offen. Dagegen wehrten sich die Hilfsorganisationen. Sie beanspruchten das Monopol auf alle medizinischen Transporte und lehnten eine Trennung von Notfallrettung, Krankentransport und Krankenfahrten vehement ab. Über die Einheit konnten sie nämlich unrentable Bereiche im Rettungsdienst mittels Quersubventionierung durch den Krankentransport finanzieren.

Um die Situation im Zusammenhang mit der Verabschiedung der Rettungsdienstgesetze zu regeln, war schon für 1974 ein „Gesetz über die Beförderung von Personen mit Krankenkraftwagen" angekündigt worden, das den Krankentransport aus dem Personenbeförderungsgesetz herausnehmen und separat regeln sollte. Es wurde aber nie verabschiedet.[526] Im Rahmen der Diskussion um eine erneute Reform des Zugangs zum Rettungswesen und des PBefG gaben die vier Hilfsorganisationen ASB, DRK, JUH und MHD 1984 eine gemeinsame Pressekonferenz. Dort betonten sie in Hinblick auf die private Konkurrenz, die Regelung im PBefG sei falsch und erlaube keine notwendige Berücksichtigung des höheren Rechtsguts „Gesundheitswesen". Außerdem seien bereits genügend Defizite im Rettungsdienst vorhanden. Sollten jetzt noch Private hinzukommen, steige man aus dem Rettungsdienst aus![527]

Um von Beginn an Konkurrenten aus dem Geschäft auszuschließen, machten die bereits anwesenden Anbieter oft gemeinsam Front gegen Branchenneulinge.[528] Diese Einschüchterungstaktik sollte bewirken, dass private Unternehmer das Interesse verloren sich in einem Gebiet zu betätigen, in dem ihnen Nachteile von Beginn an drohten. Wenn neue Bewerber bei ihren Bemühungen eine Genehmigung zu erhalten, Opfer von gezielter Benachteiligung wurden, blieb ihnen nur noch der Weg der Klage, um eine Zulassung zu bekommen.[529]

Landkreise und Städte, die Unternehmern die Zulassung verweigerten, taten dies in vielen Fällen aufgrund der Sorge, die private Konkurrenz der Hilfsorganisationen könne sich besonders lukrative Gebiete aussuchen und die defizitären Bereiche des Rettungsdienstes auf dem Land sowie Nacht- und Wochenenddienste den Feuerwehren und Hilfsorganisationen überlassen. Demgegenüber waren die gemeinnützigen

---

[525] Vgl. auch Kap. 2.3.2.
[526] SCHIRMER, Hilfe, S. 7. Inhalt dieses Gesetzentwurfs war aber auch die personelle Besetzung der Fahrzeuge. Daher war er an den Gesetzentwurf über den Beruf des Rettungssanitäters von 1973 geknüpft. Vgl. Kap. 3.4.
[527] WERMKE, Werden, S. 106. Sie wiederholten mit dem Wunsch nach Revision des PbefG eine Forderung des 4. Rettungskongresses des DRK von 1978; vgl. dazu DEUTSCHES ROTES KREUZ: Resolution des 4. Rettungskongresses des Deutschen Roten Kreuzes 1978, in: Biese/Lüttgen, Handbuch, Ergänzung 2/78, G 2.3, Hagen 1978, S. 1-13, S. 4.
[528] BLOOS, Rettungswesen, S. 96.
[529] HAHN, Rettungswesen, S. 30, Anm. 83. Mehrfache Gerichtsurteile nach Klagen gegen eine solche Behandlung zeugen von häufigen Ablehnungen.

Organisationen gezwungen, den Rettungsdienst an Orten mit langen Transportwegen, geringem Patientenaufkommen, hohen Vorhaltekosten und zu ungünstigeren Zeiten, zum Beispiel nachts, durchzuführen. Dieser Vorwurf der „Rosinenpickerei" wurde bald zum Generalvorwurf an alle privaten Anbieter.[530]

Das Personenbeförderungsgesetz und die Debatte um seine Reform spiegelten ein über den konkreten Gesetzesinhalt hinausgehendes Problem wider. Schließlich ging es in dieser Diskussion um die für die Hilfsorganisationen existentiell wichtige Frage ihrer Legitimation, Krankentransport und Rettungsdienst bevorzugt wahrnehmen zu dürfen. Hinter dem Eifer mit dem die Debatte geführt wurde, offenbarte sich auf Seiten der Hilfsorganisationen die Angst, aus Tätigkeitsfeldern zwar nicht verdrängt, aber zu gewerblichen Anbietern ‚herabgestuft' zu werden. Daher bestand ihr Widerstand in einer Verweigerungshaltung, ihre Arbeit als gewerbliche Tätigkeit anzuerkennen. Gleichzeitig betonten sie ihren Status als ‚moralisch höherwertige' Arbeiter der Nächstenliebe. Diese Überhöhung der eigenen Tätigkeit sollte sich als Bumerang erweisen. Denn jeder Beweis wirtschaftlichen Erfolges konnte jetzt gegen die Hilfsorganisationen gewendet werden. Das DRK als größte Hilfsorganisation geriet ganz besonders in die Kritik, weil es als Monopolist im Bereich des Blutspendedienstes Unregelmäßigkeiten verdeckte. Zusätzlich erschütterten Skandale die Hilfsorganisationen auf lokaler und nationaler Ebene. Gerhard Müller-Werthmanns polemische Schrift „Konzern der Menschlichkeit" stand beispielhaft für das Misstrauen gegenüber den Hilfsorganisationen. Darin wurde speziell das DRK als pars pro toto in allen Bereichen angegriffen. Auch das Rettungswesen wurde umfassend kritisiert.[531] Einzelne Ortsverbände der Hilfsorganisationen schienen das negative Bild bestätigen zu wollen. Neben dem Kampf gegen die Privaten zögerten sie nicht, auch untereinander in Konkurrenz zu treten.[532] Solche Streitigkeiten um ‚Reviere' begannen vor al-

---

[530] Frühester Beleg der ‚Rosinenpickerei' bei STEINGRUBER, Handbuch, S. 25; ein konkreter Fall in München bei MÜLLER, K.: Absahnen im Rettungswesen. Privatfirmen bedrohen flächendeckende Krankentransportversorgung, in: Sozialdemokratischer Pressedienst vom 18.12.1984, S. 6; DEUTSCHES ROTES KREUZ: Resolution des 6. Rettungskongresses des Deutschen Roten Kreuzes 1986, in: Biese, A. F./Lüttgen, R. (Hrsg.): Handbuch des Rettungswesens, Ergänzung 3/86, G 2.5, Hagen 1986, S. 1-8, S. 1; die Klage der Feuerwehr Köln über private Konkurrenz bei MÜLLER, Rettungsdienst, S. 90f; vgl. auch MÜLLER, Geschichte, S. 385. Das Argument der „Rosinenpickerei" scheint spätestens zu Beginn der neunziger Jahre seine letzte Überzeugungskraft verloren zu haben. Vgl. exemplarisch hierfür die Antwort der Parlamentarischen Staatssekretärin Dr. Sabine Bergmann-Pohl vom 02. Nov. 1993 auf die Anfrage Nr. 61 des Abg. Dr. Dieter Thomae (FDP) (BT-Drs. 12/6077). Zum juristischen Streit um die Notwendigkeit einer Zulassung von privaten Anbietern vgl. die Positionen von BRINKMANN, Wohlfahrt, SCHULTE, Private, ORLOWSKI, Berufsfreiheit, HAUSNER, Mitwirkung und die konträre Position bei OEHLER, H.: Die Rettungsdienstgesetze der Länder auf dem Prüfstand, in: Ständige Konferenz für den Rettungsdienst (Hrsg.): Der Rettungsdienst auf dem Prüfstand, Nottuln 1995, S. 60-73; außerdem HAHN, Rettungswesen, S. 23.
[531] Dieses Kapitel steuerte der Pressesprecher des Bundesverbandes der Rettungssanitäter (BVRS), Werner Wolfsfellner bei, was ihm später heftige Kritik einbrachte.
[532] MÜLLER, Absahnen, S. 6; BLOOS, Rettungswesen, S. 84, S. 95; MÜLLER, Geschichte, S. 363; STEIN, Dokumentationsstudie, S. 54 erwähnt die Konkurrenz der Rettungsorganisationen schon für die Jahre 1978/79. Der Verdacht liegt nahe, dass sie nie richtig verschwunden sind.

lem an teilweise rettungsdienstlich unterversorgten Grenzen der Rettungsdienstbereiche und an den Landesgrenzen:[533] Da einzelne Orte am Rand der Rettungsdienstbereiche von Wachen in benachbarten Bereichen schneller erreichbar waren, fuhren in manchen Fällen auch Fahrzeuge aus benachbarten Bereichen ohne alarmiert worden zu sein zum Notfall. Aber auch in großen Städten wie Stuttgart kam es zum „Wettlauf um die Unfallopfer" und zur „Tödliche[n] Konkurrenz bei der Notfallrettung".[534] Aus München sind Probleme zwischen dem BRK, der Berufsfeuerwehr, die den Notarztdienst stellte, und den übrigen Hilfsorganisationen belegt.[535] Auch die Luftrettung blieb davon nicht verschont. Im September 1983 beklagte der Vorsitzende des Vereins für internationale Krankentransporte, einer von 23 Rettungsfluggesellschaften in der BRD: „Über Deutschland findet ein Luftkampf statt".[536]

Im Ergebnis wurde das Konkurrenzverhalten der Beteiligten von verschiedenen Faktoren unterstützt: Das nicht verabschiedete ‚Gesetz über die Beförderung von Personen mit Krankenkraftwagen' hatte Lücken im rechtlichen Rahmen gelassen. Massive Einsparungen, die nur schwer aufzufangen waren, engten den Spielraum der einzelnen Verbände zusätzlich stark ein. Die alten Verbandseitelkeiten erschwerten die Verständigung. Es waren dieselben Probleme, die auch die Diskussion um ein Berufsbild für das Personal belasteten.

4.3 Kampf um das Berufsbild

In den von Sparmaßnahmen geprägten Jahren ab 1977 begannen vorwiegend hauptamtliche Mitarbeiter der Hilfsorganisationen sich in Interessenvertretungen zu organisieren.[537] Während Feuerwehrleute im Rettungsdienst ohnehin Beamte waren und darüber abgesichert waren, hatten die hauptberuflich im Rettungsdienst Beschäftigten der Hilfsorganisationen für sich noch kein Berufsbild erreicht. Die Bedeutung,

---

[533] vgl. MfAGuS, Rettungsdienstplan Ba-Wü 1975, S. 93, Karte 1. Auf solche ‚Grenzkonflikte' zwischen Bayern und Baden-Württemberg verweist am Beispiel Ulm/Neu-Ulm und im Bereich Stuttgart BLOOS, Rettungswesen, S. 84, S. 95.
[534] Stuttgarter Zeitung vom 07.10.1983 und vom 31.7.75, zit. nach BLOOS, Rettungswesen, S. 52, S. 84.
[535] ENGELHARDT, B.: Gerät „Florian" ins Abseits? Münchner Feuerwehrchef beklagt Rückgang der Notarzteinsätze der Berufsfeuerwehr-Kontroverse löste Diskussion über ärztliche Maßnahmen durch Rettungssanitäter aus, in: Rettungsdienst, 8. Jg., 1985, H. 3, S. 156-157, S. 156ff. vgl. dazu ARNOLD, Rettungsdienst, S. 66; vgl. auch den berühmt gewordenen ‚Kampf' des privaten Krankentransportunternehmers Dionys Münstermann gegen das Giessener DRK. Der Konflikt endete erst, als Münstermann Ende der achtziger Jahre sein Geschäft nach fast zwanzig Jahren aufgab und in die JUH Giessen überführte, deren Kreisgeschäftsführer er wurde; vgl. STUMPF, Koexistenz, S. 113ff.
[536] Stuttgarter Nachrichten vom 15.9.83, zit. nach BLOOS, Rettungswesen, S. 96.
[537] STEIN, Dokumentationsstudie, S. 58; GORGASS, Aus- und Fortbildung, S. 7f; „Rettungssanitäter fordern Berufsbild", in: Stuttgarter Zeitung vom 31.10.83, zit. nach BLOOS, Rettungswesen, S. 23.

die sie ihm beimaßen, gründete sich auf die soziale Absicherung. In ihrem Status als Mitarbeiter einer Hilfsorganisation waren sie bisher ungelernte Kräfte. Schieden sie nach zehn Jahren Rettungsdienst teilweise mit körperlichen Schädigungen, vor allem des Rückens, aus, hatten sie außerhalb der Organisation nur wenige Chancen auf Beschäftigung. Mit einem Berufsbild, welchen Namen es auch immer tragen mochte, war für sie soziale Absicherung verbunden in einem Beruf, den die wenigsten länger als zwei Jahrzehnte durchhielten.[538]

Ende der siebziger Jahre wurden als Reaktion auf die gescheiterten Verhandlungen über ein Berufsbild verschiedene Institutionen gegründet, die sich die Durchsetzung eines solchen zum Ziel gemacht hatten. 1978 wurde das spätere Sprachrohr und Diskussionsforum des Rettungsdienstes, die Zeitschrift ‚Der Rettungssanitäter' von zwei Rettungsdienstmitarbeitern, Ludger Kossendey und Ludwig Stumpf, ins Leben gerufen. Sie vertrat die Forderung nach einem Berufsbild, setzte sich aber gleichzeitig für einen Dialog zwischen ehrenamtlichen und hauptamtlichen Kräften ein und bezog auch Ärzte wie Ahnefeld, Engelhardt und Gorgaß mit ein. Um seine breitere Ausrichtung zu betonen erfolgte 1985 die Umbenennung zu ‚Rettungsdienst'.

Eine eigene Vertretung der Rettungssanitäter, die sich mit ihrer Forderung nach einem Berufsbild von den traditionellen Gewerkschaften Öffentlicher Dienst, Transport und Verkehr (ÖTV) und der Deutsche Angestelltengewerkschaft (DAG) nicht genügend repräsentiert sahen, entstand 1979 mit dem Berufsverband der Rettungssanitäter e.V. (BVRS), eine Vereinigung in Lünen.[539] Noch im gleichen Jahr fand auch der erste ‚Bundeskongreß der Rettungssanitäter' in Dormagen statt. Die Versammlung war als Diskussionsforum gedacht, um alle am Rettungsdienst Beteiligten zu ihrer Haltung in der Frage des Berufsbildes zu befragen. Die Notfallmediziner Ahnefeld, Sefrin und Gorgaß nahmen ebenso teil wie Siegfried Steiger, Vertreter der DAG, der Berufsgenossenschaften, der CDU/CSU und der FDP. Die Hilfsorganisationen und der Feuerwehrverband hatten wie die Bundesländer, die SPD und das Gesundheitsministerium keine Vertreter entsandt.[540] Die Ergebnisse waren, sieht man von einer Resolution ab, mager. Fehlte nicht nur der Einfluss innerhalb der Hilfsorganisationen um Interessen durchzusetzen, wirkte sich bei den Hauptamtlichen noch die Tatsache negativ aus, dass sie über keine einheitliche Interessenvertretung verfügten. Zwar hatte im Zuge der Sparmaßnahmen der Berufsverband der Rettungssanitäter verstärkt Mitglieder bekommen, aber das Verhältnis zu den beiden großen Gewerkschaften DAG und ÖTV verschlechterte sich derart, dass diese 1983 den Gesetzesentwurf des BVRS nicht unterstützten.[541] Darin sollte endgültig ein Berufsbild mit möglichst vielen Einstiegs- und Weiterbildungsmöglichkeiten geschaffen wer-

---

[538] DEUTSCHES ROTES KREUZ, Analysen, S. 131; vgl. auch zum Selbstverständnis der RS den Beitrag von FERTIG, B./LANDSLEITNER, B.: Beruf ohne Berufung? Oder „Rettungssanitäter werden, ist nicht schwer - einer zu bleiben, dagegen sehr", in: Rettungsdienst, 11. Jg., 1988, H. 12, S. 726-731.
[539] BVRS: Zur Sache, in: Der Rettungssanitäter, 3. Jg., 1980, H. 4, S. 22-24, S. 22f.f; GORGASS, Aus- und Fortbildung, S. 12.
[540] Programm liegt vor, in: Der Rettungssanitäter, 3. Jg., 1980, H. 2, S. 1 Diesem Kongress folgten weitere in Michelstadt 1981 und Ulm 1983.
[541] GELINSKI/GORGASS, Neuvorlage, S. 255.; HAUPTVORSTAND DER ÖTV (HRSG.): Information für Beschäftigte im Krankentransport und Rettungsdienst, Stuttgart 1984.

den. Zum Beispiel wurde die gleichwertige Anerkennung von Rettungsdienst- und Krankenpflegeberufen integriert, um dem Personal den Umstieg in einen anderen Beruf zu erleichtern. Da DAG und ÖTV mehr auf Verhandlungen mit Hilfsorganisationen und Politik setzten, der BVRS aber schon mit seinem Modell vorgeprescht war, kam es zu keiner Einigung. Weder die Hilfsorganisationen hatten an dem Modell ein Interesse, noch fühlten sich die anderen Gewerkschaften zur Mitarbeit aufgerufen. Gerade bei den ab 1983 wieder aufgenommenen Verhandlungen zum Berufsbild zeigte sich massiv der Gegensatz zwischen dem Berufsverband und den Gewerkschaften des DGB.[542] Durch interne Konflikte und finanzielle Unregelmäßigkeiten geschwächt, verlor der Berufsverband zeitweilig an Einfluss.[543] Außerdem hatte sich im April 1985 parallel eine weitere Interessenvertretung mit dem Verband deutscher Rettungssanitäter e.V. in Kamen gegründet, die sich als Vertreterin all jener verstand „die eine gezielte Ausbildung befürworteten und mit den Gewerkschaften und anderen Gruppen kooperieren wollten", unabhängig ob sie haupt- oder ehrenamtlich waren."[544]

4.3.1 „Legalisierte Schwarzarbeit"[545] und „Hobbysanitäter"[546]

Der Kampf um das Berufsbild der hauptamtlichen Mitarbeiter war begleitet von einer Konfrontation zwischen Hauptamtlichen und Ehrenamtlichen beziehungsweise den jetzt verstärkt eingesetzten Zivildienstleistenden, die sich in der Zeitschrift ‚Der Rettungssanitäter' und in den berufspolitischen Debatten niederschlug. Noch 1987, als Arbeiten am Berufsmodell Rettungssanitäter bereits im Gange waren, wurde die Zeitschrift 'Rettungsdienst' zum Schauplatz von Leserbriefattacken gegen Ehrenamtliche und Zivildienstleistende. Inwieweit dieser Konflikt den Alltag auf den Rettungswachen beeinflusst hat, bleibt unklar. Aufgrund von unterschiedlichen Schichten – die Hauptamtlichen arbeiteten eher tagsüber und wochentags, die Ehrenamtlichen blieben am Wochenende und bei den Nachtschichten dominant – dürfte es wenig offene Kontroversen gegeben haben.[547]

---

[542] Rette sich wer kann - oder zu wem haben wir eigentlich noch gute Beziehungen, in: Der Rettungssanitäter, 7. Jg., 1984, H. 12, S. 519; DEUTSCHES ROTES KREUZ, Analysen, S. 148.
[543] Nach Wechseln des Vorstandes benannte sich der Verband später in Bundesverband für den Rettungsdienst e.V. (BVRD) um und wechselte den Standort nach Lich/Hessen.
[544] Rettungssanitäter gründeten neuen Verband, in: Rettungsdienst, 8. Jg., 1985, H. 5, S. 246.
[545] FRENSEL, H./STACHOWSKI, B.: Die Angst geht um!? in: Der Rettungssanitäter, 7. Jg., 1984, H. 1, S. 39-40, S. 40.
[546] HERBERT, W.: Leserbrief. Betrifft: Hobby-Sanitäter, in: Der Rettungssanitäter, 6. Jg., 1983, H. 10, S. 433.
[547] Es ist auf Basis der zur Verfügung stehenden Quellen nicht möglich gewesen, dieses gehäufte Auftreten von Konflikten sicher als mediale Inszenierung oder reale Häufung zu identifizieren. Der Schluss liegt aber nahe, dass länger andauernde Konkurrenzsituationen nun verstärkt durch die Presse ans Licht gebracht wurden. Dabei kann auch nicht von einem generellen Konflikt zwischen den Anbietern des Rettungsdienstes ausgegangen werden. Dafür waren die örtlichen Bedingungen zu unterschiedlich. Tatsächlich gelangten immer wieder die gleichen Fälle zu medialer Aufmerksamkeit. MÜLLER, Absahnen; STUMPF, Koexistenz; BIEGE, B.: Leserbrief. Betrifft: Ehrenamt, in: Ret-

Von Seiten der Hauptamtlichen erschienen die Ehrenamtlichen als privilegierte „Hobbysanitäter", die bei der Dienstbesetzung frei entscheiden durften, von den Verantwortlichen der Hilfsorganisationen und der Politik für ihr Engagement gelobt wurden und zudem noch durch ihre Tätigkeit einer „legalisierten Schwarzarbeit" die Professionalisierung im Sinne der Schaffung eines Berufsbildes verzögerten.[548]
Den Konflikt zwischen Hauptamtlichen und Ehrenamtlichen hatten die Hilfsorganisationen und die Bundes- und Landesministerien des Innern aus finanziellen Erwägungen unfreiwillig provoziert, als sie zur Kostenersparnis den Einsatz von Ehrenamtlichen und Zivildienstleistenden forcierten.[549] Im Vergleich lagen die Personalkosten der Hilfsorganisationen, die Ehrenamtliche und Zivildienstleistende einsetzten, mit 65 bis 70 Prozent um fünf bis zehn Prozent unter denen der Berufsfeuerwehren und der kommunalen Rettungsdienste.[550] Aber selbst wenn die Hilfsorganisationen gewollt hätten, ihnen fehlte Personal und Geld, um Ehrenamtliche zu ersetzen. Das DRK beispielsweise beschäftigte mit 15000 ehrenamtlichen Rettungsdienstmitarbeitern das Doppelte der hauptamtlich Beschäftigten.
Die Befürworter und Gegner ehrenamtlicher Tätigkeit waren grob durch ihre Funktion zu unterscheiden: Die Vertreter der Hilfsorganisationen und die Mehrheit der Ministerien und Verwaltungen waren für eine Beibehaltung des ehrenamtlichen Engagements.[551] Die Ärzteschaft teilte sich auf in die Gruppe der Befürworter, zu denen die in Hilfsorganisationen aktiven Ärzte gehörten, wie der Bundesarzt des ASB Dr. Friedhelm Bartels (geb. 1947) und diejenigen Mediziner, die ein Berufsbild für vollkommen überflüssig hielten. Ein prominenter Vertreter dieser Gruppe war der Präsident der Landesärztekammer Bayerns, Hans-Joachim Sewering (geb. 1919), der dar-

---

tungsdienst, 9. Jg., 1986, H. 12; REDAKTION RETTUNGSDIENST: Kein Platz für Private im öffentlichen RD? in: Rettungsdienst, 12. Jg., 1989, H. 3, S. 208-209; STOLTE, U.: Private Rettungsdienste in der Bundesrepublik Deutschland. Kostendämpfung mit Tradition 12. Jg., 1989, S. 61-62; HAHN, Rettungswesen, S. 30; LECHLEUTHNER/MAURER, Rettungsdienst-Evolution, S. 19.
[548] Zit. nach FRENSEL/STACHOWSKI, Angst, S. 40; vgl. HAUFF, Solidargemeinschaft, S. 4. Die Debatte über Ehrenamt und Hauptamt begann bereits Ende der siebziger Jahre, erreichte ihren Höhepunkt aber Anfang der achtziger Jahre; vgl. zu den Anfängen die Leserbriefe, die in Der Rettungssanitäter 2. Jg., 1979, H. 1, S. 32 erschienen.
[549] Die Personalpolitik, verstärkt Ehrenamtliche und Zivildienstleistende einzusetzen, fand sogar Eingang in die Resolutionen des DRK-Rettungskongresses; vgl. DEUTSCHES ROTES KREUZ, 6. Rettungskongress Resolution, S. 2. Vgl. auch die Plädoyers für den Einsatz der EA und ZDL bei NOWAK, Ausbildung, S. 23 und im Rettungsdienstplan Ba-Wü 1975, S. 53. So erbrachten Studien das Ergebnis, dass der Einsatz von Ehrenamtlichen die Gesamtkosten des Rettungsdienstes von 766 Millionen DM um 55 Millionen DM senkte. So eine Studie des Instituts für Verkehrswissenschaft der Universität Köln, zit. nach MÜLLER, Dienst, S. 69f. Mit Kosten von circa 800 Millionen DM, davon 500 Millionen DM für das Personal, nahm der Rettungsdienst ein Prozent der Gesamtausgaben der Kostenträger ein. DEUTSCHES ROTES KREUZ, Analysen, S. 144.
[550] MÜLLER, Dienst, S. 70.
[551] DEUTSCHES ROTES KREUZ: Resolution des 5. Rettungskongresses des Deutschen Roten Kreuzes 1982, in: Biese/Lüttgen, Handbuch, Ergänzung 2/82, G 2.4, Hagen 1982, S. 1-8, S. 1; GELINSKI/GORGASS, Neuvorlage, S. 254; MÜLLER, Dienst, S. 82; RIEDIGER, Wirkungen, S. 222; DEUTSCHES ROTES KREUZ, Analysen, S. 126, S. 132. weitere Beispiele bei HAHN, Rettungswesen, S. 47.

in nur einen weiteren Beruf „um den Patienten ringen" und Hierarchien zu Ungunsten der Ehrenamtlichen wachsen sah.[552]
Diejenigen Ärzte, die eine Qualitätssteigerung des Personals nur über den Weg der Professionalisierung für sinnvoll hielten, wie Friedrich Wilhelm Ahnefeld und sein Schüler Bodo Gorgaß, verfochten aktiv ein Berufsbild, das die Ehrenamtlichen auf Dauer vom Rettungsdienst ausschloss beziehungsweise ihre Rolle minimierte.[553] Sie sahen die Ehrenamtlichen lediglich als „dritten Mann" auf dem Fahrzeug. Diese Haltung vertrat Gorgaß auch als Präsident der BVRS für seinen Verband. Er sah aus „medizinischer Sicht" auf Dauer keine Zukunft für die Ehrenamtlichen als vollwertige Rettungssanitäter. Eine offene Ablehnung der ehrenamtlichen Beschäftigung fand sich auch bei der DAG.[554]
Von welch unterschiedlichen Erwartungen an das Rettungsdienstpersonal ausgegangen wurde, zeigten die Vorstellungen des Anästhesisten Bartels vom ASB, der die bestehenden 520 Stunden für vollkommen ausreichend hielt, während Bodo Gorgaß, ebenfalls Anästhesist, für Rettungssanitäter eine den Pflegekräften vergleichbare Ausbildung von 4600 bzw. für Fachpfleger von 8400 Stunden für notwendig erachtete.[555] Die Gegenüberstellung von hauptamtlich Beschäftigten und Ehrenamtlichen war letztendlich aber nur einer der Reibungspunkte im Professionalisierungsprozess, der den langsamen Rückzug des Ehrenamtes aus dem Bereich der Notfallmedizin einleitete. Den gleichen Vorwürfen wie die Ehrenamtlichen sahen sich die „Zivis" ausgesetzt.

4.3.2 Der ‚Zivi'

Die „Ersatzdienstleistenden", später „Zivildienstleistenden" (ZDL), waren kostengünstige Arbeitskräfte. Da seit 1968 die Zahl der Ersatzdienstleistenden kontinuierlich anstieg, standen den Hilfsorganisationen bald billige Arbeitskräfte en masse zur Verfügung, die besonders für den Rettungsdienst sinnvoll einzusetzen waren.[556] Dementsprechend wurden besonders dort mehr Plätze geschaffen.[557]

---

[552] SEWERING, H. - J.: Brief an das Staatsministerium, in: Rettungsdienst, 10. Jg., 1987, H. 10, S. 558-559, S. 558. Sewering war von 1973-1978 auch Präsident der Bundesärztekammer.
[553] DEUTSCHES ROTES KREUZ, Analysen, S. 137.
[554] Ebd., S. 146ff.
[555] Ebd., S. 138, S. 150.
[556] FREVERT, U.: Die kasernierte Nation. Militärdienst und Zivilgesellschaft in Deutschland, München 2001, S. 346. Die Feuerwehren waren von dieser Entwicklung weitgehend ausgenommen, da Ressentiments gegen Kriegsdienstverweigerer und Vorbehalte der Zivildienstleistenden gegenüber solchen „paramilitärischen Verbänden" gerade in den siebziger Jahren groß waren. Vgl. BERNHARD, Zivildienst, S. 362; Private Unternehmer waren von der Beschäftigung von Zivildienstleistenden ausgenommen.
[557] Ebd., S. 422. Standen 1970 nur 3,1 Prozent der Zivildienstplätze (ZDP) dem Rettungsdienst zur Verfügung, erhöhte sich die Zahl noch bis 1978 auf 13,5 Prozent. Diese Plätze wurden auch fast vollständig besetzt. Ein leichter Rückgang der Zivildienstleistenden um das Jahr 1978 legt einen Zusammenhang mit der verpflichtenden Besetzung des Rettungswagens mit einem Rettungssanitäter nahe. Dem in den neunziger Jahren zu verzeichnenden Abschwung dürften zum einen die wei-

Das DRK stützte sich mit Abstand am stärksten auf Zivildienstleistende, dies vor allem in den südlichen Bundesländern.[558] Von 1970, dem Jahr der Öffnung der Unfallrettung und des Krankentransports für Zivildienstleistende, bis 1979 verlagerte das DRK drei Viertel aller Zivildienstplätze in den Rettungsdienst. Wenn man sich bewusst macht, dass das DRK mit Ausnahme von 1968/69 immer zwischen zehn bis fünfzehn Prozent aller Zivildienstplätze stellte, wird klar, in welchem Maße der Rettungsdienst bei einer wachsenden Anzahl von Zivildienstleistenden von ihnen abhängig war.

Der Einsatz der Zivildienstleistenden hatte aber noch zwei weitere wichtige Folgen. Sie veränderten die Zusammensetzung des Personals maßgeblich. Zum einen verstärkten sie die Wahrnehmung des Rettungsdienstes als Tätigkeitsfeld von Männern. Zum anderen verfügte ein großer Teil der Zivildienstleistenden in den sechziger, siebziger und achtziger Jahren über Abitur oder hatte bereits ein Hochschulstudium begonnen.[559] Das Fehlen von Studien macht es unmöglich zu belegen, ob verschiedene Entwicklungen im Rettungsdienst der neunziger Jahre von dieser starken Vertretung von Menschen mit höherer Schulbildung beeinflusst wurden. Dabei wäre an eine Verdrängung von Ehrenamtlichen durch studentische Teilzeitkräfte, so genannte „Aushilfen", zu denken, die besonders nach Verkürzung des Zivildienstes, neuen Führerscheinregelungen und einer damit einhergehenden Verringerung der Zivildienstplätze im Rettungsdienst, die Personalzusammensetzung der Rettungs- und Krankenwagen veränderten.[560] Auch die besondere Rolle von Studierenden, insbesondere des Rechts und der Medizin, als Rettungsdienstpersonal wäre zu untersuchen.[561]

4.3.3 Berufsbild Rettungsassistent

Letztendlich ersetzten die Zivildienstleistenden nicht die im Rettungsdienst beruflich Tätigen, sondern verstärkt die Ehrenamtlichen, die mit zunehmender Ausbreitung anspruchsvollerer Ausbildungen im Rettungsdienst weniger wurden. Die Hauptamtlichen waren schon längst die Stütze des Systems geworden, weil nur mit ihnen die

---

tergehende Qualitätssteigerung, als auch die verkürzten Zivildienstzeiten zugrunde liegen. Vgl. anders Ebd., S. 362, der private Pflege- und Hilfsdienste als Ursache für den Abschwung in der Unfallrettung ansieht. Der Zusammenhang zwischen diesen Diensten und dem Rettungsdienst ist nicht ersichtlich. Zur Verkürzung der Zivildienstzeiten bzw. zur Anpassung des Zivildienstes an den Wehrdienst (+ 6 Monate) vgl. Ebd., S. 266, S. 389.
[558] DEUTSCHES ROTES KREUZ, Anschriftenverzeichnis 1991, S. 79. Die JUH hatte 1972 47 ZDL im RD beschäftigt, 1976 bereits 250, 1980 552, 1984 767, 1988 wurden 2257 erreicht. JORDAN/ZAWADZKY, Dem Schwachen hilf, S. 211; vgl. auch FRERICHS, Friesland, S. 200.
[559] BERNHARD, Zivildienst, S. 2; S. 195, S. 360, S. 421.
[560] Mit der Einführung der neuen europäischen Führerscheinklassen A, B, C, etc. durften die Führerscheinbesitzer der Klasse B (alte Klasse 3) nur noch Fahrzeuge bis 3,5 t und nicht mehr bis 7,5 t bewegen. Die meisten Rettungswagen überschreiten bis heute dieses Gewicht.
[561] Viele Autoren, die sich dem Thema gewidmet haben, waren oder sind selbst im Rettungsdienst tätig: so z.B. HAUSNER, Mitwirkung; HAHN, Rettungswesen; ORLOWSKI, Berufsfreiheit; SCHMIEDBAUER, Regensburg; SCHULTE, Private.

Sicherstellung über vierundzwanzig Stunden garantiert war. Als diese Gewährleistung mit den Rettungsdienstgesetzen eingeführt worden war, bewirkte sie eine massive Verteuerung des Rettungsdienstes und erzwang den Einsatz hauptamtlichen Personals. Da mit einem Berufsbild keine wesentlichen Kostensteigerungen mehr verknüpft zu sein schienen, wurden Mitte der achtziger Jahre wesentliche Vorbehalte gegen ein Berufsbild abgebaut. Nun erschien das Berufsbild auch dem Bund-Länder-Ausschuss finanzierbar, der 1983 eine „Arbeitgruppe Rettungssanitäter" gegründet hatte.[562] Als sich im Mai 1984 schließlich der „Fachausschuss Rettungsdienst" des DRK zur Forderung eines Berufsbildes bekannte und wenige Monate später der Gesundheitsminister Friedhelm Farthmann sich ebenfalls dafür aussprach, schien der Durchbruch geschafft. Der Einstellungswandel des DRK hatte viele Ursachen. Zum einen waren die Beratungen der Arbeitsgruppe bekannt und die Furcht vor dem Entzug des Rettungsdienstes vorhanden, wenn die Hilfsorganisationen weiter blockierten. Außerdem waren für das DRK keine großen Kostensteigerungen mehr mit dem Berufsbild zu erwarten, wohl aber eine Qualitätssteigerung und höhere Einstiegsvoraussetzungen für Konkurrenten. Schließlich betonte man im DRK noch die soziale Verantwortung der Organisation gegenüber ihren Mitarbeitern.[563] Diesem Argument mangelte es aber an Überzeugungskraft, nachdem über zehn Jahre eine solche Entwicklung auch durch das DRK verhindert worden war.

Im April 1986 deutete sich dann mit dem Entwurf zum Rettungssanitätergesetz die direkte Umsetzung des Berufsmodells „Rettungssanitäter" an.[564] Allerdings sollte es noch drei Jahre dauern, bis mit dem Berufsbild „Rettungsassistent/in" der erste Ausbildungsberuf im Rettungsdienst geschaffen wurde, da die Jahre bis dahin von Streit über die Berufsbezeichnung und eine ‚angemessene' Berücksichtigung der Ehrenamtlichen geprägt waren.[565]

Als am 10. Juli 1989 das von vielen hauptberuflich Beschäftigten lang ersehnte Berufsbild für den Rettungsdienst mit der Verabschiedung des „Gesetzes über den Beruf der Rettungsassistentin und des Rettungsassistenten (RettAssG)" Wirklichkeit wurde, flaute die Kritik an der unzureichenden Ausbildung im Rettungsdienst nur für kurze Zeit ab.[566] Gefunden worden war die Minimallösung, die schon in den siebziger Jahren umstritten war. Mit Rücksicht auf die ehrenamtlichen Kräfte wurde nur die Berufsbezeichnung geschützt, nicht aber die Ausübung der Tätigkeit. Zudem schrieb das Gesetz keine in anderen Berufen übliche dreijährige Ausbildung, sondern nur eine zweijährige mit mindestens 1200 Stunden Ausbildung und einer anschließenden Prüfung, gefolgt von 1600 Stunden Praxisphase auf Lehrrettungswachen

---

[562] HAHN, Rettungswesen, S. 36.
[563] Farthmann fordert qualifizierte Ausbildung für Rettungssanitäter, in: Rettungsdienst, 8. Jg., 1985, H. 5, S. 246; STUMPF, L.: Und es bewegt sich doch. DRK läutet Wende zum Berufsbild ein, in: Rettungsdienst, 8. Jg., 1985, H. 2, S. 117-119, S. 117f; ausführlich HAHN, Rettungswesen, S. 36.
[564] DEUTSCHES ROTES KREUZ, Analysen, S. 125.
[565] HAHN, Rettungswesen, S. 36; vgl. auch BT-Drs. 11/2275.
[566] Das Gesetz trat zum 1.9.1989 in Kraft, gefolgt von einer Ausbildungs- und Prüfungsverordnung am 8.11.1989, die am 7.11. verabschiedet worden war.

vor.⁵⁶⁷ In seiner Konzeption entsprach das Gesetz den Wünschen der Hilfsorganisationen.⁵⁶⁸

Betrachtet man die Gesetzentwürfe von 1972, den Gesetzentwurf des Bundesverbandes der Rettungssanitäter von 1983 und schließlich das Rettungsassistentengesetz von 1989, dann fällt auf, dass nur geringfügige Anpassungen zwischen 1972 und 1988/89 vorgenommen wurden.⁵⁶⁹ Lediglich der Entwurf des Berufsverbandes weist einige Besonderheiten auf, da darin versucht wurde, die geringen Aufstiegsmöglichkeiten des Rettungssanitäters durch eine integrierte Ausbildung zum Krankenpflegehelfer zu kompensieren. Somit sollte ein Wechsel in Pflegeberufe im Anschluss an die Arbeit im Rettungsdienst erleichtert werden. Der 1989 verwirklichte Entwurf bot dem Rettungsassistenten nur drei Perspektiven. Er oder sie konnte entweder als Leitstellendisponent/in, Lehrrettungsassistent/in, das heißt Praxisanleiter/in für den Rettungsdienst, und Rettungswachenleiter/in arbeiten.⁵⁷⁰

4.4 RettungsassistentIN⁵⁷¹

Für Frauen bot das Rettungsassistentengesetz den Einstieg in ein Berufsfeld, das Ihnen bisher weitgehend versperrt geblieben war. Zwar hatten die Hilfsorganisationen immer schon weibliches Personal beschäftigt, der Rettungsdienst blieb aber für Jahrzehnte eine Männerdomäne.⁵⁷² Die Professionalisierungsansätze Anfang der siebziger Jahre hatten diese Tendenz eher verstärkt, denn Frauen konnten als Ehrenamtliche zwar Rettungsdienst fahren, diese besetzten aber mehr und mehr Nacht- und Wochenendschichten. Dies stellte gerade für Frauen mit Familie ein großes Hindernis dar. 1971 schließlich verschloss sich ihnen der hauptamtliche Rettungsdienst für fast fünfzehn Jahre. Im Rahmen von Arbeitsschutzbestimmungen wurden Frauen vom Tragen von Lasten im Rettungsdienst ausgeschlossen.⁵⁷³ Von den Bildern der Rettungsdienstbesatzungen und ihrer Fahrzeuge verschwinden sie ab den siebziger Jah-

---

⁵⁶⁷ MASSBECK, P.: Rettungsdienst, Berufsbild, Rechte, in: Bertschat, F.-L./Möller, J.-H./Zander, J.F. (Hrsg.): Lehrbuch für den Rettungsdienst, Berlin/New York 1999, S. 1-7, S. 1. Die Ausbildung teilte sich in 780 Stunden Theorie und 420 Stunden praktische Ausbildung in Krankenhäusern. Die Ausbildung war nur in Lehrrettungswachen möglich. Diese mussten über Lehrrettungsassistenten und Praxisanleiter verfügen.
⁵⁶⁸ Wie in der BT-Drs. 11/2275 ausgeführt, sollte das Gesetz das „ehrenamtliche Element" im Rettungswesen sichern. Die Mehrkosten für die, über die 520 Stunden hinausgehende Ausbildung wurden auf 7,28 Mio DM jährlich für die Schulträger geschätzt. Der Betrag konnte zudem durch Schulgebühren aufgefangen werden und durch staatliche Zuschüsse verringert werden. Die Positionen der einzelnen Parteien zum RettAssG findet sich im Plenarprotokoll 11/81.
⁵⁶⁹ Ebenso HAHN, Rettungswesen, S. 37.
⁵⁷⁰ MASSBECK, Berufsbild, S. 1.
⁵⁷¹ Für dieses Kapitel wurden Antworten zweier Rettungsassistentinnen aus einem süddeutschen JUH-Kreisverband, Anne H. und Christiane K., aus einem Gespräch mit dem Verfasser am 4. März 2006 verwendet. Beide beschrieben ihre Erfahrungen als Mitarbeiterinnen im Rettungsdienst. Ihre Aussagen stützen den vorhandenen spärlichen Quellenbestand.
⁵⁷² Vgl. Kap. 2.2.3.

ren völlig. Auch die wenigen Erlebnisberichte von Frauen in der Zeitschrift „Rettungsdienst" bestätigen das Bild des Ausschlusses von Frauen aus dem Rettungsdienst. Dass zudem jedes Fahrzeug zumindest mit einem Rettungssanitäter besetzt sein sollte, mag sich zusätzlich ungünstig auf die Gegenwart von Frauen im Rettungsdienst ausgewirkt haben, denn über diese Ausbildung verfügten bis Anfang der achtziger Jahre nur wenige.[574] Davon unabhängig sahen sich Frauen, neben Zweifeln an ihrer medizinischen Kompetenz, vor allem mit zwei Vorurteilen konfrontiert: Zum einen wurde ihre Fähigkeit Autos, speziell LKW, zu fahren in Zweifel gezogen, zum anderen assoziierte man ‚weiblich' mit ‚nicht nervenstark'. Das Hauptargument gegen den Einsatz von Frauen war bis in die Gegenwart ihre geringere körperliche Konstitution, auf die im Zweifel nur Rücksicht genommen werden müsse.[575] Dabei scheinen weniger Kollegen als vielmehr Ärzte, Vorgesetzte und Patienten diese Vorurteile geäußert zu haben.[576] Mit dem Neuaufbau des Rettungsdienstes in den fünf neuen

---

[573] Grundlage war die Verordnung über die Beschäftigung von Frauen auf Fahrzeugen vom 2.12.1971 (BGBl. I, S. 1957), die besagte, dass Frauen nicht mit Arbeiten beschäftigt werden dürfen, bei denen Lasten von mehr als 10 kg Gewicht gehoben werden müssen. DEUTSCHES ROTES KREUZ, 4. Rettungskongress Resolution, S. 7 erwähnt beiläufig: „Frauen sind aus arbeitsrechtlichen Gründen nicht im Rettungsdienst einsetzbar". Nach der Klage einer Frau um den Zugang zur Berufsfeuerwehr ließ der Bundesminister für Arbeit und Sozialordnung Ende 1985 mitteilen, die Verordnung sei als Schutzmaßnahme wegen des Be- und Entladens von LKW gedacht gewesen. Auf den RD sei die Regelung nicht anzuwenden. Vgl. ausführlich UFER, M. R.: Der Einsatz von Frauen im Krankentransport- und Rettungsdienst, in: Rettungsdienst, 9. Jg., 1986, H. 2, S. 88-90, S. 88ff.

[574] Da beim Patiententransport der Beifahrer im Patientenraum verblieb, galt seine Qualifikation als ausschlaggebend. BAUER, Hauptthätigkeit, S. 108 behauptet, der erste ausschließlich mit Sanitäterinnen besetzte Rettungswagen der Bundesrepublik sei 1987 in Frankfurt im Einsatz gewesen. Es ist möglich, dass rein weibliche Besatzungen aufgrund von Überlegungen zur Sicherheit (gewalttätige Patienten) oder aufgrund einer angenommenen geringeren körperlichen Belastungsfähigkeit selten waren. Allerdings sprechen die meisten Quellen für eine äußerst geringe Präsenz von Frauen im Rettungsdienst. Vgl. auch das Photo einer Rettungsdienstfortbildung bei HAMANNS, H.: Berufsbild im Aufwind, in: Der Rettungssanitäter, 2. Jg., 1979, H. 5, S. 20-21.

[575] Diesem Vorurteil sah sich Anne H. bei einem Bewerbungsgespräch um eine Rettungsassistentenstelle in O. ausgesetzt. Anne H. war im Jahr 1992 die erste hauptamtlich beschäftigte Rettungsassistentin in jenem süddeutschen JUH-Kreisverband. Frau H. sah sich geschlechtsspezifischer Diskriminierung im Kollegenkreis überhaupt nicht ausgesetzt. Sie berichtete vielmehr von der Einbindung in die Teams als „Kamerad", d.h. ihr wurde genauso viel abverlangt wie den männlichen Kollegen. Christiane K., seit 1984 ehrenamtlich im Rettungsdienst bestätigte die unproblematische Zusammenarbeit im Rettungsteam.

[576] HANSEN, I.: Leserbrief. Betrifft: Frauen im Rettungsdienst - RS 10/84, in: Der Rettungssanitäter, 7. Jg., 1984, H. 10, S. 471, S. 502. Hansen war insgesamt 11 Jahre, von 1971 bis 1982, davon die letzten 2 Jahre als Rettungssanitäterin ehrenamtlich im Rettungsdienst tätig. Auch Anne H. erwähnt ausdrücklich Diskriminierungen von Seiten der Ärzte im Rettungsdienst und von Patientenangehörigen. Das Klischee der „einfühlsamen Frau" übernimmt RASPE, W.: Leserbrief, in: Der Rettungssanitäter, 7. Jg., 1984, H. 12, S. 502, bedauert aber die Frauenfeindlichkeit. Er sehe in der Präsenz von Frauen im Rettungsdienst vielmehr eine „sinnvolle Personalergänzung": „ich denke dabei an den, wie man so schön sagt, weiblichen Instinkt. (...) Frauen haben einiges an Vorteilen mehr aufzuweisen, da sie bekanntlich ein besseres Einfühlungsvermögen haben als Männer. Das darf man natürlich nicht generalisieren, doch im großen und ganzen stimmt es doch."

Ländern nach dem Vorbild der ‚alten' Bundesrepublik ab 1990 und dem daraus folgenden Bedarf an Rettungsassistent/innen bekamen aber zunehmend auch Frauen die Gelegenheit, in dem Beruf Fuß zu fassen.[577]

---

[577] Hahn, Rettungswesen, S. 7, Anm. 3 geht ebenfalls davon aus, dass weibliches Personal im Rettungsdienst bis in die 1990er Jahre die Ausnahme darstellte.

Fazit und Ausblick

Krankentransport und Unfallrettung, später der Rettungsdienst, spiegeln als Schnittstellen von Medizin und Politik, von Verbandstätigkeit und Privatinitiative viele Facetten der Geschichte der Bundesrepublik wider. In der vorliegenden Untersuchung wurde versucht, den Rettungsdienst nicht als isolierte, sondern als eine tief in der Gesellschaft verankerte Einrichtung des Gesundheitswesens zu begreifen. Damit unterlag der Rettungsdienst einem Wandel in der Wahrnehmung, in seiner Organisation und in den Ansprüchen, die man an ihn stellte. Unfallrettung und Krankentransport waren nie ‚nur' Lebensrettung und die Fahrt ins Krankenhaus, sondern auch medizinische Forschungsobjekte, Beruf oder Berufung, Aufgabe von Hilfsorganisationen, Katastrophenvorsorge, eine Frage der Ausbildung oder ‚Männerdomäne'.

Auf den folgenden Seiten sollen noch einmal die eingangs gestellten Fragen nach Ursachen, Entwicklungen und Trägern des Wandels beantwortet werden und die wesentlichen Erkenntnisse in geraffter Form dargestellt werden.

Auf der Suche nach bestimmenden längerfristigen Entwicklungen sticht die herausragende Stellung der Hilfsorganisationen, insbesondere des DRK, hervor. Die während des Nationalsozialismus 1942 erfolgte Vereinheitlichung, die Tendenz zu einer Monopolisierung des Krankentransportes vollendend, wurde von den Besatzungsmächten durch eine Zweiteilung ersetzt. Die Reform des Krankentransports über Verbote und Neuzuteilung schuf neue, äußerlich dezentralisierte Strukturen, die mehr symbolischen Wert besaßen. Wie leicht sie rückgängig zu machen waren, zeigte die schnelle Rückübertragung des Krankentransports von den Feuerwehren an das DRK zum Beispiel in Niedersachsen. Die von der britischen Besatzungsmacht zum Krankentransport verpflichteten Feuerwehren und das vorwiegend im Süden Deutschlands dominante DRK behielten ihre Stellung bis in die Gegenwart bei.

Die Bedrohung des Kalten Krieges ließ schon 1950 das Interesse an Katastrophenschutz als verdeckter Vorsorge im Kriegsfall wachsen. Der Krankentransport, vor allem aber der Unfallrettungsdienst, wurde in diese Planungen miteinbezogen. Mit den Unfallhilfsstellen standen kleine, dezentrale, autarke Versorgungsstützpunkte zur Verfügung. Die Verwendung der Unfallhilfsstellen als Katastrophenschutzeinrichtungen und Anlaufpunkte für die Unfallrettung ermöglichte ihren großflächigen Ausbau in den kriegsmüden fünfziger Jahren, ohne die Ängste der Bevölkerung zu wecken. Diese für den Zivilschutz im Krieg effizienten Einrichtungen versagten aber zunehmend unter zivilen Bedingungen, weil die Diskrepanz zwischen ihnen und moderner medizinischer Praxis nicht mehr zu übersehen war.

Aus ihrem Versagen sollten sich die Reformansätze speisen, die die „Rettungsärzte" erarbeiteten. Sie legten die Grundlagen für einen Umbau des Rettungswesens nach medizinischen Erfordernissen. Zwei Generationen von Chirurgen, Lehrer und Schüler, wandten ihre Erfahrungen, die sie im Zweiten Weltkrieg gewonnen hatten, auf den Bereich des Zivilen an. Dabei konzentrierten sich vor allem die „Heidelberger"

Bauer, Gögler, Ahnefeld und Frey auf die Kombination von Unfallrettung und ‚Katastrophenmedizin'. Mit den von ihnen entwickelten Fahrzeug- und Organisationsmodellen gelang den „Rettungsärzten", auf Schwächen des bestehenden Systems hinzuweisen und ihre wesentlich leistungsfähigeren, aber sehr viel teureren Modelle zu positionieren. Dennoch beschränkte sich ihre Arbeit auf Modelle, die sie im Rahmen ihrer Stellung als Chefärzte und Ordinarien in kleinem Rahmen durchsetzen konnten. Breitenwirkung erreichten sie nicht. Zumindest aber hatten sie bereits einen Führungsanspruch bei einer kommenden Reorganisation des Rettungswesens gezeigt. Sollte das Rettungswesen umgestaltet werden, dann nur unter ihrer Führung. Die überschaubare Zahl der „Rettungsärzte" und späteren „Notfallmediziner" und die vielfältigen institutionellen wie persönlichen Verbindungen halfen ihnen dabei, diesen Führungsanspruch durchzusetzen, weil sie die einzigen medizinischen Experten waren, die zur Verfügung standen.[578]

Erst die wachsende mediale Inszenierung des „Schlachtfelds Straße", sorgte für eine Breitenwirkung. Eine zunehmend kritische Presse und ein gewandeltes Bürger-Staat-Verhältnis waren die Voraussetzung für die Infragestellung des Bestehenden. In diesen Kontext zivilgesellschaftlicher Mobilisierung, deren Organisationsform die Bürgerinitiative war, fügt sich das Handeln der Familie Steiger ab 1969 ein. Die auf den Tod Björn Steigers folgende Mobilisierung der Eltern und die mediale ‚Attraktivität' des Falls gaben den notwendigen Schub, um das Rettungswesen grundlegend zu verändern. Insofern kann mit Bloos von einer Katalysatorfunktion gesprochen werden.[579]
Die bisher auf örtliche Modelle beschränkten Notfallmediziner konnten jetzt ihre Deutungshoheit voll durchsetzen und gewannen wesentlichen Einfluss beim Auf – und Umbau des Rettungswesens. Die Presse und die Björn-Steiger-Stiftung waren letztendlich die unverzichtbaren Multiplikatoren der ärztlichen Vorschläge.

Der schnellen, ja fast überstürzten Einrichtung von Rettungseinrichtungen nach den von Medizinern entwickelten Modellen folgte die Zementierung der Modelle in Gesetzen wie sie sich in der Tendenz zur Verrechtlichung auch in anderen Bereichen äußert. Das lange Warten in den sechziger Jahren war von einem schnellen Handeln in den frühen siebziger Jahren abgelöst worden. Damit blieben aber wesentliche Elemente von der Diskussion ausgeschlossen. Nicht zuletzt deshalb beeindruckt der starke Einfluss der Akteure, von den Ärzten bis zu den Hilfsorganisationen und Feuerwehren.
Dass nach der Reorganisation und der gesetzlichen Fixierung 1975/76 ausgerechnet die Ausbildung ungeregelt blieb, zeigt besonders eindrucksvoll wie schwach das nichtärztliche Personal im Rettungsdienst bis dahin bei Verhandlungen repräsentiert war. Die Sanitäter konnten nur darauf hoffen, ihre Interessen von einigen Ärzten wie

---

[578] Für zukünftige Forschungen zu wissenschaftsgeschichtlichen Institutionalisierungsprozessen kann die Notfallmedizin ein ergiebiger Untersuchungsgegenstand sein.
[579] BLOOS, Rettungswesen, S. 5.

Ahnefeld oder Gorgaß vertreten zu bekommen, die Hilfsorganisationen waren überwiegend ein schlechter Sachwalter ihrer Interessen.
Im Zuge der Sparmaßnahmen nach 1975/76, die die gesamte Bundesrepublik prägten, verlor die Reform des Rettungsdienstes ihre Dynamik, obwohl wesentliche Probleme wie das der ungeregelten Ausbildung, des nicht verabschiedeten Berufsbildes, des Zugangs zum Rettungsdienst und der nicht gedeckten Finanzierung fortbestanden. Sie wurden zur Hypothek der achtziger Jahre, teilweise sogar der neunziger Jahre.
Nachdem Anfang der achtziger Jahre der Ausbau in einen Abbau von Leistungen und Material überging, verstärkte sich gleichzeitig der Druck, den die Verantwortlichen der Hilfsorganisationen und die Politiker aus Ländern und dem Bund provoziert hatten, als sie Ehrenamtliche gegen Hauptamtliche ausspielten. Wie schon die Bereitschaft zur Aufopferung, die in den fünfziger und sechziger Jahren genutzt wurde, um freiwillige und berufliche Tätigkeit in den Hilfsorganisationen aus dem Rahmen gewerblicher Arbeit herauszunehmen und sie dementsprechend niedrig zu bezahlen, war die Überhöhung des Ehrenamts geleitet von der Überlegung billige Arbeitskräfte zur Verfügung zu haben. ‚Legitimierten' in den fünfziger und sechziger Jahren noch ein dominantes, konservatives Weltbild der Hilfsorganisationen und fest gefügte soziale und geschlechtliche Rollen dieses Vorgehen, so war die gleiche Verklärung der Freiwilligenarbeit Anfang der achtziger Jahre ideologisch ausgehöhlt. Dafür spricht auch der alternative Einsatz von Zivildienstleistenden, die als noch effektivere, weil dienstverpflichtete Arbeitskräfte noch mehr Vorteile versprachen.
Die Angriffe von Hauptamtlichen auf diese „legalisierten Schwarzarbeiter" und „Hobbysanitäter" waren vielfach eine verzweifelte Reaktion von Arbeitskräften, die ihre Tätigkeit durch billigere Konkurrenz bedroht sahen. Einen Ausweg erblickten die hauptberuflich Beschäftigten in der Gründung von Interessenverbänden, von denen sie sich die Durchsetzung eines Berufsbildes erhofften. Letzteres gelang aber erst, als sich die Einsicht durchgesetzt hatte, dass seine Verwirklichung kein Geld kosten würde. Dann, mehr als zwanzig Jahre nach der ersten Forderung, bekam das hauptberuflich beschäftigte Personal mit dem Rettungsassistenten ein Berufsbild.
Damit öffneten sich auch langsam die Türen für eine Beschäftigung von Frauen im Rettungsdienst, die über Jahrzehnte von dieser Tätigkeit weitgehend ausgeschlossen waren. Betrachtet man den Rettungsdienst in seinem Verhältnis zu Ärzten, den sozialen Status und die ideologische Verbrämung der Tätigkeit und nicht zuletzt die herrschende Dominanz eines Geschlechts, dann weist er viele Parallelen zur Krankenpflege auf. Vergleichsuntersuchungen könnten hier aus Ergebnissen, die für die Krankenpflege schon vorliegen, zum Beispiel für medizinische Assistenzberufe oder die Tätigkeit bei ‚wohltätigen' Organisationen, allgemeine Entwicklungslinien erkennen lassen.[580]

---

[580] Vgl. als Überblick zum Forschungsstand SCHWEIKARDT, C.: Entwicklungen und Trends in der deutschen Krankenpflege-Geschichtsschreibung des 19. und 20. Jahrhunderts, in: Medizinhistorisches Journal, 39. Jg., 2004, H. 2-3, S. 197; speziell die Nachkriegszeit behandelt KREUTZER, Liebesdienst.

Im Vergleich zu 1990 präsentiert sich der Rettungsdienst des beginnenden 21. Jahrhunderts in einigen Bereichen unverändert. Immer noch prägen die Probleme, die seit den 1980er Jahren präsent sind, die Diskussion um den Rettungsdienst. Zugang, Wettbewerb, Standardisierung und Qualitätssicherung, Finanzierung, Stellung des Personals und dessen Kompetenzen sind dabei die Schwerpunkte. Es geht um den Zugang zu Krankentransport und Rettungsdienst, damit auch um die Stellung und den Charakter der Hilfsorganisationen als moderne Dienstleistungsunternehmen im Rettungsdienst. Der zunehmende regulierende Einfluss der EU im Bereich des Wettbewerbs hat noch keine Öffnung des Marktes erreicht, die Tendenz scheint jedoch in diese Richtung zu gehen. Bereits 1998 beschäftigte sich die Monopolkommission des Bundestages mit dem Rettungsdienst und kam zu dem Ergebnis, dass klare oligopolistische Strukturen dominierten.[581]

Eine Vielzahl von medizinisch-technischen Entwicklungen trägt zum erneuten Wandel der rettungsdienstlichen Tätigkeit bei. Gleichzeitig bestehen Mängel im Bereich der Ausbildung und des Berufsbildes fort. Der soziale Status, die Bezahlung und die Aufstiegsmöglichkeiten sind für viele Mitarbeiter des Rettungsdienstes Grund zur Unzufriedenheit. Schon Anfang der neunziger Jahre zeigte das Rettungsassistentengesetz seine Schwächen, die bis heute nicht behoben sind. Das Personal muss für die Ausbildung an der Schule zahlen statt Lohn zu erhalten, die Praktika an Lehrrettungswachen sind äußerst rar gesät und die Zahl der ausgebildeten Rettungsassistenten übersteigt die Zahl der freien Arbeitsplätze um ein Vielfaches.[582]

All diese Probleme des Rettungswesens werden in der Öffentlichkeit kaum wahrgenommen. Der deutsche Rettungsdienst gilt vielen als perfekt funktionierendes System. Dass dem nicht so ist, belegen wissenschaftliche Studien. Aber er scheint so gut zu funktionieren, dass ‚Patientenklau' und ‚Rückspiegelrettung' als Anekdoten vergangener Zeiten erzählt werden können.

Angesichts des bewiesenen Beharrungsvermögens vieler Akteure im Rettungsdienst ist zu hoffen, dass sich dort nicht noch einmal ähnliche menschliche Dramen abspielen wie zu der Zeit als „beim Unfall noch der Zufall bestimmte".[583] Es könnte lange dauern, bis sie ins Bewusstsein der Verantwortlichen dringen.

---

[581] Das die dominante Position der Hilfsorganisationen zunehmend kritisch gesehen wurde, zeigt exemplarisch die Antwort der Parlamentarischen Staatssekretärin Dr. Sabine Bergmann-Pohl vom 19. Mai 1993 auf die Anfrage des Abg. Dr. Thomae (FDP), in: BT-Drs. 12/5054. Gleichzeitig wurden erhebliche „Wirtschaftlichkeitsreserven" im Rettungswesen festgestellt. Vgl. hierzu Antwort Bergmann-Pohl auf die Frage des Abg. Cronenberg, in: BT-Drs. 12/4997; Antwort Bergmann-Pohl auf die Frage des Abg. Dr. Thomae, in: BT-Drs. 12/6077, Antwort des Staatssekretärs Jordan auf die Frage der Abg. Nolte, in: BT-Drs. 14/722.
[582] MASSBECK, Berufsbild, S. 7; LIPPAY, Arbeitsmarkt; DERS.: Beruf Rettungsassistent: Nie wieder?! Echo auf einen Leseraufruf, in: Rettungsdienst, 24. Jg., 2001, H. 3, S. 78-80.
[583] Vgl. das Originalzitat in Anm. 2.

Anhang

Abkürzungsverzeichnis

Abb.	Abbildung
ÄBD	Ärztlicher Bereitschaftsdienst
ADAC	Allgemeiner Deutscher Automobilclub
ASB	Arbeiter-Samariter-Bund
BGBl	Bundesgesetzblatt
CDU	Christlich Demokratische Union
DGzRS	Deutsche Gesellschaft zur Rettung Schiffbrüchiger
DIN	Deutsche Industrienorm
DLRG	Deutsche Lebensrettungsgesellschaft
DRK	Deutsches Rotes Kreuz
EA	Ehrenamtlich
EH	Erste Hilfe
FDP	Freie demokratische Partei
GG	Grundgesetz
HA	Hauptamtlich
JUH	Johanniter-Unfall-Hilfe
KFZ	Kraftfahrzeug
KH	Krankenhaus
KTW	Krankentransportwagen
LSM	Lebensrettende Sofortmaßnahmen
MB	Mercedes Benz
MdB	Mitglied des Bundestages
MHD	Malteser-Hilfsdienst
NEF	Notarzteinsatzfahrzeug
NA	Notarzt/Notärztin
NAW	Notarztwagen
o.A.	Ohne Autor
PBefG	Personenbeförderungsgesetz
RA	Rettungsassistent/in
RD	Rettungsdienst
RDG	Rettungsdienstgesetz
RettAssG	Rettungsassistentengesetz
RGBl.	Reichsgesetzblatt
RS	Rettungssanitäter/in
RTH	Rettungstransporthubschrauber
RTW	Rettungswagen
SPD	Sozialdemokratische Partei Deutschlands

STVO	Straßenverkehrsordnung
STVZO	Straßenverkehrszulassungsordnung
Tab.	Tabelle
THW	Technisches Hilfswerk
TÜV	Technischer Überwachungsverein
UHS	Unfallhilfsstelle
vgl.	Vergleiche
VW	Volkswagen

Glossar

Ärztlicher Bereitschaftsdienst[584]	Auch kassenärztlicher Notdienst oder ärztlicher Notfalldienst
Gesundheit	Verschiedene unterschiedliche Definitionsversuche existieren. Verwendet wird der Begriff im Sinne eines Zustandes des körperlichen, geistigen und sozialen Wohlbefindens[585]
Krankenbeförderung	→Krankentransport
Krankenkraftwagen	In der DIN 75080 von 1955 als Spezialkraftfahrzeug für ein bis vier Patienten normiert. Ein Krankenkraftwagen unterschied sich vom gewöhnlichen Kraftfahrzeug durch Mindestmaße und für den Transport von Kranken notwendige Pflichtausstattung
Krankentransport	1. Vor der Unterscheidung in Rettungs- und Krankentransportwagen 1967 Überbegriff für den Transport von Erkrankten oder Verletzten. 2. Beschreibt in Abgrenzung zu →Unfallrettung und →Rettungsdienst den Transport von erkrankten Patienten.[586]
Krankentransportwagen	In der DIN 75080 von 1967 beschriebenes Spezialkraftfahrzeug, das vorwiegend dem Transport von Nicht-Notfallpatienten dient.
Krankenwagen	Nicht normierte Bezeichnung für Fahrzeuge des Krankentransportes.[587] In dieser Arbeit wird der Begriff syn-

---

[584] Vgl. zu den folgenden Begriffen auch die Definitionen bei HAHN, Rettungswesen, S. 7ff.
[585] Vgl. die Diskussion bei ROSENBERG, Möglichkeiten, S. 4ff.
[586] Anders HAHN, Rettungswesen, S. 9, der seine zeitliche Einordnung nicht begründet: „ab ca. 1973 wird dieser Begriff für den Transport von Nicht-Notfallpatienten gebraucht, davor allgemein für den Transport von Patienten."
[587] Ebd., S. 9 verwendet den Begriff synonym mit Krankentransportwagen.

	onym zu →Krankenkraftwagen verwendet.
Leitstellendisponent	→Rettungsleitstelle
Notarzt	Fest für die präklinische Notfallversorgung eingeplanter Arzt, der am Notfallort ärztlich tätig wird und ggf. den Transport begleitet. Seit 1983 dürfen die Bezeichnung nur Ärzte mit „Fachkundenachweis Rettungsdienst" tragen. Frühe Formen des NA in den sechziger Jahren werden auch als Notfallarzt bezeichnet.
Notarzteinsatzfahrzeug	PKW mit medizinischer Ausrüstung zum Transport des Arztes an den Notfallort, nicht für den Patiententransport vorgesehen. Seit 1979 in der DIN 75079 normiert.
Notfallarztwagen	„Kraftfahrzeuge, die räumlich und in ihrer Ausrüstung so ausgestattet sind, daß durch Ärzte am Unfallort und auf dem Transport alle über die Transportfähigkeit hinausgehenden Maßnahmen getroffen werden können, die zur Rettung und Erhaltung des Lebens erforderlich sind und die Voraussetzungen für die Überführung in eine Klinik schaffen."[588] Später setzte sich die Kurzform →Notarztwagen durch
Notarztwagen	1. allgemein: Rettungsfahrzeuge mit Arztbesatzung
	2. in dieser Arbeit speziell die Eigenkonstruktionen der Notfallmediziner
	3. und nach der DIN 75080 von 1967 auch jeder mit Arzt besetzter →Rettungswagen, ggf. mit Zusatzausrüstung
Notfall, medizinischer	„akuter, lebensbedrohlicher Zustand (v. a. Störung von Atmung, Herz-Kreislauf, Bewußtsein, Wasser-, Elektrolyt-, bzw. Säure-Basen-Haushalt) oder Gefahr plötzlicher irreversibler Organschädigung infolge Trauma, akuter Erkrankung oder Vergiftung"[589]
Notfallmedizin	„Teilgebiet der Medizin, das sich dem Erkennen, Behandeln und Beseitigen vital bedrohlicher Situationen widmet, umfasst diagnostische und therapeutische Maßnahmen zur Erstversorgung von →Notfallpatienten[590]
Notfallpatient	„Notfallpatienten sind Personen, die sich entweder infolge einer Verletzung oder Krankheit in Lebensgefahr befinden oder deren Gesundheitszustand eine wesentli-

---

[588] DEUTSCHES ROTES KREUZ, Unfallhilfs- und Rettungsdienst, S. 31.
[589] Artikel „Notfall", in: Pschyrembel. Medizinisches Wörterbuch, Hamburg [257]1994, S. 1085.
[590] Artikel „Notfallmedizin", in: PSCHYREMBEL, S. 1085.

	che Verschlechterung innerhalb kurzer Zeit befürchten läßt, wenn nicht unverzüglich Hilfe geleistet wird."[591]
Notfallrettung	→Unfallrettung
Rettungsassistent/in	Staatlich geschützte Berufsbezeichnung des nichtärztlichen Personals im →Rettungsdienst, das über eine erfolgreich abgeschlossene zweijährige Ausbildung nach RettAssG vom 10.7.1989 verfügt.
Rettungsdienst	Organisationsstruktur zur Optimierung der Behandlung und des Transportes von →Notfallpatienten, seit Anfang der siebziger Jahre. Der Rettungsdienst umfasst Notfallrettung und →Krankentransport.[592]
Rettungsdienstbereich	Gebiet, in dem die Einsätze von einer →Rettungsleitstelle gesteuert werden. Die Größe richtet sich nach Verwaltungsgrenzen oder technischen Möglichkeiten. →Kap. 3.3.3
Rettungshubschrauber	Speziell ausgerüsteter und besetzter Hubschrauber zum Transport von →Notfallpatienten nach DIN 13230
Rettungskette	→Kap. 3.1.3
Rettungsleitstelle	Notruf- und Funkzentrale eines →Rettungsdienstbereichs. In der R. arbeiten Disponenten, die die Einsätze an die Rettungsmittel vergeben.
Rettungssanitäter	Seit Mitte der sechziger Jahre gebrauchter Begriff für eine Ausbildung des nichtärztlichen Personals in der →Unfallrettung. Seit 1977 in den Ausbildungsrichtlinien des Bund-Länder-Ausschusses „Rettungswesen" normiert.
Rettungswagen	Fahrzeuge zur Notfallrettung, die der DIN 75080 RTW entsprechen. Sie sind für eine Patientenversorgung im Fahrzeug ausgelegt.[593]
Rettungswesen	Nicht näher definierter Oberbegriff für →Unfallrettung und →Krankentransport. Teilweise werden Notrufsystem und Erste Hilfe einbezogen. In der vorliegenden Arbeit wird der Begriff zur Beschreibung der Gesamtheit der zugehörigen Institutionen, Techniken und Maßnahmen verstanden.[594]

---

[591] BESKE/HALLAUER, Gesundheitswesen, S. 209. Vgl. die leicht abweichenden Definitionen bei GORGASS, Versorgung, S. 93; HAHN, Rettungswesen, S. 7.
[592] Nach PSCHYREMBEL, „Rettungsdienst" und BESKE/HALLAUER, Gesundheitswesen, S. 209; vgl. auch HAHN, Rettungswesen, S. 9.
[593] HAHN, Rettungswesen, S. 9.

Sanitäter	Oberbegriff für nichtärztliches Personal im →Rettungsdienst, hier nur für die Mitarbeiter ohne normierte Ausbildung verwendet.
Transportsanitäter	Ausbildungsentwurf für rettungsdienstliches Personal ab Mitte der sechziger Jahre verwendet. Wurde vom Begriff des →Rettungssanitäters abgelöst, der den Aufgabenbereich weiter fasst.[595]
Unfallrettung (-sdienst)	„Sammelbegriff für die organisierte stationäre und bewegliche (…) Hilfeleistung"[596]
Unfallrettungswagen	Bis 1967 Krankenkraftwagen, der dem Transport von Verletzten diente, zumeist mit mehr Platz und Ausstattung als Krankenwagen, jedoch ohne verbindliche Grundanforderung oder Normung.[597]

---

[594] Vgl. anders Ebd., S. 9.
[595] Vgl. anders Ebd., S. 9.
[596] DEUTSCHES ROTES KREUZ, Unfallhilfs- und Rettungsdienst, S. 29; Die Annahme von HAHN, Rettungswesen, S. 9, es handele sich um eine nicht genormte Vorläuferbezeichnung der 60er Jahre für den Rettungsdienst führt in die Irre, weil der Rettungsdienst als Oberbegriff für die Einheit von Notfallrettung und Krankentransport fungiert. Zwar wird Rettungsdienst auch im engeren Sinne synonym zur Notfallrettung verwendet, in der vorliegenden Arbeit wurde eines besseren Verständnisses halber aber die strikte Trennung zwischen Rettungsdienst, Notfallrettung und Krankentransport beibehalten.
[597] DEUTSCHES ROTES KREUZ, Unfallhilfs- und Rettungsdienst, S. 30; HAHN, Rettungswesen, S. 9.

Tabellen

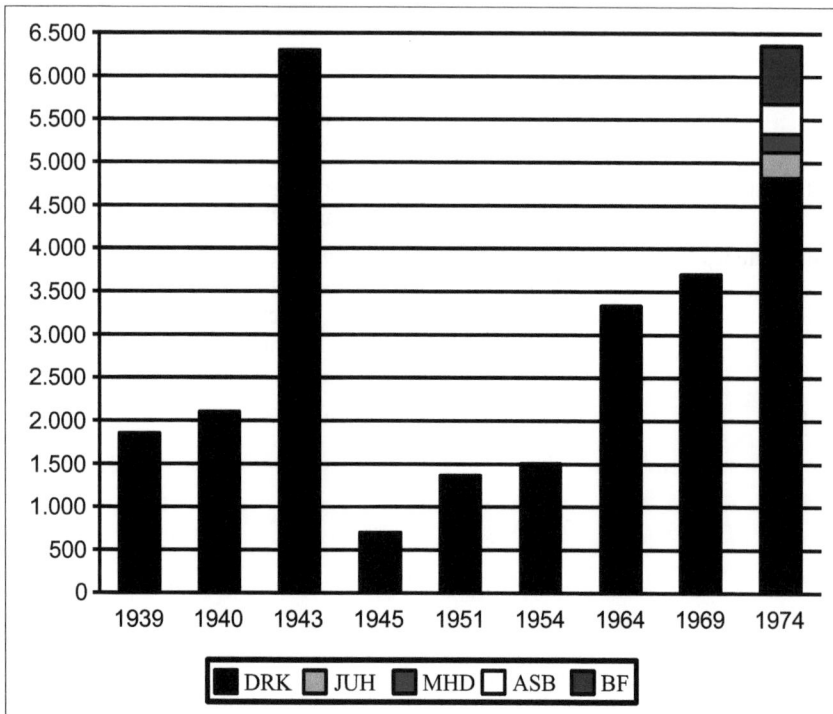

Abb. 1: Kraftfahrzeugbestand des DRK von 1939-75. Als Vergleichsgröße 1974 die Bestände der anderen Organisationen.[598]

---

[598] Zusammengestellt aus: Die Zahlen für das DRK 1945 geschätzt nach den Angaben aus DRK-GENERALSEKRETARIAT, Rotkreuz-Werk, S. 40; DRK 1951 Zahl aus Ebd, S. 40.; DRK 1954 aus STEINGRUBER, Handbuch, S. 17ff; für das DRK 1963, 1964 aus DEUTSCHES ROTES KREUZ, Jahrbuch 1964, S. 88; DRK 1969 aus DRK WERBUNG GMBH, Adressenhandbuch 1969, S. 9; die Zahlen von 1973/74 bei HAHN, Rettungswesen, S. 59, Tab. 4. In die Gesamtzahl der Krankenwagen des DRK für die Jahre 1951, 1964, 1969 sind noch Hilfskrankenwagen und Krankenwagen einbezogen, die vom DRK benutzt, aber in kommunalem Eigentum sind.

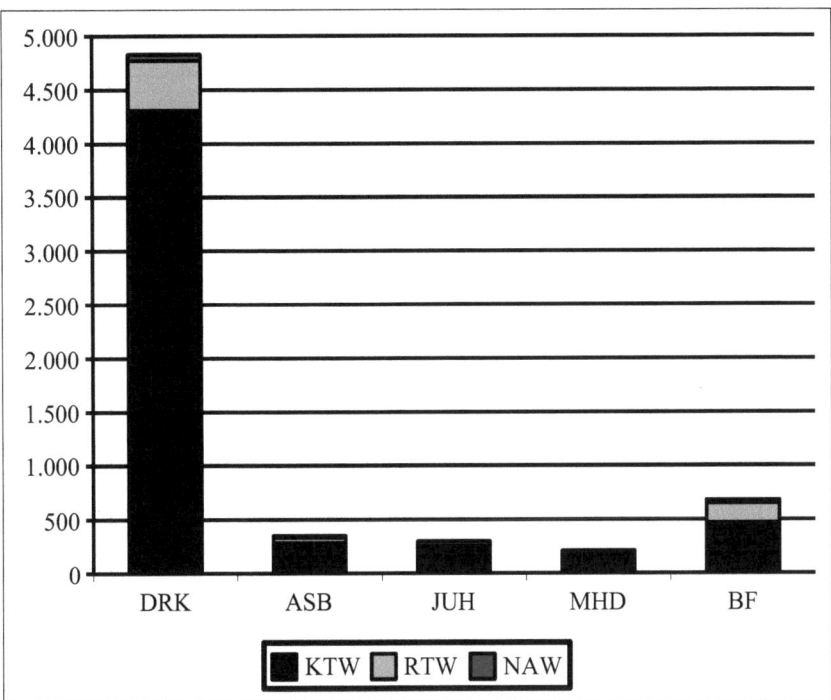

Abb. 2: Verteilung der Rettungsmittel nach Organisationszugehörigkeit und Typ 1973/74.[599]

---

[599] Zusammengestellt nach HAHN, Rettungswesen, S. 59, Tab. 4.

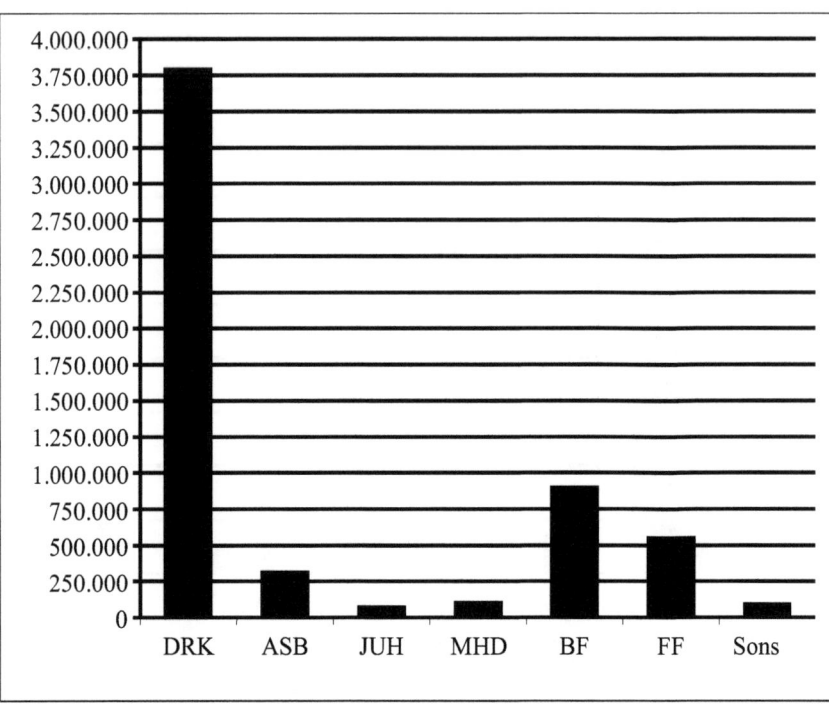

Abb. 3: Anzahl der Kranken- und Rettungstransporte nach Organisationszugehörigkeit 1973/74.[600]

---

[600] Zusammengestellt nach Hahn, Rettungswesen, S. 59, Tab. 4.

(Beträge in DM)	ASB	DRK	JUH	MHD
Baden-Württemberg	15.000	300.000	15.900	15.000
Bayern	5.000	1.125.000	21.700	54.000
Berlin	-	-	-	-
Bremen	-	-	-	-
Hamburg	60.000	-	18.700	10.000
Hessen	91.000	335.000	10.000	17.500
Niedersachsen	22.670	250.303	32.000	5.660
Nordrhein-Westfalen	24.850	442.900	84.331	125.600
Rheinland-Pfalz	-	378.220	8.000	16.000
Saarland	-	-	-	8.000
Schleswig-Holstein	13.000	101.000	21.000	10.000
Zusammen	231.520	2.932.423	211.631	261.760

Tabelle 1: Zuschüsse der Länder und Gemeinden für das Rettungswesen der Hilfsorganisationen.[601]

Themenbereiche	I[602]	II[603]	III[604]	IV[605]	V[606]
Rolle des Staates		X[607]			X[608]
Gesetzliche Regelung		X	X	X[609]	X[610]
Änderung PBefG			X		
Beauftragung		X[611]			
Finanzierung der Vorhaltemaßnahmen		X	X		X
Beförderungsentgelte für Einsätze					X
LSM (Führerschein)			X		X
EH in Schulen	X		X	X	X
EH Berufskraftfahrer	X		X	X	X
Wiederholungskurse	X		X	X	X
EH für Medizinstudenten	X			X	
Fortbildung v. Ärzten in „erster ärztlicher Hilfe"	X	X	X	X	X

---

[601] Tabelle entnommen aus Unfallrettungsdienst in der Bundesrepublik. Bericht des Bundesverkehrsministeriums über gegenwärtigen Stand und erforderliche Verbesserungen, in: Deutsches Ärzteblatt, 67. Jg., 1970, H. 21, S. 1642-1646, S. 1643.
[602] Rettungskongress d. DRK 1966 Resolution.
[603] 15-Punkte-Programm 1969: Offener Brief Siegfried Steigers an die Innenminister der Bundesländer.
[604] Rettungskongress d. DRK 1970 Resolution.
[605] Vorschläge der Berufsgenossenschaften zur Vereinheitlichung des Rettungswesens, November 1970.
[606] Grundsätze zur Verbesserung des Rettungswesens des Bund-/Länder-Ausschusses „Rettungswesen" und der Ständigen Konferenz „Rettungswesen" 1973.
[607] Überwachung und Kontrolle des RD.
[608] Anerkennung des RD als öff. Aufgabe.
[609] beigelegt war ein eigener Musterentwurf für ein Landesgesetz.
[610] [Gesetzgebung im Gange].
[611] Hilfsorganisationen.

Einheitliche Notrufnummer	X	X	X	X	X
Aufbau von Einrichtungen zur Notrufmeldung	X	X	X	X	X
Münzfreier Notruf				X	X
Einrichtung von Notrufleitzentralen		X	X	X	X
Funk in RTW/KTW	X	X	X		X
Ärztliche Tätigkeit am Notfallort (Notarzt)		X[612]	X[613]	X[614]	X[615]
Rettungswagen	X[616]		X[617]	X[618]	X[619]
Luftrettung			X[620]		
Ausbildungsordnung	X	X	X[621]	X[622]	X
Schaffung eines Berufsbildes	X	X	X	X	X
2-Mann-Besatzung verpflichtend		X			X
Zentraler Bettennachweis im KH			X		X
Funkverbindung KH-RD	X				
Bereitstellung von Ärzten					X
Flächendeckender ÄBD		X			

Tabelle 2: Forderungen zur Neuordnung des Rettungswesens.[623]

---

[612] Einrichtung eines ärztlichen Rettungsdienstes in Ballungsräumen.
[613] Wo möglich, RTW mit NA zu NAW ausstatten.
[614] NA-System aufbauen.
[615] Vermehrter Einsatz von NA auf RTW.
[616] „Geeignete" Fahrzeuge zur Unfallrettung mit NA und Sanitätern.
[617] Ziel: 40% RTW; 60% KTW.
[618] Anschaffung von Rettungsmitteln entsprechend dem Stand der Technik.
[619] Ziel: 60% RTW; 40% KTW.
[620] Weitere Tests.
[621] Ziel 100% RS.
[622] Verbesserung der Ausbildung und der Vergütung, Fortbildung.
[623] Die Hauptforderungen sind hervorgehoben. Zusammengestellt aus: Inhalte der Resolution des Ersten Rettungskongresses des DRK 1966 nach RIESENBERGER, DRK, S. 538; Grundsätze zur Verbesserung des Rettungswesens, abgedruckt in: MÜLLER, Handbuch, 10.2.1, S. 2. Das Fünfzehn-Punkte-Programm, abgedruckt in: STEIGER, S.: Offener Brief an die Innenminister der Länder der Bundesrepublik Deutschland, in: Brandschutz. Deutsche Feuerwehr-Zeitung, 24. Jg., 1970, H. 1.; außerdem VERSEN, Vorschläge; DEUTSCHES ROTES KREUZ, 2. Rettungskongress Resolution; Ärzteblatt, Unfallrettungsdienst, S. 1643. Die wichtigsten Forderungen sind hervorgehoben.

Karten

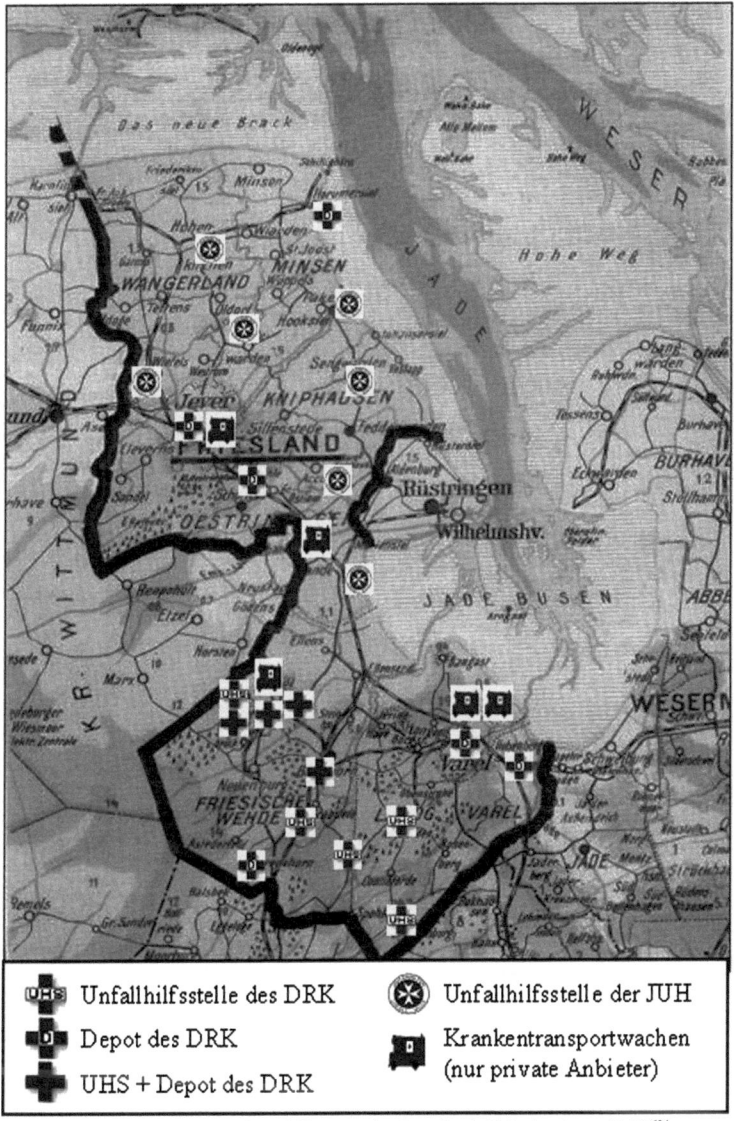

Abb. 4: Krankentransport und Unfallrettung im Landkreis Friesland um 1965.[624]

---

[624] Erstellt aus FRERICHS, Friesland, S. 152, S. 170ff.

140 ANHANG

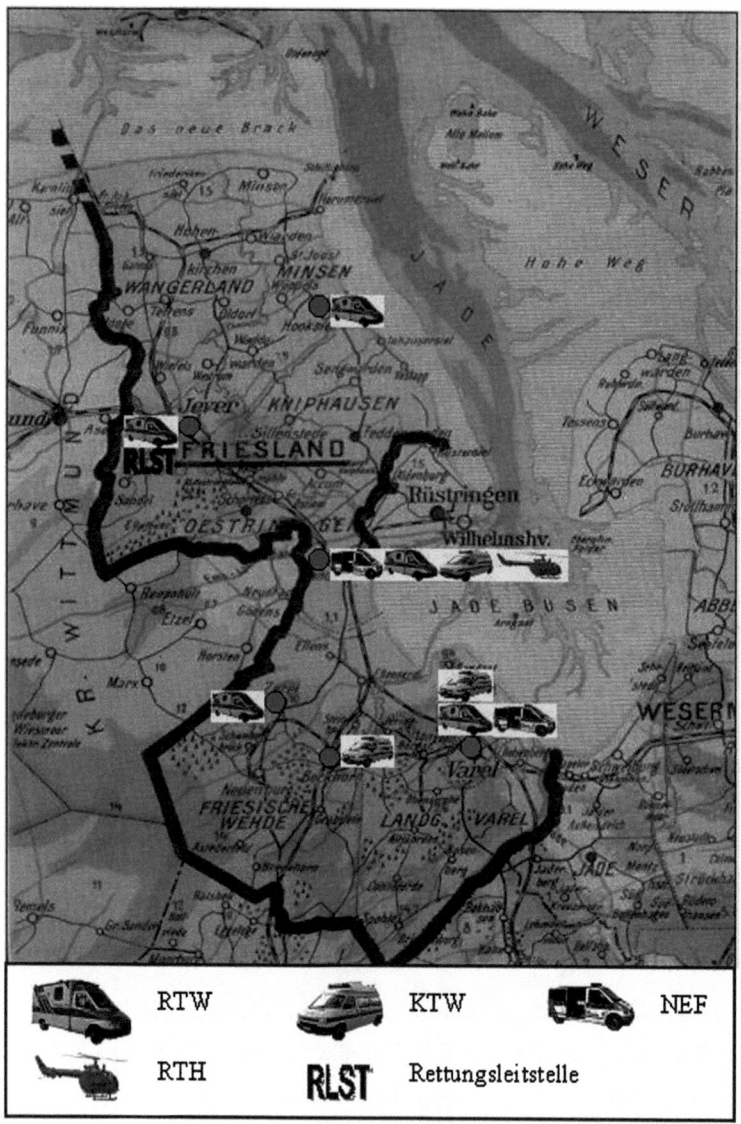

Abb. 5: Die Organisation des Rettungsdienstes im Landkreis Friesland 2004.[625]

---

[625] Erstellt aus FRERICHS, Friesland, S. 188.

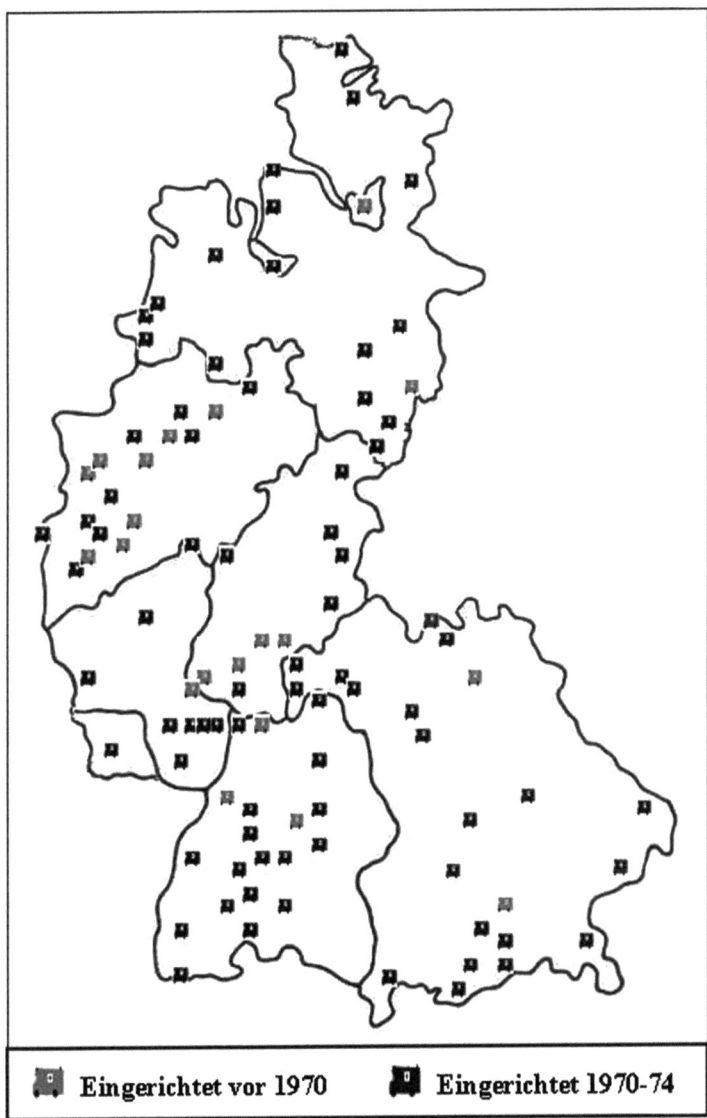

Abb. 6: Notarztsysteme in der Bundesrepublik vor und nach 1970.[626]

---

[626] Zusammengestellt aus: Junghanns, Clinomobil, S. 202; Dortmann et al., Mainz, S. 212; Kunz, Frankfurt, S. 82; Martens/Schläfer, Notarztdienst, S. 348; Curio, Krankentransport, S. 51f.; Bartelke, Notarztwagen, S. 75f; Müller, Geschichte, S. 272; Gillmann, Unfallwagen, S. 60; Prietz, Niedersachsen, S. 31; Herzog, Rettungsdienst, S. 51f.

Abbildungen

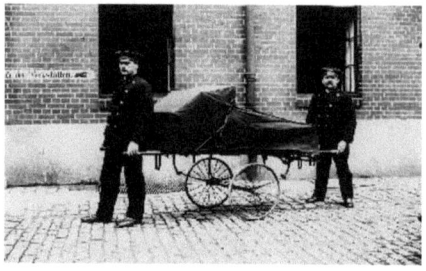

Abb. 7: Fahrbares Krankentragegestell, Hof der Feuerwache Neugasse (1903).

Abb. 8: Pferdegespann der Feuerwehr Köln, Anfang des 20. Jahrhunderts. 1899 gingen die Krankentransporte an die Feuerwehr über. Neben den von Hand gezogenen Krankenwagen wurden für Rettungsfahrten hauptsächlich pferdebespannte Fahrzeuge eingesetzt. Man beachte die weißen Schutzmäntel.

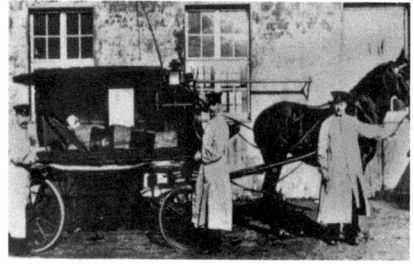

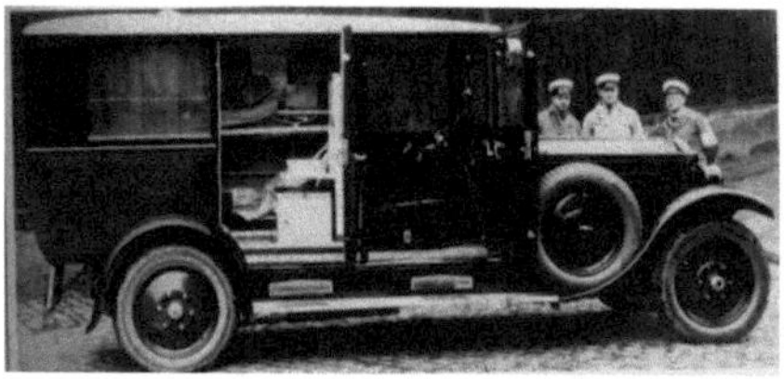

Abb. 9: Opel Krankenwagen der ASB-Kolonne Pirmasens im Jahre 1926.

Abb. 10: Gesamtansicht der Fahrbaren Klinik nach Kirschner.

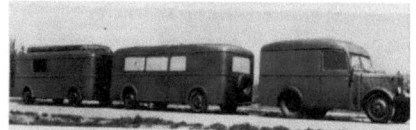

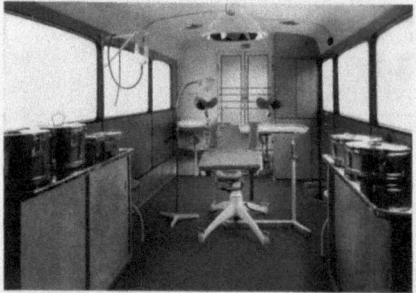

Abb. 11: Fahrbare Klinik nach Kirschner. Innenansicht des Operationswagens.

Abb. 12: Unfallwagen Opel Blitz der BF Hamburg 1947.

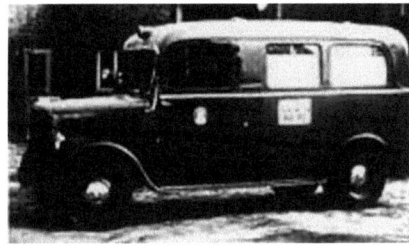

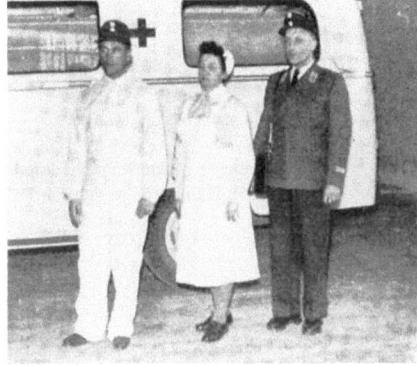

Abb. 13: Dienstkleidung des DRK-Personals: Katastrophenschutz-Anzug, Helferinnentracht, Krankentransport-Dienstkleidung (von links).

Abb. 14: DRK-Krankentransport mit zwei Patienten, ca. 1950-1956.

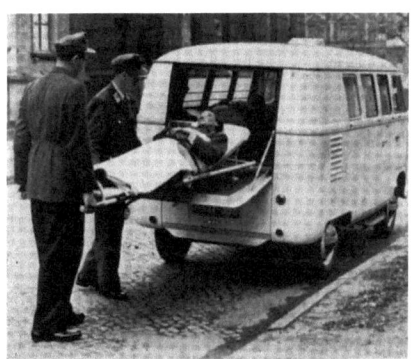

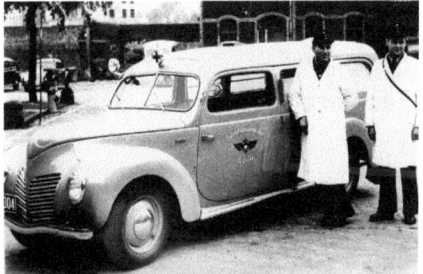

Abb. 15: Krankenwagen der BF Köln auf der Basis eines Ford Taunus 1952.

Abb. 16: Krankenwagenverbandkasten der 1950er Jahre nach DIN 13159, Länge 52,5cm, Breite 21 cm und Höhe 16 cm.

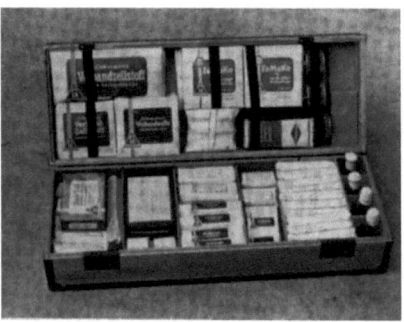

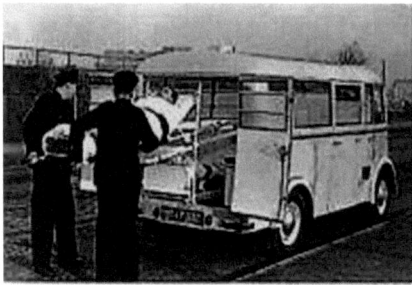

Abb. 17: Zwei-Tragen-Krankenwagen Tempo Matador 1400 der BF Hamburg aus den Jahren 1953-55.

Abb. 18: Krankenwagen Opel Olympia 1956.

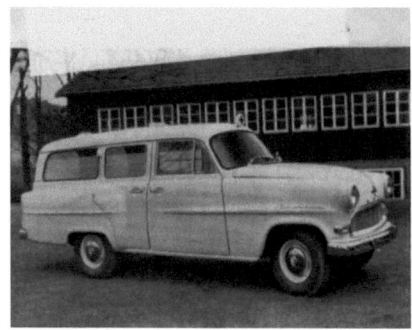

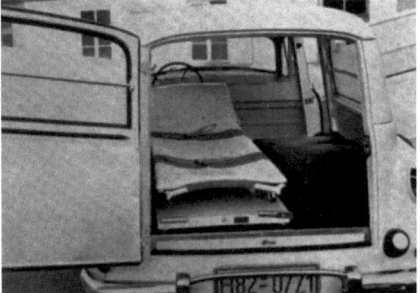

Abb. 19: Innenansicht des Krankenwagen Opel Olympia.

Abb. 20: Krankenwagen DKW, 1950er Jahre.

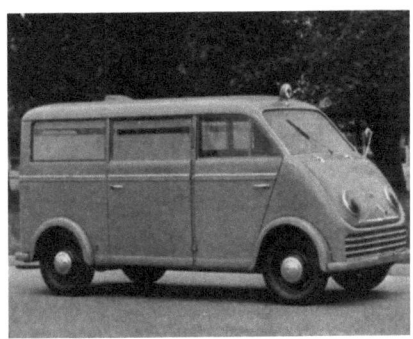

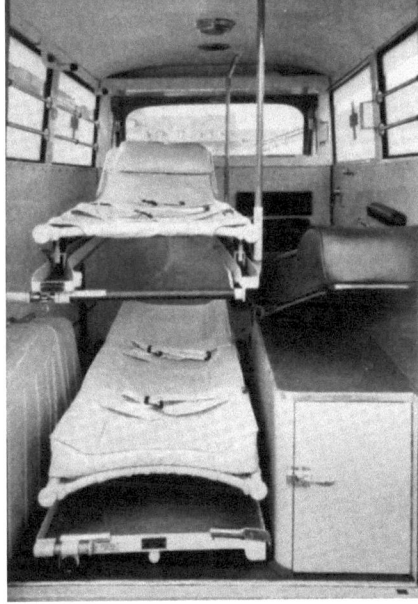

Abb. 21: Innenansicht des Krankenwagen DKW.

Abb. 22: KTW VW T 1 des DRK Coburg, Baujahr 1968.

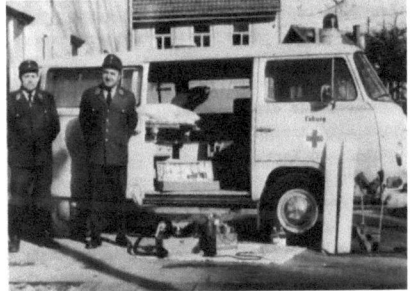

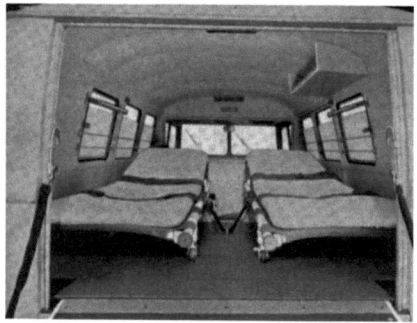

Abb. 23: Innenansicht des VW T1 Krankenwagens.

Abb. 24: Bild aus dem Jahre 1965 Von links: 2 Hilfskrankenwagen, 1 Infektionswagen, 1 Reservekrankenwagen, 5 VW-Krankenwagen und der Unfallwagen.

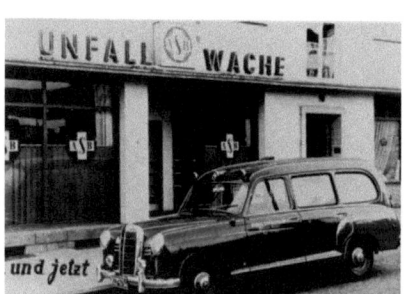

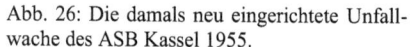

Abb. 25: Damals neuester Krankenwagen der ASB Unfallwache Kassel. Im Hintergrund die Unfallwache. Der Bundesvorstand schrieb dazu: „Es ist ein Mercedes 180, bestens ausgerüstet. Die geschmackvolle seegrüne Farbe innen und außen gibt dem Wagen eine ganz besondere Note."

Abb. 26: Die damals neu eingerichtete Unfallwache des ASB Kassel 1955.

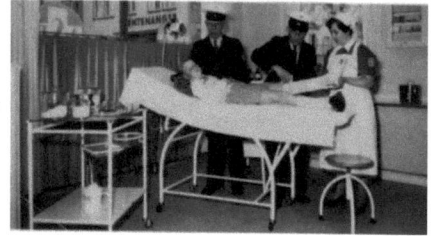

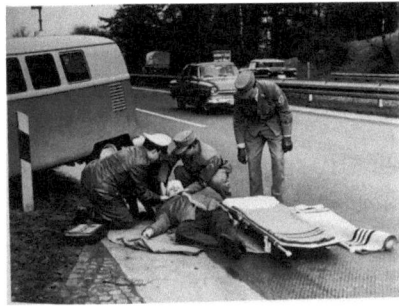

Abb. 27: Autobahneinsatz der JUH-Autobahnwache Düsseldorf-Jägersteg 1959.

Abb. 28: Hinweisschild „Unfallhilfsstelle".

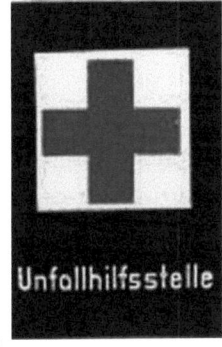

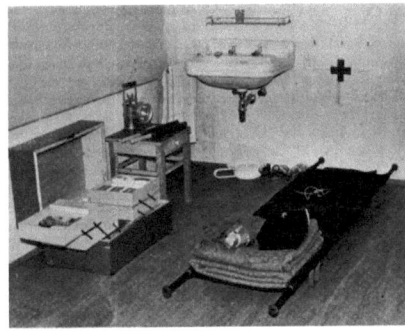

Abb. 29: Einrichtung einer Unfallhilfsstelle ohne Jahr, ca. 1957.

Abb. 30: Rettungsstation an der Autobahn Siegburg 1964, besetzt durch den ASB Köln (seit 1964).

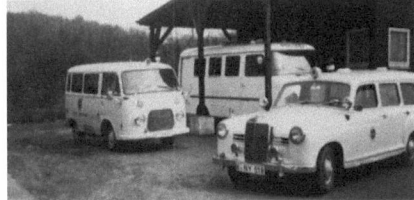

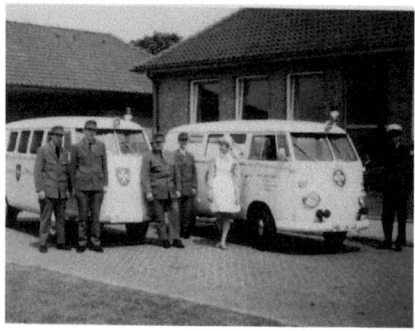

Abb. 31: gemeinsamer Unfallrettungsdienst von MHD und ASB an der Autobahnmeisterei Hemelingen an Pfingsten 1967 (Raum Bremen).

Abb. 32: Einweihung der JUH-Autobahn-wache Hamburg 1967.

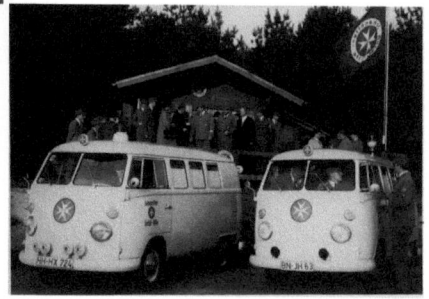

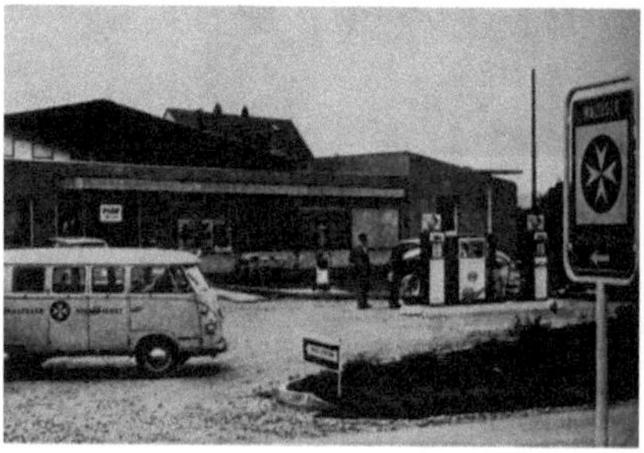

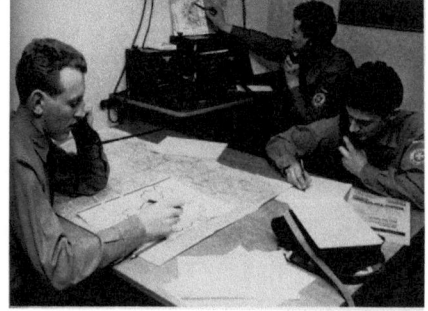

Abb. 33: Unfallhilfsstelle des MHD an einer Autobahn vor 1970.

Abb. 34: Funkleitstelle der JUH ohne Jahresangabe, vor 1970.

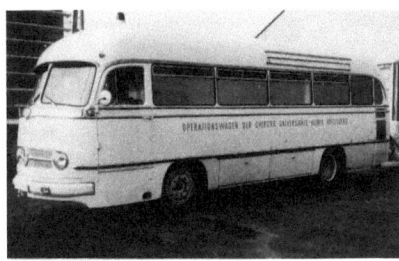

Abb. 35: Clinomobil der Chirurgischen Universitätsklinik Heidelberg 1957.

Abb. 36: Praxismobil des Arztes Hanns Abigt.

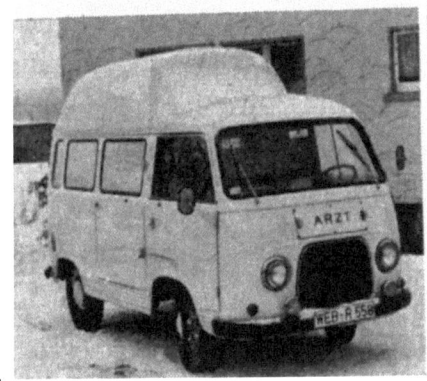

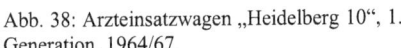

Abb. 37: NAW der BF Köln 1964.

Abb. 38: Arzteinsatzwagen „Heidelberg 10", 1. Generation, 1964/67.

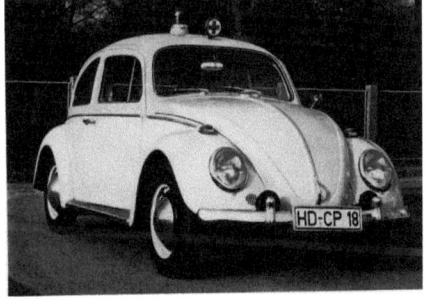

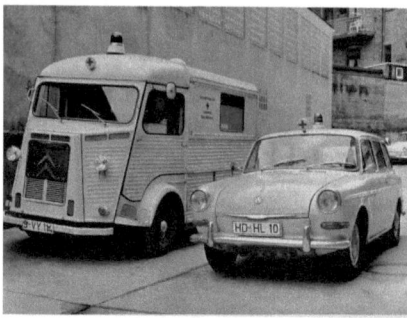

Abb. 39: Rettungswagen des DRK Heidelberg und Arzteinsatzwagen „Heidelberg 10", 2. Generation, ca. 1969.

Abb. 40: Arzteinsatzwagen „HD 10" der Chirurgischen Universitätsklinik, 4. Generation, eingesetzt seit Mai 1970. Vgl. dazu auch GÖGLER, Standardisierung, S. 9.

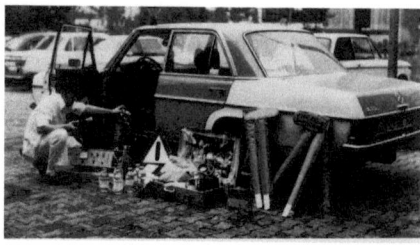

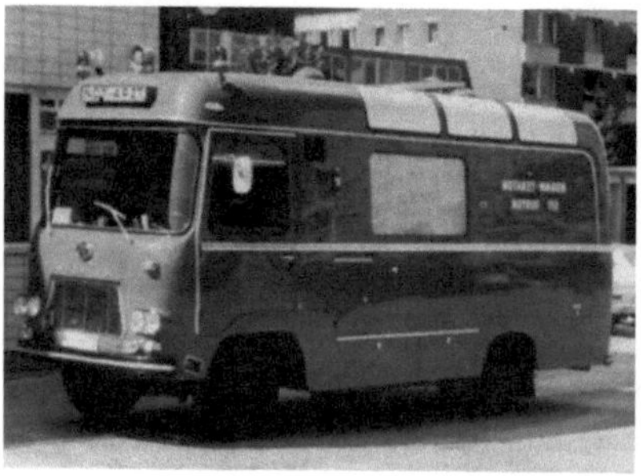

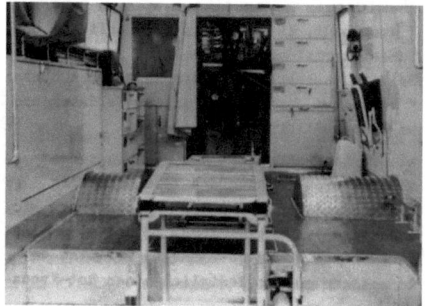

Abb. 41: NAW der BF Köln, Foto aus dem Jahr 1968.

Abb. 42. Innenansicht des Notarztwagens der BF Köln.

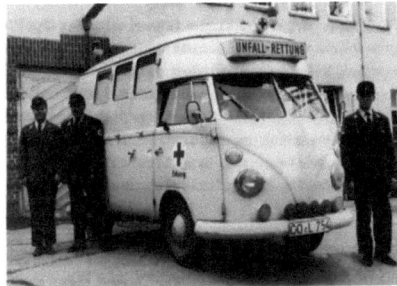

Abb. 43: RTW des DRK Coburg, Baujahr 1968.

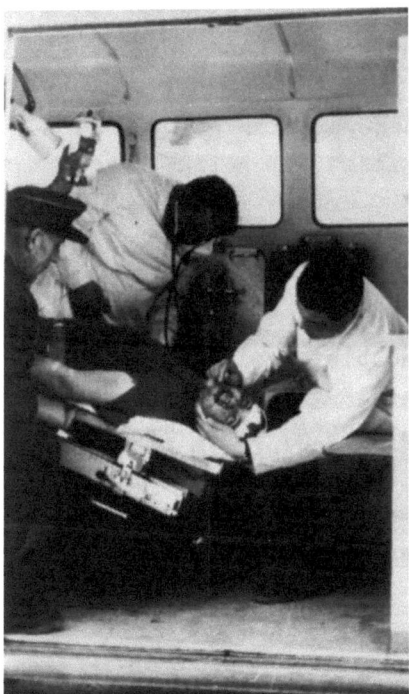
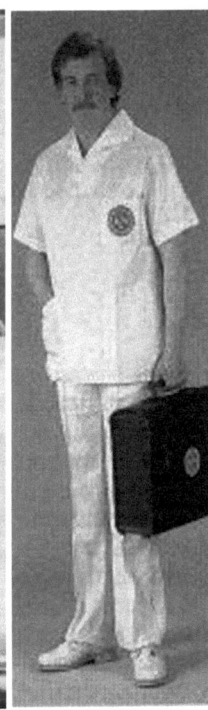
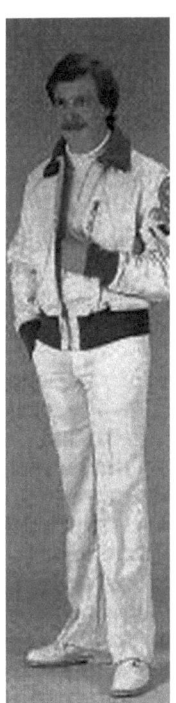

Abb. 44: Patientenversorgung im RTW des DRK Coburg 1968.

Abb. 45: ASB Dienstkleidung 1980 für Rettungsdienstpersonal.

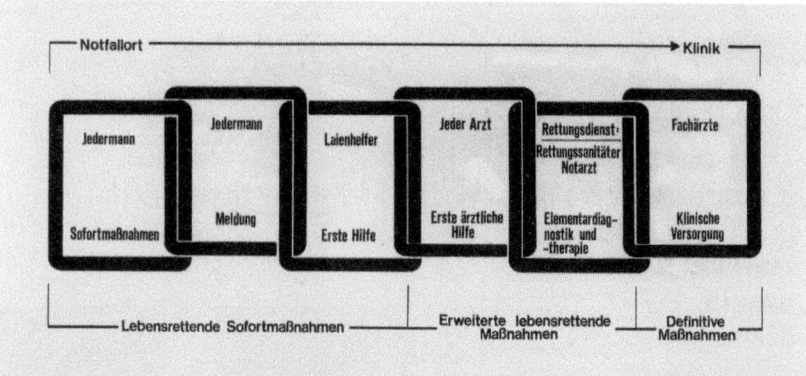

Abb. 46: Rettungskette nach Friedrich Wilhelm Ahnefeld.

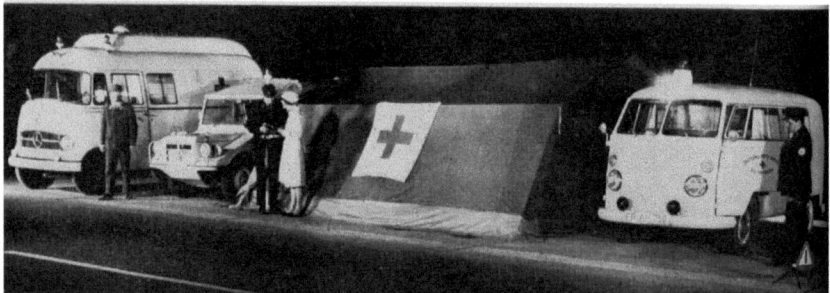

Abb. 47: Nächtliche Aufnahme des Autobahnrettungsdienstes des DRK Freiburg während der Osterfeiertage 1966. Der Notfallarztwagen, eine „fahrbare Funkvermittlung", ein Sanitätszelt und ein VW-Unfallrettungswagen, Autobahnauffahrt Freiburg-Süd. Das DRK unterhielt zeitgleich im Raum Freiburg zwei weitere Unfallhilfsstellen an der Autobahnausfahrt Freiburg-Nord und an der B 31 Burg. 45 Helfer leisteten 202 Einsatzstunden, 15 Schwerverletzte, darunter Beinabriß, Oberschenkelbruch, Schädelverletzungen u.a.

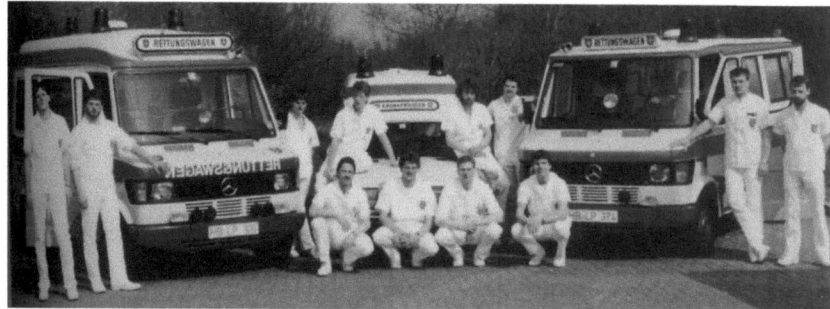

Abb. 48: Nicht näher datiertes Foto der Fahrzeuge und Besatzung der Rettungswache Huchting bei Bremen (MHD) in den 80er Jahren.

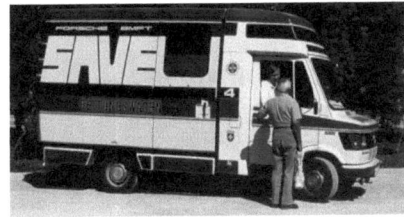

Abb. 49: SAVE-Rettungswagen des ASB, um 1976.

Abb. 50: Hoch-Lang-KTW der BF Bremerhaven, 1985.

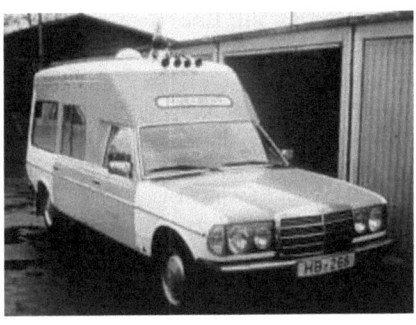

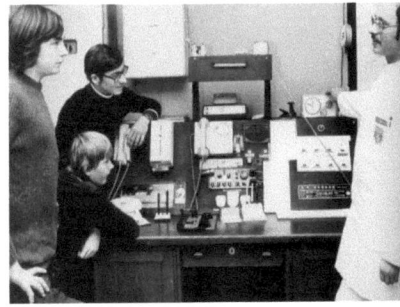

Abb. 51: Nicht näher datiertes Foto eines selbst gebauten Leitstellentischs in der Rettungswache Welschbillig (Diözese Trier) Anfang der 70er Jahre.

Abb. 52: NEF und RTW an der Chirurgischen Klinik Heidelberg im Jahr 2004.

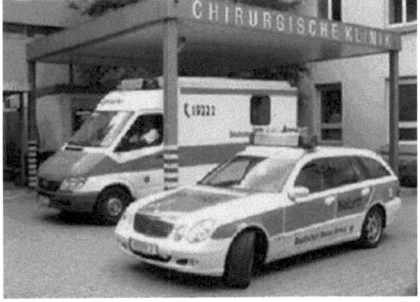

Bildnachweis

ABIGT, H.: Mein Praximobil, in: Der Landarzt, 39. Jg., 1963, H. 10, S. 423-425. (Abb. 36); AHNEFELD, F.W.: Notfallmedizin und Rettungsdienst. Ein Rück- und Ausblick, in: Ders.:/Brandt, L./Safar, P. (Hrsg.): Notfallmedizin. Historisches und Aktuelles, o. O. 1991, S. 6-10. (Abb. 46); ARBEITER-SAMARITER-BUND, ARCHIV (Abb. 9, Abb. 25, Abb. 26, Abb. 30, Abb. 49, Abb. 45); BERUFSFEUERWEHR BREMERHAVEN, Pressestelle (Abb. 24, Abb. 50); BERUFSFEUERWEHR HAMBURG, Pressestelle (Abb. 12, Abb. 17); BERUFSFEUERWEHR KÖLN, PRESSESTELLE (Abb. 8, Abb. 15, Abb. 42, ABB. 37, Abb. 41); BERUFSFEUERWEHR WIESBADEN, Pressestelle (Abb. 7); CURIO, F.: Die Geschichte des Krankentransportes, Med. Diss., Universität Köln 1971. (Abb. 22, ABB. 43, ABB. 44); DEUTSCHES ROTES KREUZ, Archiv (Abb. 13, Abb. 14, Abb. 16, Abb. 18, Abb. 19, Abb. 20, Abb. 21, Abb. 23, Abb. 28, Abb. 29, Abb. 47); INSTITUT FÜR GESCHICHTE DER MEDIZIN DER UNIVERSITÄT HEIDELBERG (Abb. 35, Abb. 38, Abb. 39, Abb. 40, Abb. 52); JOHANNITER-UNFALL-HILFE E.V., ARCHIV (Abb. 27, Abb. 32, Abb. 34); KIRSCHNER, M.: Die fahrbare chirurgische Klinik, in: Der Chirurg, 10. Jg., 1938, H. 20, S. 713-715. (Abb. 10, Abb. 11); MALTESER-HILFSDIENST, ARCHIV (Abb. 31, Abb. 33, Abb. 48, Abb. 51)

Bibliographie

Quellen

Drucksachen Bundestag und Bundesrat (BR)

8/1573	10/5409	11/4753	14/2948
8/3467	10/841	12/3102	14/3654
8/3537	11/1273	12/4997	BR 54/88
8/3548	11/2275	12/5054	BR 54/1/88
9/2401	11/2364	12/5963	BR 323/89
9/2426	11/4542	12/6077	
10/3148	11/4664	14/722	

Gesetze

BADEN-WÜRTTEMBERG: Gesetz über den Rettungsdienst vom 10. Juni 1975 (bw RDG i. d. F. v. 1975), in: Ministerium für Arbeit, Gesundheit und Sozialordnung (Hrsg.): Rettungsdienstplan Baden-Württemberg, Stuttgart 1975, S. 89-92.

BADEN-WÜRTTEMBERG: Gesetz über den Rettungsdienst in der Fassung vom 1. September 1983 (bw RDG i. d. F. v. 1983), in: Lippert, H.-D./Weissauer, W. (Hrsg.): Das Rettungswesen. Organisation, Medizin, Recht, Berlin/Heidelberg 1984, S. 168-172.

BAYERN: Bayerisches Gesetz über den Rettungsdienst vom 11. Januar 1974 (BayRDG), in: Ebd., S. 173-177.

BERLIN: Gesetz über den Brandschutz und die Hilfeleistungen bei Notlagen in der Fassung vom 26. September 1975 (Auszug) (Feuerwehrgesetz – FwG Berlin), in: Ebd., S. 198.

BREMEN: Verordnung zur Durchführung des Gesetzes über den Feuerschutz im Lande Bremen vom 1. Februar 1952 (Auszug) (Brem. Verordnung), in: Ebd., S. 198.

BREMEN: Gesetz über den Feuerschutz im Lande Bremen vom 18. Juli 1950 in der Fassung vom 8. September 1970 (Auszug) (FwG Bremen), in: Ebd., S. 198-199.

BUNDESREPUBLIK DEUTSCHLAND: Muster für ein Ländergesetz über den Rettungsdienst (Muster-RDG), in: Lippert, H.-D./Weissauer, W. (Hrsg.): Das Rettungswesen. Organisation, Medizin, Recht, Berlin/Heidelberg 1984, S. 165-167.

BUNDESREPUBLIK DEUTSCHLAND: Gesetz über den Beruf der Rettungsassistentin und des Rettungsassistenten vom 10. Juli 1989 (Rettungsassistentengesetz – RettAssG), in: BGBl I, S. 1384.

HAMBURG: Feuerwehrgesetz vom 15. Mai 1972 in der Fassung vom 9. Dezember 1974 (FwG HH), in: Ebd., S. 199.

HESSEN: Vereinbarung über den Ausbau und die Durchführung des Krankentransport- und Rettungsdienstes in Hessen vom 10. Februar 1978 (Vereinb. Hessen), in: Ebd., S. 194-196.

NIEDERSACHSEN: Richtlinien für den Rettungsdienst in Niedersachsen vom 31. Oktober 1974 (RL Nieders.), in: Ebd., S. 196-197.

NORDRHEIN-WESTFALEN: Gesetz über den Rettungsdienst vom 26. November 1974 (RettG NRW), in: Ebd., S. 177-180.

RHEINLAND-PFALZ: Landesgesetz über den Rettungsdienst in Rheinland-Pfalz vom 17. Dezember 1974 (r-p. RettDG), in: Ebd., S. 181-185.

SAARLAND: Gesetz Nr. 1029 über den Rettungsdienst vom 24. März 1975 (saarl. RDG), in: Ebd., S. 186-189.

SCHLESWIG-HOLSTEIN: Rettungsdienstgesetz vom 24. März 1975 (sh RDG), in: Ebd., S. 189-191.

SCHLESWIG-HOLSTEIN: Landesverordnung zur Durchführung des Rettungsdienstgesetzes vom 2. Juni 1978 (LV sh RDG), in: Ebd., S. 191- 193.

Unveröffentlichte Quellen

SPIES, L.: Leserbrief: Ihr Artikel in der „Siegerländer Rundschau" vom Samstag, d. 09./10. Mai 1970 unter der Überschrift: „DRK vermutet: Schwindler am Werk" (Archiv der Björn Steiger Stiftung: Manuskript 143, 36).

WERMKE, G. (HRSG.): Werden, Wachsen, Wirken. 50 Jahre Johanniter-Unfall-Hilfe e.V., Probedruck, o. O. 2002.

Aufsätze in Zeitschriften, Zeitungsartikel, monographische Quellen

ABIGT, H.: Mein Praximobil, in: Der Landarzt, 39. Jg., 1963, H. 10, S. 423-425.

AHNEFELD, F. W./HOSSLI, G.: Der Notfallwagen – Konstruktion und Ausrüstung, in: Hutschenreuter, K. (Hrsg.): Anaesthesie und Notfallmedizin, Berlin/Heidelberg 1966, S. 102-106.

DERS.: Sekunden entscheiden. Lebensrettende Sofortmaßnahmen, Berlin/Heidelberg 1967.

DERS. ET AL.: Wiederbelebung am Unfallort und auf dem Transport. Erfahrungen mit dem Mainzer Notarztwagen, in: Münchener Medizinische Wochenschrift, 109. Jg., 1967, H. 42, S. 2157-2161.

DERS. (HRSG.): Wiederbelebung und Anästhesie. Bericht über ein Symposion, veranstaltet vom Bundesministerium der Verteidigung unter Berücksichtigung der Katastrophensituation und der Feldverhältnisse, Darmstadt 1967.

DERS.: Aus der Sicht des Anaesthesisten, in: Langenbecks Archiv für Chirurgie, 1982, H. 358, S. 451-455.

DERS./MEHRKENS, H.: Es ist noch nicht alles Gold was glänzt. Wo steht der Rettungsdienst heute, in: Der Rettungssanitäter, 6. Jg., 1983, H. 1, S. 15-17.

DERS./ROSSI, R.: Notfallmedizin und Rettungsdienst, in: Universitas. Zeitschrift für Wissenschaft, Kunst und Literatur, 39. Jg., 1984, H. 2, S. 125-135.

Ders.: Organisation der medizinischen Katastrophenhilfe, in: Peter, K. (Hrsg.): Katastrophenmedizin, München 1984, S. 57-62.

DERS./BRANDT, L./SAFAR, P. (HRSG.): Notfallmedizin. Historisches und Aktuelles, o. O. 1991.

DERS.: Notfallmedizin und Rettungsdienst. Ein Rück- und Ausblick, in: DERS.:/BRANDT, L./SAFAR, P. (HRSG.): Notfallmedizin. Historisches und Aktuelles, o. O. 1991, S. 6-10.

DERS./BRANDT, L.: Wo liegen die Wurzeln des modernen Reanimationsgedankens? in: Ebd., S. 10-44.

DERS.: Der Rettungsdienst im Spiegel unserer Zeit. Festvortrag, in: Engelhardt, G. H./Rupprecht, H. (Hrsg.): Der Rettungsdienst im Spiegel unserer Zeit, Edewecht 1994, S. 15-19.

DERS./GORGASS, B./ROSSI, R.: Rettungsassistent und Rettungssanitäter, Berlin/Heidelberg 5. überarb. Auflage 1999.

DERS.: Vom Samariter zum Notarzt, in: ADAC-Luftrettung, 2003, H. 2, S. 19-25.

DERS.: „Das deutsche Volk muss ein Volk von Lebensrettern werden". Zur Geschichte der Notfallmedizin, in: Rettungsdienst, 28. Jg., 2005, H. 5, S. 22-29.

ALTGELT, C.: Feldsanitätswesen, in: Schwarte, M. (Hrsg.): Der Große Krieg 1914-1918, Bd. 9, Teil 2, Leipzig 1923, S. 401-539.

Altkleidersammlung wofür?, in: Passauer Neue Presse vom 03.04.1970.

ARNOLD, N.: Rettungsdienst in Deutschland. Wie Rettungsdienst sich den vielfältigen strukturellen Anforderungen stellt, Edewecht 1993.

BARKLEY, K. T.: The Ambulance. The story of emergency transportation of sick and wounded through the centuries, Hicksville, N.Y. 1978.

BARTELKE, C.: Notarztwagen in der Bundesrepublik Deutschland. Eine Studie über die Organisation und Ausrüstung dieser Rettungsmittel, med. Diss., Universität Mainz 1977.

BAUER, K. H.: Rassenhygiene. Ihre biologischen Grundlagen, Leipzig 1925.

DERS.: Über Verkehrsunfälle aus der Sicht des Chirurgen, in: Ärztliche Mitteilungen, 39. Jg., 1954, H. 12, S. 402-411.

DERS.: Möglichkeiten des ärztlichen Einsatzes am Unfallort zur Minderung der Unfallfolgen, in: Bundesminister für Verkehr (Hrsg.): Die Vierte Gemeinsame Verkehrssicherheitskonferenz am 23. Mai 1957 in Bad Godesberg, Bonn 1957, S. 53-55.

BAUER, T.: „…die Hauptthätigkeit doch eine soziale ist". 125 Jahre Rotes Kreuz in Frankfurt am Main 1866 - 1991, Frankfurt am Main 1991.

BAUER, M./HELLWIG, H. H.: Geschichte des Rettungsdienstes, in: Kühn, D./Luxem, J./Runggaldier, K. (Hrsg.): Rettungsdienst, München/Jena 2001.

BAUSE, J./HERBST, H.: Der Rettungssanitäter. Ein Leitfaden, Stuttgart 1978.

BECKER, A.: Ein Sommernachtstraum, in: Der Rettungssanitäter, 7. Jg., 1984, H. 12, S. 491-492.

BEIM UNFALL bestimmt der Zufall. Spiegel-Report über den westdeutschen Rettungsdienst, in: Der Spiegel, 26. Jg., 1972, H. 21, S. 52-66.

BENCZE, B.: Die Organisation und Tätigkeit des ungarischen Rettungsdienstes, in: Mitteilungen Nr. 2 der Arbeitsgemeinschaft der Rettungsärzte. Beilage zu Der Anästhesist, 19. Jg., 1970, H. 8, S. 12-13.

BERGMANN, H.: Die Organisation des Rettungswesens in Österreich, in: Mitteilungen Nr. 1 der Arbeitsgemeinschaft der Rettungsärzte. Beilage zu Der Anästhesist, 18. Jg., 1969, H. 3, S. 6-9.

BERICHT AUS BONN. Unfallverhütungsbericht Straßenbericht '83 liegt vor, in: Der Rettungssanitäter, 7. Jg., 1984, H. 7, S. 319-323.

BIEGE, B.: Leserbrief. Betrifft: Ehrenamt, in: Rettungsdienst, 9. Jg., 1986, H. 12,.

BIESE, A. F./SCHÄFER, N.: Wir testeten den DM-Test: Falsche Ergebnisse! Regierungsmedizinaldirektor Dr. Biese zur Diskussion um das Unfallhilfsstellensystem, in: Deutsches Rotes Kreuz. Zentralorgan des Deutschen Roten Kreuzes in der Bundesrepublik Deutschland, 24. Jg., 1969, H. 6, S. 18-20.

DERS./LÜTTGEN, R. (HRSG.): Handbuch des Rettungswesens. Erste Hilfe, Rettungsdienst und Krankentransport, Hagen 1974-2007.

BLOS, D.: Das Berliner Rote Kreuz 1945 - 1976, Berlin 1979.

BOGENSCHNEIDER, J.: Leserbrief. Betrifft: Artikel „Monopolstellung" in RD 3/87, in: Rettungsdienst, 10. Jg., 1987, H. 5, S. 289.

BONN, H. P.: Dokumentationsstudie Rettungsdienst und Krankentransport 1980/81, Bonn 1982.

BRANDIS, H./FREY, R. (HRSG.): Katastrophenmedizin. Leitfaden für die ärztliche Versorgung im Katastrophenfall, Bonn 1981.

BRANDT, L. (HRSG.): Illustrierte Geschichte der Anästhesie, Stuttgart 1997.

BRAUN, B.: Keine Hilfe für den Mann, der helfen will, in: Bild am Sonntag vom 24.05.1970.

BRECHMANN, W.: Das Heidelberger Modell chirurgischer Erstversorgung am Unfallort, in: Langenbecks Archiv für Chirurgie, 1969, H. 325, S. 265-268.

BVRS: Zur Sache, in: Der Rettungssanitäter, 3. Jg., 1980, H. 4, S. 22-24.

Caritative Verbände greifen Architekten wegen Unfallhilfe an. Vater sammelte nach Verkehrstod des Sohnes, in: Abendzeitung vom 13.05.1970.

CURIO, F.: Die Geschichte des Krankentransportes, Med. Diss., Universität Köln 1971.

DAELEN, M./KOCH, F.: Das Gesundheitswesen in der Bundesrepublik Deutschland, Stuttgart 1954.

DALHOFF, M.: Finanzierungsregelungen im Rettungsdienst. Gegenwart und Zukunftsperspektiven, in: Neue Zeitschrift für Sozialrecht, 4. Jg., 1995, H. 4, S. 153-162.

DAM, W.: Das Dänische Rettungskorps, in: Der Anästhesist, 17. Jg., 1968, H. 4, S. 123-125.

Den 1000. Notrufmelder aufgestellt, in: Die Ersatzkasse, 59. Jg., 1979, H. 10, S. 408.

DEUTSCHER NORMENAUSSCHUSS: DIN 75080. Krankenkraftwagen für 1 bis 4 Liegendkranke, in: Steingruber, F. (Hrsg.): Handbuch für den Krankentransport, Heidelberg 1955, S. 54-55.

DEUTSCHES ROTES KREUZ (HRSG.): Der Unfallhilfs- und Rettungsdienst. Maßnahmen und Vorschläge des Deutschen Roten Kreuzes, Bonn 1964.

DERS. (HRSG.): Jahrbuch, Bonn 1964.

DERS.: Zwischenbericht 1966 zu Heft 28 der DRK-Schriftenreihe, in: Ders. (Hrsg.): Der Unfallhilfs- und Rettungsdienst. Maßnahmen und Vorschläge des Deutschen Roten Kreuzes, Bonn 1966.

DERS. (HRSG.): Arbeitsbedingungen für Angestellte und Arbeiter des Deutschen Roten Kreuzes. Stand vom 1.10.1968, o. O. 1968.

DERS.: Resolution des 2. Rettungskongresses des Deutschen Roten Kreuzes vom 13. bis 15. Oktober 1970 in Göttingen, in: Biese, A. F./Lüttgen, R. et al. (Hrsg.): Handbuch des Rettungswesens, Grundwerk G 2.1, Hagen 1970, S. 1.

DERS.: Resolution des 3. Rettungskongresses des Deutschen Roten Kreuzes vom 19. bis 22. März 1974 in Sindelfingen, in: Biese, A. F./Lüttgen, R. (Hrsg.): Handbuch des Rettungswesens, Grundwerk G 2.2, Hagen 1974, S. 5-13.

DERS.: Resolution des 4. Rettungskongresses des Deutschen Roten Kreuzes 1978, in: Biese, A. F./Lüttgen, R. (Hrsg.): Handbuch des Rettungswesens, Ergänzung 2/78, G 2.3, Hagen 1978, S. 1-13.

DERS.: Resolution des 5. Rettungskongresses des Deutschen Roten Kreuzes 1982, in: Biese, A. F./Lüttgen, R. (Hrsg.): Handbuch des Rettungswesens, Ergänzung 2/82, G 2.4, Hagen 1982, S. 1-8.

DERS. (HRSG.): 6. Rettungskongreß des Deutschen Roten Kreuzes. Analysen, Berichte, Ergebnisse, Bonn 1986.

DERS.: Resolution des 6. Rettungskongresses des Deutschen Roten Kreuzes 1986, in: Biese, A. F./Lüttgen, R. (Hrsg.): Handbuch des Rettungswesens, Ergänzung 3/86, G 2.5, Hagen 1986, S. 1-8.

DERS. (HRSG.): Anschriftenverzeichnis - Leistungsübersicht 1991, Bonn 1991.

DERS.: Ergebnisse des 7. Rettungskongresses des DRK in Saarbrücken 1990, in: Lüttgen, R. et al. (Hrsg.): Handbuch des Rettungswesens, Ergänzung 1/91, Hagen 1991.

DERS. (HRSG.): Anschriftenverzeichnis - Leistungsübersicht 1992, Bonn 1992.

DICK, W. F./SCHÜTTLER, J.: Notfallmedizin, in: Schüttler, J. (Hrsg.): 50 Jahre Deutsche Gesellschaft für Anästhesiologie und Intensivmedizin. Tradition und Innovation, Berlin/Heidelberg 2003, S. 272-284.

DIETZ, H.: Die Rettungsdienste können wirtschaftlicher arbeiten, in: Der Städtetag. Zeitschrift für kommunale Politik und Praxis, 34. Jg., 1981, H. 9, S. 579-582.

DIONYS Münstermann überführt sein Geschäft in die JUH, in: Rettungsdienst, 10. Jg., 1987, H. 3, S. 174.

DORTMANN, C. ET AL.: Der Mainzer Notarztwagen. Vierjahresbericht, in: Der Anästhesist, 19. Jg., 1970, H. 6, S. 212-219.

DRK vermutet: Schwindler am Werk. Altpapiersammlung angekündigt, Unterstützung blieb bisher aus, in: Westfälische Rundschau vom 09./10.05.1970.

DRK-Altkleiderspende Ende Mai im Kreis. Konkurrenz sammelt nicht, in: Taunus-Zeitung vom 01.04.1970.

DRK WERBUNG GMBH (HRSG.): Adressenhandbuch des DRK, Bonn 1969.

DRK-GENERALSEKRETARIAT (HRSG.): Rotkreuz-Werk 1945-51, o. O. 1952.

DRK-LANDESVERBAND BADEN WÜRTTEMBERG (HRSG.): 125 Jahre Rotes Kreuz 1863-1988. Vom Württembergischen Sanitätsverein zum DRK-Landesverband Baden-Württemberg, Stuttgart 1988.

DÜNING: Leserbrief. Betrifft: Ehrenamt, in: Rettungsdienst, 9. Jg., 1986, H. 9.

ENGELHARDT, G. H./HERNANDEZ-RICHTER, H. J.: Fünfjährige Erfahrungen mit dem Notarztwagen „Köln" im Unfallrettungseinsatz, in: Münchener Medizinische Wochenschrift, 111. Jg., 1969, H. 7, S. 370-372.

ENGELHARDT, B.: Gerät „Florian" ins Abseits? Münchner Feuerwehrchef beklagt Rückgang der Notarzteinsätze der Berufsfeuerwehr- Kontroverse löste Diskussion über ärztliche Maßnahmen durch Rettungssanitäter aus, in: Rettungsdienst, 8. Jg., 1985, H. 3, S. 156-157.

ENKE, K.: Berufsausbildung im Rettungsdienst - Ergebnisse einer bundesweiten Bestandsaufnahme. Die neuen Bundesländer, in: Kontekollias, J. S./Rupprecht, H. (Hrsg.): Qualität Sichern - Strukturen optimieren. Referateband zum 13. Bundeskongreß Rettungsdienst in Nürnberg, Edewecht 1993, S. 85-92.

ERDMANN, W.: Ohne Befehl. Das Rote Kreuz in Schleswig-Holstein, damals - gestern - heute, Kiel 1969.

EXNER, H.: Das öffentliche Notrufsystem, in: Biese, A. et al. (Hrsg.): Handbuch des Rettungswesens, Ergänzung 2/91, A 1.3 /20, Hagen 1991, S. 1-4.

Farthmann fordert qualifizierte Ausbildung für Rettungssanitäter, in: Rettungsdienst, 8. Jg., 1985, H. 5, S. 246.

FERTIG, B./LANDSLEITNER, B.: Beruf ohne Berufung? Oder „Rettungssanitäter werden, ist nicht schwer - einer zu bleiben, dagegen sehr", in: Rettungsdienst, 11. Jg., 1988, H. 12, S. 726-731.

FIEBIG, U.: Ausbau des Rettungswesens. Eine gesundheitspolitische Notwendigkeit ersten Ranges, in: Sozialdemokratischer Pressedienst vom 18.03.1971, S. 3-4.

FINGER, G.: Ärztliche Verantwortung im Katastrophenfall, in: Therapiewoche, 15. Jg., 1965, H. 9, S. 429-432.

FISCHER, H.: Die Notchirurgie zwischen Truppenverbandsplatz und Feldlazarett, in: Guth, E. (Hrsg.): Sanitätswesen im Zweiten Weltkrieg, Herford 1990, S. 47-76.

FLÖSER, V.: Der Tod kam auf Glatteis, in: Der Rettungssanitäter, 2. Jg., 1979, H. 2, S. 4.

FRENSEL, H./STACHOWSKI, B.: Die Angst geht um!? in: Der Rettungssanitäter, 7. Jg., 1984, H. 1, S. 39-40.

Frerichs, H.: Vom Krankenkorb zum Rettungsdienst Friesland. Dokumente zur Geschichte der Krankenbeförderung und der Notfallrettung im Landkreis Friesland 1884 bis 2004, Jever 2005.

Friedhoff, E.: Verletztentransportwagen, Notfallarztwagen, Operationswagen, in: Therapiewoche, 15. Jg., 1965, H. 9, S. 441-443.

Ders.: Chirurgische Erstversorgung am Unfallort. Indikation, Organisation, Ausbildung, Fehler und Gefahren, in: Langenbecks Archiv für Chirurgie, 1969, H. 325, S. 214-222.

Ders.: Ein Pionier erzählt. Zur Geschichte des Kölner Notarztdienstes, in: Der Rettungssanitäter, 6. Jg., 1983, H. 1, S. 3-5.

Fritzen, T.: Reißerische Maßnahmen? in: Der Rettungssanitäter, 2. Jg., 1979, H. 4, S. 22.

Gall, A.: „Gute Straßen bis ins kleinste Dorf". Verkehrspolitik und Landesplanung 1945-1976, in: Schlemmer, T. (Hrsg.): Bayern im Bund. Bd. 1: Die Erschließung des Landes 1949-1973, München 2001, S. 119-204.

Geld und Sympathien für Steigers Privat-Rotkreuz. Überall Hilfe nach Schikanen, in: Abendzeitung vom 19.05.1970.

Gelinski, H./Gorgass, B.: Zur Neuvorlage eines Gesetzes über den Beruf des Rettungssanitäters, in: Der Rettungssanitäter, 6. Jg., 1983, H. 6, S. 254-256.

Gillmann, H.: Vom Unfallwagen zum interdisziplinären Notarztwagen, in: Ahnefeld, F. W./Brandt, L./Safar, P. (Hrsg.): Notfallmedizin. Historisches und Aktuelles, o. O. 1991, S. 59-64.

Gladen, A.: Geschichte der Sozialpolitik in Deutschland. Eine Analyse ihrer Bedingungen, Formen, Zielsetzungen und Auswirkungen, Wiesbaden 1974.

Gögler, E.: Katastrophenschutz, Aufgaben und Organisation, in: Therapiewoche, 15. Jg., 1965, H. 9, S. 424-429.

Ders.: Die ärztlichen Forderungen an einen Notfallwagen, in: Ahnefeld, F.W. (Hrsg.): Wiederbelebung und Anästhesie. Bericht über ein Symposion, veranstaltet vom Bundesministerium der Verteidigung unter Berücksichtigung der Katastrophensituation und der Feldverhältnisse, Darmstadt 1967, S. 97-111.

Ders.: Standardisierung des Rettungswesens in der Bundesrepublik, in: Mitteilungen Nr. 2 der Arbeitsgemeinschaft der Rettungsärzte. Beilage zu Der Anästhesist, 19. Jg., 1970, H. 8, S. 9-10.

Ders.: Das Rettungswesen der 50er und 60er Jahre, in: Ahnefeld, F. W./Brandt, L./Safar, P. (Hrsg.): Notfallmedizin. Historisches und Aktuelles, o. O. 1991, S. 55-59.

GORGASS, B.: Die vorklinische Versorgung von Notfallpatienten im modernen Rettungsdienst, in: Reimann, H./Reimann, H. (Hrsg.): Medizinische Versorgung, München 1976, S. 91-107.

DERS.: Zur Aus- und Fortbildung von Rettungssanitätern. Fünf Fragen - oder die Suche nach Antworten, in: Der Rettungssanitäter, 6. Jg., 1983, H. 1, S. 6-14.

GRAF-BAUMANN, T./METREVELI, S. (HRSG.): Unfall- und Katastrophenforschung. Aktuelle sozialwissenschaftliche und medizinische Aspekte, Erlangen 1981.

GROSSMANN, J.: Aus der Sicht der Rettungsorganisation, in: Langenbecks Archiv für Chirurgie, 1982, H. 358, S. 443-446.

GUNDLACH, H.: Die Leitstelle im Umbruch. Rheinland-Pfalz als Vorreiter, in: Rettungsdienst, 24. Jg., 2001, H. 7, S. 14-17.

HAAR, E.: Bessere Unfallrettung dringend notwendig, in: Sozialdemokratischer Pressedienst vom 25.08.1971, S. 3.

HAEDGE, K.-L.: Der Katastrophenschutz und zivile Bevölkerungsschutz in der Bundesrepublik Deutschland – heute, in: Peter, K. (Hrsg.): Katastrophenmedizin, München 1984, S. 15-19.

HAMANNS, H.: Berufsbild im Aufwind, in: Der Rettungssanitäter, 2. Jg., 1979, H. 5, S. 20-21.

HANSEN, I.: Leserbrief. Betrifft: Frauen im Rettungsdienst - RS 10/84, in: Der Rettungssanitäter, 7. Jg., 1984, H. 10, S. 471.

HAUFF, V.: Gelungene Solidargemeinschaft. Das Rettungswesen verpflichtet jeden Einzelnen, in: Sozialdemokratischer Pressedienst vom 28.04.1982, S. 4.

HAUPTVORSTAND DER ÖTV (HRSG.): Information für Beschäftigte im Krankentransport und Rettungsdienst, Stuttgart 1984.

HEIMENDAHL, K. V.: Die Johanniter-Unfall-Hilfe, in: Wienand, A. (Hrsg.): Der Johanniter-Orden, der Malteser-Orden. Der ritterliche Orden des hl. Johannes vom Spital zu Jerusalem. Seine Aufgaben, Seine Geschichte, Köln 1970, S. 570-578.

HELMS, L.: 50 Jahre Bundesrepublik Deutschland. Kontinuität und Wandel des politischen Institutionensystems, in: Zeitschrift für Politik, 1999, H. 46, S. 144-172.

HENNES, P.: Die Integrierte Leitstelle. Mittel zur optimierten Kooperation, in: Biese, A. et al. (Hrsg.): Handbuch des Rettungswesens, Ergänzung 3/00, Hagen 2000, S. 1-5.

HERBERT, W.: Leserbrief. Betrifft: Hobby-Sanitäter, in: Der Rettungssanitäter, 6. Jg., 1983, H. 10, S. 433.

HERZOG, K.: Chirurgie am Unfallort in der Bundesrepublik Deutschland. Bestandsaufnahme, in: Langenbecks Archiv für Chirurgie, 1969, H. 325, S. 223-245.

DERS.: Unfallrettung ohne System, in: Die Zeit vom 26.12.1969, S. 46.

HERZOG, W.: Rettungsdienst, Wiehl 1999.

HESSE, E./BRUCKMEYER, F.: Rettungs- und Krankenbeförderungswesen, Berlin 1937.

DERS.: Berichtigung zum Aufsatz 'Das Rettungswesen, seine Entwicklung und Wandlung in Deutschland', in: Ärztliche Mitteilungen, 14. Jg., 1954, H. 39, S. XVII.

DERS.: Das Rettungswesen, seine Entwicklung und Wandlung in Deutschland, in: Ärztliche Mitteilungen, 39. Jg., 1954, H. 12, S. 412-416.

DERS.: Das Krankenbeförderungswesen im Wandel der Zeiten, München 1956.

HEUDTLASS, W.: Die Situation des DRK in Rheinland-Pfalz, in: Deutsches Rotes Kreuz. Zentralorgan des Deutschen Roten Kreuzes in der Bundesrepublik Deutschland, 6. Jg., 1951, H. 2, S. 6-7.

DERS.: Der Rettungskongreß des Deutschen Roten Kreuzes, in: Deutsches Rotes Kreuz. Zentralorgan des Deutschen Roten Kreuzes in der Bundesrepublik Deutschland, 21. Jg., 1966, H. 7, S. 14-16.

Hilfe nicht gefragt? in: Stuttgarter Zeitung vom 12.05.1970, S. 19.

Hilfsaktion durch Gericht verboten. Privatmann sammelte für Rettungsdienst mehr Geld als Staat - Deutsches Rotes Kreuz sah Konkurrenz, in: Ulmer Südwestpresse vom 23.05.1970.

HINZ, T.: Leserbrief. Betrifft: Artikel ZDL im Rettungsdienst in RD 4/87, in: Rettungsdienst, 10. Jg., 1987, H. 9, S. 513.

HOFFMANN, V.: Behandlung Schwerverletzter am Unfallort, in: Bundesminister für Verkehr (Hrsg.): Die Vierte Gemeinsame Verkehrssicherheitskonferenz am 23. Mai 1957 in Bad Godesberg, Bonn 1957, S. 56-58.

HOMER: Ilias, übers. von Johann Heinrich Voß, München 1966.

HÖRBER, F.: Auf Kufen und Rädern. Die Geschichte des Krankentransports und der Krankenfahrzeuge, München 1976.

HORNUNG, W.: Feuerwehrgeschichte, Stuttgart/Berlin/Köln [3]1990.

HOSSLI, G.: Bericht über das Symposium der Internationalen Vereinigung für Rettungswesen und Erste Hilfe bei Unfällen vom 9.-12. Oktober 1968 in Kopenhagen, in: Mitteilungen Nr. 1 der Arbeitsgemeinschaft der Rettungsärzte. Beilage zu Der Anästhesist, 18. Jg., 1969, H. 3, S. 15.

HUBER, J.: Einsatzleitrechnersystem in der Rettungsleitstelle Karlsruhe, in: Der Rettungssanitäter, 2. Jg., 1979, H. 4, S. 26-28.

DERS.: Zur Situation, in: Rettungsdienst, 10. Jg., 1987, H. 9, S. 502-504.

IMHOFF, C. F. V.: Der Johanniter-Orden im 19. und 20. Jahrhundert, in: Wienand, A. (Hrsg.): Der Johanniter-Orden, der Malteserorden. Der ritterliche Orden des hl. Johannes vom Spital zu Jerusalem., Köln 1970, S. 519-555.

In Zukunft jährlich zweimal Sammlungen, in: Rheinische Post vom 06.05.1970.

JAKOB, H.: Muß die Vorrangstellung der Hilfsorganisationen in der Notfallrettung einem freien Rettungsdienst weichen? in: Leben retten, 1995, S. 143-145.

JANSON, G. V.: Von deutschen Gegenwartsproblemen. Bericht über die Tätigkeit der Johanniter-Arbeitsgemeinschaft für Gegenwartsfragen 1951 bis 1958, o. O. 1961.

JORDAN, G. V./ZAWADZKY, W. V.: Dem Schwachen hilf. 35 Jahre im Dienst am Nächsten, Bonn 1989.

JUNGHANNS, H.: Bericht über ein Clinomobil, in: Hefte zur Unfallheilkunde, 1963, H. 78, S. 202-206.

Kampf gegen Unfall und das Rote Kreuz. Stiftung Björn Steiger sammelt 100 000 DM im Monat, in: Westfälische Rundschau vom 13.05.1970.

Kampf gegen Unfall und das Rote Kreuz, in: Ruhr-Nachrichten vom 13.05.1970.

KAPPENBERG, M.: Möglichkeiten der Verbesserung der Unfallrettung in Hannover aus medizinischer Sicht, med. Diss., Medizinische Hochschule Hannover 1977.

KILLIAN, H.: Zur Gründung eines wissenschaftlichen Senats für das gesamte Rettungswesen in der Bundesrepublik Deutschland. Ein Rück- und Ausblick, in: Mitteilungen Nr. 2 der Arbeitsgemeinschaft der Rettungsärzte. Beilage zu Der Anästhesist, 19. Jg., 1970, H. 8, S. 1-16.

KIRSCHNER, M.: Die fahrbare chirurgische Klinik, in: Der Chirurg, 10. Jg., 1938, H. 20, S. 713-715.

KLIER, J.: Effizienzanalyse der Notarztsysteme im Rettungsdienstbereich Gießen. Eine retrospektive Auswertung von Notarzteinsatzprotokollen über zwei Jahre vor und nach Einführung eines weiteren Notarztsystems (Rendezvoussystem) im Rettungsdienstbereich Gießen, med. Diss., Universität Gießen 2003.

KLÜHS, A.: Die Geschichte des Arbeiter-Samariter-Bundes. Von der Gründung 1888 bis 1967, Berlin 1968.

KONTEKOLLIAS, J. S./RUPPRECHT, H. (HRSG.): Qualität Sichern - Strukturen optimieren. Referateband zum 13. Bundeskongreß Rettungsdienst in Nürnberg, Edewecht 1993.

KOSCHING, R.: Leserbrief. Betrifft: Fachzeitschrift „Der Rettungssanitäter", in: Der Rettungssanitäter, 3. Jg., 1980, H. 1, S. 23.

KOSSENDEY, L./STUMPF, L.: '79 Mitgliederwerbung vorrangig, in: Der Rettungssanitäter, 2. Jg., 1979, H. 2, S. 3-15.

DERS.: BVRS stirbt!. Neue Schale, alter Kern?, in: Rettungsdienst, 12. Jg., 1989, H. 7, S. 454-456.

DERS.: Der lange Weg zum Berufsbild, in: Rettungsdienst, 12. Jg., 1989, H. 8, S. 515-521.

KÖTH, H.: „Bewußte Irreführung der Bevölkerung". „Björn-Steiger-Stiftung" wirbt mit Emblem des Roten Kreuzes, in: Lünener Rundschau vom 4.,5. April 1970.

KRAUSE-WICHMANN, L.: Rettungswesen - Krankentransportwesen, in: Lehmkuhl, H./Pürckhauer, F. (Hrsg.): Berufe und Einrichtungen des Gesundheitswesens, Bd. 2, Teil A: Grundlagen, Stuttgart 1964, S. 457-476.

KÜHN, D./LUXEM, J./RUNGGALDIER, K. (HRSG.): Rettungsdienst, München/Jena 2001.

KUNZ, T.: Erfahrungen mit dem Frankfurter Notarztwagensystem, in: Der Anästhesist, 19. Jg., 1970, H. 2, S. 82-86.

LANDSBERG-VELEN, D. V.: Der Malteser-Hilfsdienst (MHD), in: Wienand, A. (Hrsg.): Der Johanniter-Orden, der Malteser-Orden. Der ritterliche Orden des hl. Johannes vom Spital zu Jerusalem. Seine Aufgaben, Seine Geschichte, Köln 1970, S. 556-565.

LANZ, R. (HRSG.): Katastrophenmedizin, Stuttgart 1980.

LARKIN, G.: The emergence of paramedical professions, in: Bynum, W.F./Porter, R. (Hrsg.): Companion Encyclopedia of the history of medicine, Bd. 2, London/New York 1993, S. 1329-1349.

LEBER: Leserbrief. Betrifft: Ehrenamt, in: Rettungsdienst, 10. Jg., 1987, H. 5.

LECHLEUTHNER, A./MAURER, K.: Die „Rettungsdienst-Evolution". Ein historischer Exkurs, in: Rettungsdienst, 20. Jg., 1997, H. 1, S. 18-22.

LEHMKUHL, H. (HRSG.): Berufe und Einrichtungen des Gesundheitswesens. Rechtsvorschriften und Erläuterungen, Stuttgart 1964.

LENT, V.: Ergebnisse nach erster ärztlicher Hilfe am Unfallort mit dem Kölner Notarzt-System. Eine historische, statistische und katamnestische Untersuchung anhand der Einsätze der Kölner Notärzte in den Jahren 1960 bis 1969, med. Diss., Köln 1971.

Leserbrief. Betrifft: Artikel „Monopolstellung" in RD 3/87, in: Rettungsdienst, 10. Jg., 1987, H. 3.

LICK, R. F. ET AL.: Zweieinhalb Jahre Notarztdienst in München, in: Münchener Medizinische Wochenschrift, 111. Jg., 1969, H. 7, S. 356-361.

LICK, R. F./SCHLÄFER, H.: Unfallrettung. Medizin u. Technik, Stuttgart ²1985.

LIPP, R.: Das Rettungsassistentengesetz. Ein Blick über 13 Jahre Berufspolitik, in: Rettungsdienst, 25. Jg., 2002, H. 12, S. 41-43.

LIPPAY, C.: Beruf Rettungsassistent: Nie wieder?! Echo auf einen Leseraufruf, in: Rettungsdienst, 24. Jg., 2001, H. 3, S. 78-80.

DERS.: Wie entwickelt sich der Arbeitsmarkt für das RD-Personal? in: Rettungsdienst, 24. Jg., 2001, H. 1, S. 34-35.

LIPPERT, H. - D./WEISSAUER, W.: Das Rettungswesen. Organisation - Medizin - Recht, Berlin/Heidelberg 1984.

DERS.: Die Ausbildung zum Rettungsassistenten - eine Bestandsaufnahme, in: Kontekollias, J. S./Rupprecht, H. (Hrsg.): Qualität Sichern - Strukturen optimieren. Referateband zum 13. Bundeskongreß Rettungsdienst in Nürnberg, Edewecht 1993, S. 135-138.

LOETZKE, E.: Zwei Jahre Notfallrettung in einer ländlichen Verdünnungszone am Beispiel Marburg-Biedenkopf, med. Diss., Universität Marburg 1982.

MAHLER, W.: Der Operationswagen der Chirurgischen Universitätsklinik Heidelberg, in: Der Chirurg, 31. Jg., 1960, H. 9, S. 421-425.

MÄKEL, M./DÖHNERT, D./HILLER, I.: Zur Geschichte des Berliner Rettungswesens, in: Zeitschrift für die gesamt Hygiene und ihre Grenzgebiete, 34. Jg., 1988, H. 12, S. 704-706.

Mängel im Rettungswesen. Es fehlt die Einheitlichkeit der Ländergesetze, in: Sozialdemokratischer Pressedienst vom 16.02.1971, S. 5.

MALTESER-HILFSDIENST (HRSG.): 50 Jahre Malteser Hilfsdienst. Chronik 1953 - 2003, Brühl 2003.

MARTENS, H./SCHLÄFER, H.: Der Münchner Notarztdienst, in: Der Anästhesist, 19. Jg., 1970, H. 9, S. 348-351.

MASSBECK, P.: Rettungsdienst, Berufsbild, Rechte, in: Bertschat, F.-L./Möller, J.-H./Zander, J.F. (Hrsg.): Lehrbuch für den Rettungsdienst, Berlin/New York 1999, S. 1-7.

MASSMANN, P.: Rettungsdienst Hamburg. Koexistenz an der Elbe, in: Der Rettungssanitäter, 7. Jg., 1984, H. 7, S. 316-318.

MINISTERIUM FÜR ARBEIT, GESUNDHEIT UND SENIOREN (HRSG.): Rettungsdienstplan Baden-Württemberg, Stuttgart 1975.

MINISTERIUM FÜR ARBEIT, GESUNDHEIT, FAMILIE UND SENIOREN (HRSG.): Rettungsdienst in Baden-Württemberg. Organisation, Leistungen, Finanzierung, Stuttgart 1987.

Monopolstellung, in: Rettungsdienst, 10. Jg., 1987, H. 3.

MORITSCH, P.: Verwundetentransport, in: Zimmer, A. (Hrsg.): Wehrmedizin. Kriegserfahrungen 1939-1943, Bd. 2, Wien 1944, S. 10-33.

MÜLLER, K.: Absahnen im Rettungswesen. Privatfirmen bedrohen flächendeckende Krankentransportversorgung, in: Sozialdemokratischer Pressedienst vom 18.12.1984, S. 6.

MÜLLER, W.: Ein Hoch dem Föderalismus, in: Der Rettungssanitäter, 1. Jg., 1978, H. 1, S. 7.

DERS.: Handbuch für den Arbeiter-Samariter-Bund. ASB-Organisationshandbuch, Köln 1981.

DERS.: Unser Dienst am Nächsten. Der Arbeiter-Samariter-Bund. Ein Buch über das Helfen, Wiesbaden 1983.

DERS.: ASB-Chronik 1888-1984. Ein Buch über die Geschichte des ASB, Bonn 1984.

DERS.: Mit einem Unfall fing es an. Illustrierte Geschichte des Arbeiter-Samariter-Bundes, Wiesbaden 1988.

MÜLLER-WERTHMANN, G.: Die Geschäfte des Roten Kreuzes. Konzern d. Menschlichkeit, Rastatt 1986.

MUHR, G.: Aus der Sicht des Unfallchirurgen, in: Langenbecks Archiv für Chirurgie, 1982, H. 358, S. 447-450.

MUNCKE, G.: Der Tod fährt schneller, in: Die Zeit vom 14.11.1969, S. 76.

NADLER, G.: Leserbrief. Betrifft: Ehrenamt, in: Rettungsdienst, 10. Jg., 1987, H. 5.

DERS.: Funktionale Einheit von Notfallrettung und Krankentransport: Reform angebracht, in: Rettungsdienst, 24. Jg., 2001, H. 7, S. 54-56.

NOWAK, M.: Ausbildung der Rettungssanitäter, in: Der Rettungssanitäter, 2. Jg., 1980, H. 12, S. 22-25.

OTT, G.: Erfahrungen bei gemeinsamen Veranstaltungen der Rettungsorganisationen, in: Mitteilungen Nr. 1 der Arbeitsgemeinschaft der Rettungsärzte. Beilage zu Der Anästhesist, 18. Jg., 1969, H. 3, S. 12-13.

DERS.: Dringliche Aufgaben der Deutschen Arbeitsgemeinschaft der Rettungsärzte, in: Mitteilungen Nr. 2 der Arbeitsgemeinschaft der Rettungsärzte. Beilage zu Der Anästhesist, 19. Jg., 1970, H. 8, S. 8-9.

DERS.: Koordinierte Ausbildung und Organisation des Rettungsdienstes in der Bundesrepublik Deutschland, in: Mitteilungen Nr. 2 der Arbeitsgemeinschaft der Rettungsärzte. Beilage zu Der Anästhesist, 19. Jg., 1970, H. 8, S. 11-12.

PETER, K. ET AL. (HRSG.): Katastrophenmedizin, München 1984.

PETERS, B.: Leserbrief. Betrifft: Artikel ZDL im Rettungsdienst in RD 4/87, in: Rettungsdienst, 10. Jg., 1987, H. 6, S. 348-349.

DERS.: Leserbrief. Betrifft: Artikel „Monopolstellung" in RD 3/87, in: Rettungsdienst, 10. Jg., 1987, H. 8, S. 474.

DERS.: Leserbrief. Betrifft: Artikel „Monopolstellung" in RD 3/87, in: Rettungsdienst, 11. Jg., 1988, H. 4, S. 240.

PFANNKUCH, H.: Erfahrungen des ärztlichen Unfallrettungsdienstes in der Stadt Karlsruhe, in: Therapiewoche, 15. Jg., 1965, H. 9, S. 456-459.

PLASS, N./HENSCHEL, W.F.: Einrichtung und Aufgaben des Bremer Notarztwagens, in: Hutschenreuter, K. (Hrsg.): Anaesthesie und Notfallmedizin, Berlin/Heidelberg 1966, S. 107-112.

POHLENZ, H.: 16000 Unfalltote zwingen zum Handeln. Aufbau eines Unfallrettungs- und Krankenhilfsdienstes notwendig, in: Sozialdemokratischer Pressedienst vom 05.03.1965, S. 4.

POPOVIC, M. F. R.: Der Fachkundenachweis „Rettungsdienst". Zur Fortbildung von Notfall- und Rettungsärzten in der Notfallmedizin, in: Rettungsdienst, 8. Jg., 1985, H. 8, S. 381-382.

PRESSESTELLE DAG HAMBURG: Zivildienstleistende verdrängen Rettungssanitäter. Gespräch mit dem Bundesbeauftragten für den Zivildienst, in: Rettungsdienst, 9. Jg., 1986, H. 1, S. 44-45.

Programm liegt vor, in: Der Rettungssanitäter, 3. Jg., 1980, H. 2, S. 1.

PUGELL, B.: Wirtschaftlichkeitsuntersuchung des Meldesystems „Autonotfunk" als Beitrag zur Planung des Rettungswesens, rer. pol. Diss., Universität Köln 1984.

RASPE, W.: Leserbrief, in: Der Rettungssanitäter, 7. Jg., 1984, H. 12, S. 502.

REBENTISCH, E. (HRSG.): Wehrmedizin. Ein kurzes Handbuch mit Beiträgen zur Katastrophenhilfe, München et. al. 1980.

REDAKTION RETTUNGSDIENST: Kein Platz für Private im öffentlichen RD? in: Rettungsdienst, 12. Jg., 1989, H. 3, S. 208-209.

Rette sich wer kann - oder zu wem haben wir eigentlich noch gute Beziehungen, in: Der Rettungssanitäter, 7. Jg., 1984, H. 12, S. 519.

Rettungssanitäter gründeten neuen Verband, in: Rettungsdienst, 8. Jg., 1985, H. 5, S. 246.

RIEDIGER, G.: Zu den Wirkungen des Rettungsdienstes, in: Der Rettungssanitäter, 6. Jg., 1983, H. 5, S. 217-222.

RIMLI, E.: Das Buch vom Roten Kreuz. Das Rote Kreuz von den Anfängen bis heute, Zürich 1944.

RITGEN, H.: Krankentransport - eine Aufgabe des Deutschen Roten Kreuzes, in: Deutsches Rotes Kreuz. Zentralorgan des Deutschen Roten Kreuzes in der Bundesrepublik Deutschland, 1955, S. 5.

ROEWER, L.: Landesverband Rheinland-Pfalz. Vorreiter im Rettungsdienst, in: Rotes Kreuz, 1991, H. 1, S. 40.

ROHLOFF, T.: Leserbrief. Betrifft: Artikel ZDL im Rettungsdienst in RD 4/87, in: Rettungsdienst, 10. Jg., 1987, H. 6, S. 349.

RÖSE, W.: Acht Jahre „Schnelle Hilfe" Magdeburg. Zur Organisation ärztlicher Ersthilfe bei akuten Notfällen, in: Der Anästhesist, 18. Jg., 1969, H. 1, S. 1-5.

ROSEFELDT, E.: Verletzungen und Todesursachen bei Straßenverkehrsunfällen, med. Diss., München 1973.

RUNGGALDIER, K.: Berufsausbildung im Rettungsdienst - Ergebnisse einer bundesweiten Bestandsaufnahme. Die alten Bundesländer, in: Kontekollias, J. S./Rupprecht, H. (Hrsg.): Qualität Sichern - Strukturen optimieren. Referateband zum 13. Bundeskongreß Rettungsdienst in Nürnberg, Edewecht 1993, S. 75-84.

RÜTH, W.: Ein Mann muß erst vor Gericht gehen, um helfen zu können, in: Bild-Zeitung vom 13.05.1970, S. 5.

SAFAR, P.: Aufbau einer Rettungskette und eines Rettungsdienstes - eine persönliche Geschichte, in: Ders./Ahnefeld, F. W./Brandt, L. (Hrsg.): Notfallmedizin. Historisches und Aktuelles, o. O. 1991, S. 47-54.

SCHIRMER, F.: Wirksamere Hilfe in akuter Not. Initiative der Bundesregierung zur Verbesserung des Rettungswesens, in: Sozialdemokratischer Pressedienst vom 01.04.1974, S. 7-8.

SCHLAPEIT, M.: Leserbrief. Betrifft: Artikel „Monopolstellung" in RD 3/87, in: Rettungsdienst, 11. Jg., 1988, H. 1, S. 56.

SCHLÖGEL, A.: Neuaufbau des Deutschen Roten Kreuzes nach dem II. Weltkrieg. Geschichte des DRK 1945 - 1950, Bonn ²1983.

SCHMIDT, H.: Methoden und Maßnahmen zur Bekämpfung der Straßenverkehrsunfälle in Deutschland, rer. pol. Diss., Universität Köln 1959.

SCHMIDT, J.: Leserbrief: Betrifft Leserbrief im RS 02/83, in: Der Rettungssanitäter, 6. Jg., 1983, H. 4, S. 177.

DERS.: Leserbrief. Betrifft: Ehrenamt, in: Rettungsdienst, 9. Jg., 1986, H. 7, o.

SCHMIT-NEUERBURG, K. P./WALLRAF, R.: Unfallrettung in der Großstadt, in: Unfallheilkunde, 80. Jg., 1977, S. 323.

SCHOLZ, WOLFGANG: Divisionsarzt einer Panzerdivision im Osten 1943-1945, in: Guth, E. (Hrsg.): Sanitätswesen im Zweiten Weltkrieg, Herford, S. 77-100.

SCHRIEWERSMANN, W.: Berlin: Getrennt marschieren - vereint schlagen. Rendezvous-System im Probelauf, in: Der Rettungssanitäter, 6. Jg., 1983, H. 1, S. 33-35.

DERS.: Umfrage-Ergebnis spricht für Etiketten-Tausch: Heißt der „Notarzt" in Zukunft „Rettungsarzt"? in: Der Rettungssanitäter, 7. Jg., 1984, H. 7, S. 294-295.

SCHULZ, W.: Untersuchungen über den Notfall-Rettungsdienst im Bereich der Stadt Freiburg i. Br. Eine Analyse von 853 Notruf-Einsätzen, med. Diss., Universität Freiburg 1978.

SCHULZ, I.: Leserbrief. Betrifft: Frauen im Rettungsdienst, in: Der Rettungssanitäter, 7. Jg., 1984, H. 10, S. 422.

SEEFELD, H.: „Nur wer Glück hat, bleibt am Leben". Das Unfallrettungswesen in Deutschland bleibt unzulänglich, in: Sozialdemokratischer Pressedienst vom 08.01.1970, S. 2-3.

DERS.: Kompliziertes Rettungswesen. Wer hat das Ei des Columbus?, in: Sozialdemokratischer Pressedienst vom 24.09.1971, S. 3-4.

DERS.: Priorität Nr. eins: Menschenleben retten. Unfallrettungswesen muß mit allen Mitteln verbessert werden, in: Sozialdemokratischer Pressedienst vom 13.12.1971, S. 5-6.

DERS.: Unfallrettung muß besser werden. Verkehrsausschuß-Hearing für 24. Juni beschlossen, in: Sozialdemokratischer Pressedienst vom 20.04.1971, S. 4.

DERS.: Mahnung der 20.000 Verkehrsopfer. Beginnt am 27. Januar ein neues Kapitel im Rettungswesen?, in: Sozialdemokratischer Pressedienst vom 25.01.1972, S. 5.

DERS.: Rettungswesen muß noch besser werden. Regierungsbericht wird in Kürze vorgelegt werden, in: Sozialdemokratischer Pressedienst vom 02.03.1973, S. 5-6.

DERS.: Zeit der Streitereien ist vorbei. Grundkonzeption für Notfallrettung wird verwirklicht, in: Sozialdemokratischer Pressedienst vom 04.06.1974, S. 6-7.

SEFRIN, P.: Erfahrungen in der klinischen Ausbildung von Rettungssanitätern, in: Biese, A. F./Lüttgen, R. (Hrsg.): Handbuch des Rettungswesens, Ergänzung 3/77 C 25, Hagen 1977, S. 1-4.

DERS.: Bestandsaufnahme. Effektivität des Rettungsdienstes, in: Der Rettungssanitäter, 7. Jg., 1984, H. 7, S. 285-293.

DERS.: Geschichte der Notfallmedizin in Deutschland - unter besonderer Berücksichtigung des Notarztdienstes, in: Lüttgen, R. u.a. (Hrsg.): Handbuch des Rettungswesens, Ergänzung 2/03, A 0 /10, Hagen 2003, S. 1-10.

SEFRNA, B.: Der Prager Rettungsdienst. Organisation und Aufgaben, in: Der Anästhesist, 17. Jg., 1968, H. 4, S. 126-130.

SEWERING, H. - J.: Brief an das Staatsministerium, in: Rettungsdienst, 10. Jg., 1987, H. 10, S. 558-559.

SICARD, A.: Nécrologie. Marcel Arnaud (1896-1977), in: La Nouvelle Presse Médicale, 6. Jg., 1977, H. 38, S. 3564.

SPOHN, K.: Der Arzt am Unfallort und bei Katastropheneinsatz. Einleitung, in: Therapiewoche, 15. Jg., 1965, H. 8, S. 423-424.

STADLER, J./BOCK, Y.: Rettungsdienst auf dem Prüfstand des europäischen Wettbewerbsrechts, in: Bayerische Verwaltungsblätter, 134. Jg., 2003, H. 2, S. 40-44.

STEIGER, S.: Erfolgreiche Arbeit der Rettungsdienst-Stiftung, in: Winnender Zeitung vom 02.10.1969.

DERS.: Leserbrief. Kommt der Krankenwagen rechtzeitig? in: Winnender Zeitung 132 vom 12.6.1969.

DERS.: Leserbrief vom 16.4, in: Lünener Rundschau.

DERS.: Offener Brief an die Innenminister der Länder der Bundesrepublik Deutschland, in: Brandschutz. Deutsche Feuerwehr-Zeitung, 24. Jg., 1970, H. 1.

STEIGER, W.: Möglichkeiten der Verwendung von Hubschraubern im Unfallrettungs- und Krankentransportwesen Technische Universität München 1972.

STEIN, C.: Dokumentationsstudie Notarzt- und Rettungsdienst München 1978/79, med. Diss., Universität München 1982.

STEINGRUBER, F.: Handbuch für den Krankentransport, Heidelberg 1957.

STOECKEL, W.: Der Unfallrettungsdienst und seine Probleme aus der Sicht des Deutschen Roten Kreuzes, in: Therapiewoche, 15. Jg., 1965, H. 9, S. 438-440.

STOLTE, U.: Private Rettungsdienste in der Bundesrepublik Deutschland. Kostendämpfung mit Traditionin: Rettungsdienst, 12. Jg., 1989, S. 61-62.

STUDIENGRUPPE FÜR SYSTEMFORSCHUNG (HRSG.): Problemanalysen und Reformschwerpunkte für das Gesundheitswesen der Bundesrepublik Deutschland. Schlußbericht über eine vom Bundesministerium für Jugend, Familie und Gesundheit geförderte Untersuchung der Studiengruppe für Systemforschung e.V., Stuttgart u.a. 1973.

STUMPF, L.: Wir sind keine Ärzte!. Ein Beitrag zum Selbstverständnis in medizinischen Assistenzberufen, in: Der Rettungssanitäter, 1. Jg., 1978, H. 1, S. 2.

DERS.: Provinzposse oder großes Drama. Baden-Württembergs Rettungsmisere am Beispiel Heidelberg, in: Der Rettungssanitäter, 4. Jg., 1983, H. 6, S. 187-191.

DERS.: Die Geschichte vom Garanten, der keiner sein darf, oder Aktenzeichen 112/Js 268/84, in: Der Rettungssanitäter, 7. Jg., 1984, H. 2, S. 67-68.

DERS.: Grand mit Vieren. Gemeinsam gegen fragwürdige Novellierung des Personenbeförderungsgesetzes, in: Der Rettungssanitäter, 7. Jg., 1984, H. 2, S. 84-88.

DERS.: Koexistenz unmöglich? Über die Probleme eines privaten Krankentransportunternehmers, in: Der Rettungssanitäter, 7. Jg., 1984, H. 3, S. 113-117.

DERS. Und es bewegt sich doch. DRK läutet Wende zum Berufsbild ein, in: Rettungsdienst, 8. Jg., 1985, H. 2, S. 117-119.

STURM, H.: Die Probleme des Straßenverkehrs in der Bundesrepublik von ärztlicher Seite gesehen 39. Jg., 1954, H. 7, S. 216-219.

TINTNER, F.: Der Train und seine Bedeutung für die Bewegung und Tätigkeit der Sanitätsanstalten im Felde. Das System des fahrenden Krankenzimmers, Operationsraums und Magazins, in: Wiener Klinische Wochenschrift, 30. Jg., 1917, H. 7+8, S. 221-224, 253-256.

DERS.: Eisenbahn und Auto im Dienste des Verwundetentransports. Stative für Feldtragen auf Güterwagen und Lastautos, in: Wiener Klinische Wochenschrift, 30. Jg., 1917, H. 30+31, S. 961-964, 993-994.

TRUSCZYNSKI, G. v.: Ausbildung und Leistungen des MHD im Jahre 1968, in: Wienand, A. (Hrsg.): Der Johanniter-Orden, der Malteser-Orden. Der ritterliche Orden des hl. Johannes vom Spital zu Jerusalem. Seine Aufgaben, Seine Geschichte, Köln 1970, S. 566-568.

UFER, M. R.: Der Einsatz von Frauen im Krankentransport- und Rettungsdienst, in: Rettungsdienst, 9. Jg., 1986, H. 2, S. 88-90.

Unfallrettungsdienst in der Bundesrepublik. Bericht des Bundesverkehrsministeriums über gegenwärtigen Stand und erforderliche Verbesserungen, in: Deutsches Ärzteblatt, 67. Jg., 1970, H. 21, S. 1642-1646.

VERSEN, P.: Vorschläge der Berufsgenossenschaften zur Vereinheitlichung des Rettungswesens, Bonn 1970.

WACHSMUTH, W.: Mißstände im Unfallrettungswesen, in: Frankfurter Allgemeine Zeitung vom 10. 12.1969, S. 32.

WIENAND, A. (HRSG.): Der Johanniter-Orden, der Malteser-Orden. Der ritterliche Orden des hl. Johannes vom Spital zu Jerusalem, Köln 1970.

WOLFSFELLNER, W.: Wende ohne Ende - auch im Rettungsdienst? in: Der Rettungssanitäter, 6. Jg., 1983, H. 2, S. 81-82.

ZDL im Rettungsdienst, in: Rettungsdienst, 10. Jg., 1987, H. 4, S. 229.

ZIEGLER, E.: Forschungsbeiträge und Analysen über Straßenverkehrsunfälle und ihre Verhütung, Bonn-Bad Godesberg 1970.

ZINK, C.: Erste ferngesteuerte Ampelanlage in Berlin in Betrieb genommen, in: Der Rettungssanitäter, 6. Jg., 1983, H. 3, S. 133.

ZÖLLNER, F.: Drei Jahre Chefarzt einer Sanitätskompagnie, in: Schriftleitung der Deutschen Medizinischen Wochenschrift (Hrsg.): Vor 20 Jahren. Deutsches Arzttum im Weltkrieg. Erlebnisse und Berichte, Leipzig 1935, S. 56-65.

ZOPFF, G./ZUKSCHWERDT, L.: Aufgaben, Ausrüstung und Erfahrung einer mobilen Chirurgengruppe beim Fronteinsatz im Westen, in: Der Chirurg, 14. Jg., 1942, H. 17/18, S. 513-552.

ZUKSCHWERDT, L.: Martin Kirschner, 28. Oktober 1879-20. August 1942, in: Medizinische Klinik, 38. Jg., 1942, S. 1103-1104.

DERS.: Möglichkeiten des ärztlichen Einsatzes am Unfallort zur Minderung der Unfallfolgen, in: Bundesminister für Verkehr (Hrsg.): Die Vierte Gemeinsame Verkehrssicherheitskonferenz am 23. Mai 1957 in Bad Godesberg, Bonn 1957, S. 59-62.

Zu spät darf es nie mehr sein, in: Revue 1969, H. 192, S. 50.

Internetquellen

BJÖRN-STEIGER-STIFTUNG E.V.: Die Björn-Steiger-Stiftung e.V. , in: http://www.steigerstiftung.de/index_de.htm, Zugriff am 07.05.2006.

BRANDDIREKTION MÜNCHEN: Feuerwehr München, in: http://www.feuerwehr.muenchen.-de/bd00bran/index.html, Zugriff am 01.03.2006.

DANNENBAUM, T./KIENZLE, C./KIRSCH, S.: Krise des Regierens in den 1970er Jahren? Deutsche und westeuropäische Perspektiven. Tagungsbericht, in: http://hsozkult.geschichte.hu-berlin.de/tagungsberichte/id=924, Zugriff am 08.11.2005.

FEUERWEHR HANNOVER: Geschichte des Rettungsdienstes der Feuerwehr Hannover, in: http://www.hannover.de/deutsch/buerger/lhh/lhh_pfj/feu_hann/wirueber/ historie_ver/feu_gere.htm, Zugriff am 01.03.2006.

FEUERWEHR BERLIN: Die Berufsfeuerwehr Berlin. Historisches, in: http://www.berlinerfeuerwehr.de/historisches.html, Zugriff am 31.01.2005.

FEUERWEHR BREMERHAVEN: Rettungsdienst bei der Feuerwehr Bremerhaven, in: www.-feuerwehr-bremerhaven.de/rett_bhv.htm, Zugriff am 01.03.2006.

FEUERWEHR BREMEN: Die Feuerwehr Bremen. Historie, in: http://www.feuerwehr-bremen.org/Historie.223.0.html, Zugriff am 01.03.2006.

FEUERWEHR DÜSSELDORF: Feuerwehr und Rettungsdienst der Landeshauptstadt Düsseldorf, in: http://www.duesseldorf.de/feuerwehr/rett/index.shtml, Zugriff am 01.03.2006.

FEUERWEHR SAARBRÜCKEN: Rettungsdienst, in: http://www.feuerwehr-saarbruecken.de/, Zugriff am 01.03.2006.

JOHANNITERORDEN: Johanniter-Unfall-Hilfe e.V. Regionalverband Rhein-Neckar/Franken. Geschichte 1955-1969, in: http://www.johanniter.de/org/juh/org/land/bw/org/rn/wir/geschichte/geschichte1955/deindex.htm, Zugriff am 18.03.06.

KEINE, R./LANG, E.: Rettungsdienst in Frankfurt. Ein geschichtlicher Rückblick, in: http://www.stadt-frankfurt.de/feuerwehr/rettung/rd-historie/rd-historie.htm, Zugriff am 20.04.2006.

MARSCHALL, B.: Münsteraner Notarztgruppe Chirurgie. Geschichte und Konzepte, in: http://medweb.uni-muenster.de/institute/achir/ueberblick/index.html, 01.01.1999, Zugriff am 01.03.2006.

RETTUNGSDIENST STUTTGART: Allgemeines über den Rettungsdienst in Stuttgart, in: http://www.rettungsdienst-stuttgart.com/19222.html, Zugriff am 18.03.2006.

SACK, G./VOLK, R.: Chronik der Berufsfeuerwehr Wiesbaden, in: http://www.feuerwehr-wiesbaden.de/File/Start.php3?page=./File/Chronik_lang_01.dat, Zugriff am 01.03.2006.

STAATSMINISTERIUM DES INNEREN BAYERN Einheitliche Notrufnummer 112 für Feuerwehr und Rettungsdienst. Integrierte Leitstellen in Bayern, in: http://www.stmi.bayern.de/sicherheit/rettungswesen/themen/detail/05675/, Zugriff am 01.03.2006.

STADT HAMBURG: Rettungsdienst. Geschichte, in: http://fhh.hamburg.de/stadt/Aktuell/behoerden/inneres/feuerwehr/aufgaben-und-aktivitaeten/rettungsdienst/geschichte/start.html, 25.06.2004, Zugriff am 17.03.06.

UNIVERSITÄTSKLINIKUM HEIDELBERG: Historischer Überblick zum Notarztstandort Heidelberg, in: http://www.klinikum.uni-heidelberg.de/Notaerztliche-Taetigkeit.8240.0.html, Zugriff am 05.04.2006.

DERS.: Ordinarien der Chirurgischen Klinik, in: www.chirurgieinfo.com, Zugriff am 05.04.2006.

WERNER, C.: Universitätsklinikum Mainz/Geschichte/Prof. Dr. Dick, in: http://www.anaesthesie.medizin.uni-mainz.de/479_DEU_HTML.php, Zugriff am 09.05.2006.

DERS.: Universitätsklinikum Mainz/Geschichte/Prof. Dr. Frey, in: http://www.anaesthesie.medizin.uni-mainz.de/478_DEU_HTML.php, Zugriff am 09.05.2006.

ZENTRUM FÜR ANÄSTHESIOLOGIE UND INTENSIVMEDIZIN (ZARI): Geschichte, in: http://www.zari.de/html/geschichte.html, Zugriff am 11.04.2006.

Sekundärliteratur

BEHRENDT, K. P.: Die Kriegschirurgie von 1939-1945 aus der Sicht der beratenden Chirurgen des deutschen Heeres im Zweiten Weltkrieg, med. Diss., Universität Freiburg 2004.

BENZNER, B.: Ministerialbürokratie und Interessengruppen. Eine empirische Analyse der personellen Verflechtung zwischen bundesstaatlicher Ministerialorganisation und gesellschaftlichen Gruppeninteressen in der Bundesrepublik Deutschland im Zeitraum 1949-1984, Baden-Baden 1989.

BERNHARD, P.: Zivildienst zwischen Reform und Revolte. Eine bundesdeutsche Institution im gesellschaftlichen Wandel 1961-1982, München 2005.

BERTSCHAT, F./MÖLLER, J./ZANDER, J. (HRSG.): Lehrbuch für den Rettungsdienst, Berlin/New York 1999.

BESKE, F./HALLAUER, J. F.: Das Gesundheitswesen in Deutschland. Struktur - Leistung - Weiterentwicklung, Köln ³1999.

BIRKE, A. M.: Nation ohne Haus. Deutschland 1945-1961, Berlin 1998.

BLOOS, J. - C.: Das baden-württembergische Rettungswesen in seiner Entwicklung (1969-1984). Maßnahmen - Durchführung - Mängel, unveröffentlichte Diplomarbeit, Konstanz 1985.

BRINKMANN, H.: Ist Wohlfahrt drin, wo Wohlfahrt draufsteht? Eine ökonomische Analyse des deutschen Marktes für Rettungsdienstleistungen, Edewecht 2002.

BÜSCHGES, G./ABRAHAM, M.: Einführung in die Organisationssoziologie, Stuttgart 2. überarb. Auflage 1997.

COOTER, R./HARRISON, M./STURDY, S. (HRSG.): War, medicine and modernity, Phoenix Mill u.a. 1998.

EBERLE, F./MAINDOK, H.: Einführung in die soziologische Theorie, München/Wien ²1994.

ECKART, W. U./GRADMANN, C. (HRSG.): Die Medizin und der Erste Weltkrieg, Pfaffenweiler 1996.

ECKART, W. U./NEUMANN, A. (HRSG.): Medizin im Zweiten Weltkrieg. Militärmedizinische Praxis und medizinische Wissenschaft im „Totalen Krieg", Paderborn et al. 2006.

ELLERBROCK, D.: „Healing Democracy" – Demokratie als Heilmittel. Gesundheit, Krankheit und Politik in der amerikanischen Besatzungszone 1945-1949, Bonn 2004.

ENGELSING, T.: Im Verein mit dem Feuer. Die Sozialgeschichte der Freiwilligen Feuerwehr von 1830 bis 1950, Lengwil 1999.

ESCHENBURG, T.: Jahre der Besatzung 1945-1949, Stuttgart 1983.

ESSER, H.: Institutionen, Frankfurt/New York 2000.

EVANS, R. J.: Tod in Hamburg. Stadt, Gesellschaft und Politik in den Cholera-Jahren 1830 - 1910, Hamburg ³1996.

FREVERT, U.: Die kasernierte Nation. Militärdienst und Zivilgesellschaft in Deutschland, München 2001.

GÖRTEMAKER, M.: Geschichte der Bundesrepublik Deutschland. Von der Gründung bis zur Gegenwart, Frankfurt am Main 2004.

GREIF, W.: Personenbeförderungsgesetz. Kommentar, München 1961.

GUKENBIEHL, H. L.: Institution und Organisation, in: Korte, H./Schäfers, B. (Hrsg.): Einführung in die Hauptbegriffe der Soziologie, Opladen ⁴1998, S. 97-113.

GUTH, E. (HRSG.): Sanitätswesen im Zweiten Weltkrieg, Herford 1990.

HAHN, C.: Entwicklung des öffentlichen Rettungswesens in der Bundesrepublik Deutschland unter besonderer Berücksichtigung Schleswig-Holsteins, unveröffentlichte Magisterarbeit, Kiel 1994.

HAUSNER, H.: Mitwirkung Privater am Rettungsdienst. Ein Beitrag zur Problematik der öffentlichen Verwaltung durch Private, jur. Diss., Universität Regensburg 1993.

HERBERT, U.: Liberalisierung als Lernprozeß. Die Bundesrepublik in der deutschen Geschichte - eine Skizze, in: Ders. (Hrsg.): Wandlungsprozesse in Westdeutschland. Belastung, Integration, Liberalisierung 1945-1980, Göttingen 2002, S. 7-49.

DERS./RAPHAEL, L. (HRSG.): Wandlungsprozesse in Westdeutschland. Belastung, Integration, Liberalisierung 1945-1980, Göttingen 2002.

HODENBERG, C. V.: Die Journalisten und der Aufbruch zur kritischen Öffentlichkeit, in: Herbert, U. (Hrsg.): Wandlungsprozesse in Westdeutschland. Belastung, Integration, Liberalisierung 1945-1980, Göttingen 2002, S. 278-311.

HOWELL, M./PREVENIER, W.: Werkstatt des Historikers. Eine Einführung in die historischen Methoden, Köln/Weimar/Wien 2004.

KLEE, E.: Das Personenlexikon zum Dritten Reich. Wer war was vor und nach 1945?, Frankfurt am Main 2003.

KOLMSEE, P.: Unter dem Zeichen des Äskulap. Eine Einführung in die Geschichte des Militärsanitätswesens von den frühesten Anfängen bis zum Ende des Ersten Weltkrieges, Bonn 1997.

Koppitz, U./Vögele, J./Wissen, B.: Personalbewegung und Vergangenheitspolitik an der Medizinischen Akademie Düsseldorf, in: Woelk, W. et. al. (Hrsg.): Nach der Diktatur. Die Medizinische Akademie Düsseldorf, Essen 2003, S. 205-250.

Kreutzer, S.: Vom „Liebesdienst" zum modernen Frauenberuf. Die Reform der Krankenpflege nach 1945, Frankfurt a. M. 2005.

Labisch, A.: Gesellschaftliche Bedingungen öffentlicher Gesundheitsvorsorge. Problemsichten und Problemlösungen kommunaler und staatlicher Formen der Gesundheitsvorsorge, dargestellt am Beispiel des öffentlichen Gesundheitsdienstes, Frankfurt a. M. 1988.

Ders.: Homo Hygienicus. Gesundheit und Medizin in der Neuzeit, Frankfurt/New York 1992.

Leven, K.-H.: Antike Medizin. Ein Lexikon, München 2005.

Lindner, U.: „Wir unterhalten uns ständig über den Milchpfennig, aber auf die Gesundheit wird sehr wenig geachtet". Gesundheitspolitik und medizinische Versorgung 1945 bis 1972, in: Schlemmer, T. (Hrsg.): Bayern im Bund. Bd. 1: Die Erschließung des Landes 1949-1973, München 2001, S. 205-272.

Ders.: Gesundheitspolitik in der Nachkriegszeit. Großbritannien und die Bundesrepublik Deutschland im Vergleich, München 2004.

Loetz, F.: „Medikalisierung" in Frankreich, Großbritannien und Deutschland, 1750-1850. In: Eckart, W. U.; Jütte, R. (Hrsg.): Das europäische Gesundheitssystem. Gemeinsamkeiten und Unterschiede in historischer Perspektive. Wiesbaden 1994, S. 123-161.

Dies.: Theorie und Empirie in der Geschichtsschreibung, in: Paul, N./Schlich, T. (Hrsg.): Medizingeschichte. Aufgaben, Probleme, Perspektiven, Frankfurt/New York 1998, S. 22-44.

Mitchell, P. D.: Medicine in the crusades : warfare, wounds and the medieval surgeon, Cambridge et al. 2006.

Mönch, W.: Vorgestern nach übermorgen. 25 Jahre Deutsche Rettungsflugwacht e.V., Filderstadt 1998.

Ders.: Bibliographie zur Geschichte der Rettungsdienst Stiftung Björn Steiger e.V. und der Deutschen Rettungsflugwacht e.V. (DRF) 1969 bis 2004, Winnenden 2004.

Morsey, R.: Die Bundesrepublik Deutschland. Entstehung und Entwicklung bis 1969, München [4]2000.

Neumann, A.: Arzttum ist immer Kämpfertum. Die Heeressanitätsinspektion und das Amt „Chef des Wehrmachtssanitätswesens" im Zweiten Weltkrieg (1939-1945), Düsseldorf 2005.

NICHOLSON, HELEN (HRSG.): The military orders. Bd. 2: Welfare and warfare, Aldershot 1998.

NOLTE, P.: Die Ordnung der deutschen Gesellschaft. Selbstentwurf und Selbstbeschreibung im 20. Jahrhundert, München 2000.

OEHLER, H.: Die Rettungsdienstgesetze der Länder auf dem Prüfstand, in: Ständige Konferenz für den Rettungsdienst (Hrsg.): Der Rettungsdienst auf dem Prüfstand, Nottuln 1995, S. 60-73.

ORLOWSKI, M.: Der Rettungsdienst und die Berufsfreiheit des Art. 12 Absatz 1 GG: Abkehr vom Vorrangprinzip der Hilfsorganisationen, jur. Diss., Universität Regensburg 1997.

PAUL, N./SCHLICH, T.: Einführung: Medizingeschichte. Aufgaben, Probleme, Perspektiven, in: Dies. (Hrsg.): Medizingeschichte. Aufgaben, Probleme, Perspektiven, Frankfurt/New York 1998, S. 9-21.

PRIETZ, W.: Rettungswesen in Niedersachsen. Entwicklung und derzeitiger Stand, med. Diss., Medizinische Hochschule Hannover 1995.

RAPHAEL, L.: Die Verwissenschaftlichung des Sozialen als methodische und konzeptionelle Herausforderung für eine Sozialgeschichte des 20. Jahrhunderts, in: Geschichte und Gesellschaft, 22. Jg., 1996, H. 2, S. 165-193.

RAPHAEL, L.: Geschichtswissenschaft im Zeitalter der Extreme. Theorien, Methoden, Tendenzen von 1900 bis zur Gegenwart, München 2003.

REINHARD, W.: Geschichte der Staatsgewalt. Eine vergleichende Verfassungsgeschichte Europas von den Anfängen bis zur Gegenwart, München ²2000.

RIESENBERGER, D.: Das Deutsche Rote Kreuz. Eine Geschichte 1864 - 1990, Zürich 2002.

RÖDDER, A.: Die Bundesrepublik Deutschland 1969-1990, München 2004.

ROSENBERG, P.: Möglichkeiten der Reform des Gesundheitswesens in der Bundesrepublik Deutschland, Göttingen 1975.

RUDZIO, W.: Die Neuordnung des Kommunalwesens in der britischen Zone. Zur Demokratisierung und Dezentralisierung der politischen Struktur: eine britische Reform und ihr Ausgang, Stuttgart 1968.

SCHÄFERS, B.: Sozialstruktur und sozialer Wandel in Deutschland. Mit einem Anhang: Deutschland im Vergleich europäischer Sozialstrukturen, Stuttgart 7. überarb. Auflage 1998.

SCHEIBE, M.: Auf der Suche nach der demokratischen Gesellschaft, in: Herbert, U. (Hrsg.): Wandlungsprozesse in Westdeutschland. Belastung, Integration, Liberalisierung 1945-1980, Göttingen 2002, S. 245-277.

SCHILDT, A./SYWOTTEK, A.: „Wiederaufbau" und „Modernisierung", in: Aus Politik und Zeitgeschichte, 39. Jg., 1989, H. 6-7, S. 18-32.

SCHMIEDBAUER, R.: Der Rettungsdienst/Krankentransport von privaten und nichtprivaten Anbietern. Eine Analyse am Beispiel der Johanniter-Unfall-Hilfe Regensburg e.V., unveröffentlichte Diplomarbeit, Regensburg 1998.

SCHWARZ, H.: Die Ära Adenauer. Gründerjahre der Republik 1949-1957, Stuttgart 1981.

SCHWEICKARDT, C.: Entwicklungen und Trends in der deutschen Krankenpflege-Geschichtsschreibung des 19. und 20. Jahrhunderts, in: Medizinhistorisches Journal, 39. Jg., 2004, H. 2-3, S. 197.

SEIDLER, E.: Geschichte der Medizin und der Krankenpflege, Stuttgart/Berlin/Köln ^{6}1993.

DERS./LEVEN, K. – H.: Geschichte der Medizin und der Krankenpflege, Stuttgart ^{7}2003.

SELLIN, V.: Einführung in die Geschichtswissenschaft, Göttingen 2005.

SIGL, R.: Personenbeförderungsgesetz. Handkommentar, Berlin 1962.

SIMON, C.: Historiographie. Eine Einführung, Stuttgart 1996.

SIMON, M.: Das Gesundheitssystem in Deutschland. Eine Einführung in Struktur und Funktionsweise, Göttingen u.a. 2005.

SONS, H.: Das öffentliche Gesundheitswesen in Nordrhein-Westfalen nach dem Zweiten Weltkrieg bis zur Gründung der Bundesrepublik Deutschland, phil. Diss., Universität Düsseldorf 1981.

STOLBERG, M.: Heilkundige. Professionalisierung und Medikalisierung, in: Paul, N./Schlich, T. (Hrsg.): Medizingeschichte. Aufgaben, Probleme, Perspektiven, Frankfurt/New York 1998, S. 69-86.

STOURZH, G.: Wege zur Grundrechtsdemokratie. Studien zur Begriffs- und Institutionengeschichte des liberalen Verfassungsstaates, Wien/Köln 1989.

SÜDBECK, T.: Motorisierung, Verkehrsentwicklung und Verkehrspolitik in Westdeutschland in den 50er Jahren, in: Schildt, A./Sywottek, A. (Hrsg.): Modernisierung im Wiederaufbau. Die westdeutsche Gesellschaft der 50er Jahre, Bonn 1998, S. 170-187.

SÜSS, W.: Gesundheitspolitik, in: Hockerts, H.-G. (Hrsg.): Drei Wege deutscher Sozialstaatlichkeit: NS-Diktatur, Bundesrepublik und DDR im Vergleich, München 1998, S. 55-100.

TREIBEL, A.: Einführung in soziologische Theorien der Gegenwart, Opladen 1993.

WALLMEYER, S.: Rettungssysteme international: USA, Österreich, Frankreich, in: Bertschat, F.-L./Möller, J.-H./Zander, J.F. (Hrsg.): Lehrbuch für den Rettungsdienst, Berlin/New York 1999, S. 365-367.

WASEM, J./GRESS, S.: Gesundheitswesen und Sicherung bei Krankheit und im Pflegefall, in: Schmidt, M. (Hrsg.): Bundesrepublik Deutschland 1982-1989. Finanzielle Konsolidierung und institutionelle Reform, Bd. 7, Berlin/Koblenz 2001, S. 389-440.

WECHSLER, P.: La Faculté de Médecine de la « Reichsuniversität Strassburg » (1941-1945) à l'heure nationale-socialiste, med. Diss. Universität Louis Pasteur Strasbourg 1991.

WEISZ, G.: A comparative history of medical specialization, Vortrag gehalten am 23.01.2006 im Rahmen des Medizinhistorischen Kolloquium des Instituts für Geschichte der Medizin der Universität Freiburg.

DERS.: Divide and conquer. A comparative history of medical specialization, Oxford u.a. 2006.

WILLING, M.: Fürsorge/Sozialhilfe in den Westzonen, in: Wengst, U. (Hrsg.): Die Zeit der Besatzungszonen 1945-49. Sozialpolitik zwischen Kriegsende und der Gründung zweier deutscher Staaten, Bd. 2,1, Berlin/Koblenz 2001, S. 596-621.

WOLFF, H.: Vergleichende Geschichte der medizinischen Berufsbildung. Eine Einführung für Lehrkräfte der Medizinalberufe, Eberswalde 1994.

Register

A

Adenauer, Konrad **34,** 35, 86
Ahnefeld, Friedrich Wilhelm 69f., **73,** 74, 77, 90, 109, 115, 118, 126f.
Allgemeiner Deutscher Automobilclub (ADAC) 90f., 96
Arbeiter-Samariter-Bund (ASB) 3, 7, **19, 21,** 28f., 33, 37, **38,** 39f., 43f., 48, 51, 53, 91, 94, 98, 103, 109f., 112, 117f.
Arbeitsgemeinschaft Rettungsdienst Nordwürttemberg 90
Arzteinsatzwagen, siehe auch Einsatzfahrzeuge 70
Atemspende 50f., **63,** 68, 78
Atombombe 33
Ausbildung 19f., 27, 35f., 38, 44, 47, 50f., 53, 77f., 80f., 89, 101ff., 110f., 116, 118, 120ff., 125ff.
  Grundsätze für die Ausbildung von Rettungssanitätern (520-Stunden-Ausbildung, 1977) **104,** 109, 118, 121

B

Baby-Notarztwagen, siehe auch Einsatzfahrzeuge 95
Baden-Württemberg 6, 11, 25, 38, 46, 66, 81, 85, 90ff., 94, 96ff., 102, 110, 114
Bartels, Friedhelm **117,** 118
Bauer, Karl Heinrich 61, **65f., 73,** 126
Bayern 25, 30, 85, 91f., 94, 96ff., 114
Beförderungsentgelt 48
Bereitschaftsdienst, ärztlicher 93
Berlin 19, 23, 26, 29, 38, 77, 96, 98, 121
Berufsbild, siehe auch Ausbildung 2, 14, 75, 100, 102ff., **114f.,** 116ff., **120,** 121, 127

Berufsverband der Rettungssanitäter (BVRS) 113, **115,** 116
Björn-Steiger-Stiftung 8, 11, 84ff., 94ff., 103, 115, 126
Blücher, Franz 34
Bonaparte, Napoleon 15
Bremen 25, 38, 47, 85, 96f.
Bund-Länder-Ausschuss „Rettungswesen" 104, 120
Bundesrepublik Deutschland 4f., 11, 26, 29, 33f., 36f., 39, 52, 54, 57, 61f., 70, 75, 77, 82, 86, 92, 96, 101, 109, 123, 125, 127
Bundesverband für den Rettungsdienst (BVRD), siehe auch BVRS 116
Bundeswehr 33, 76, 96
Bürkle-de la Camp, Heinrich 62, 73

C

Contzen, H. 73

D

Dänemark
  Falck's Redningskorps 19, 100
Defibrillation **63,** 64
Derra, Ernst 72
Deutsche Demokratische Republik (DDR) 25, 100
Dezentralisierung (Alliierte Besatzung) 26, **28,** 29
Dick, Wolfgang 73

E

Ehrenamt 2, 17, **40,** 117f.
Einsatzfahrzeuge
  Arztfahrzeuge
    Arzteinsatzwagen 70
    Baby-Notarztwagen 95
    Fahrbare Chirurgische Klinik 65
    Klinomobil **64, 66f.,** 70
    Notarzteinsatzfahrzeug (NEF) 110

Notarztwagen (NAW) 61, 69ff., 75, 79f., 109f.
Notfallarztwagen **64, 67f.**, 70, 77, 79
Praximobil 67
Krankenwagen 49, 70, 72, 77, 79ff., 95, 119
Rettungswagen 49, 77, 79ff., 90, 94f., 99, 108f., 119, 122
SAVE-Rettungswagen 95
Unfallrettungswagen 54, 70, 72, 77
Engelhardt, Gustav Heinz 73, 115
Erhard, Ludwig 58
Erste Hilfe 18f., 36, 38, 48, 50f., 54, **56,** 57f., 69, 75, 78, 80, 88
Esmarch, Friedrich von **18,** 74
Ewerwahn, Werner J. 72f.

F
Fahrbare Chirurgische Klinik, siehe auch Einsatzfahrzeuge 65
Farthmann, Friedhelm 120
Feuerwehr 19, **27,** 30f., **46,** 47, 64, 76, 81, 90, 93f., 97, 100, 110f., 113
Frankreich 61
Frauen 22, 36, 41, **42f.**, 54, 56, 73, **121f.**, 127
Frey, Rudolf 1, 62, 66, 71, **73,** 75, 77, 126
Friedhoff, Engelbert **67, 73,** 78, 99
Frohwein, Reinhold A. 73
Funk 54, 81, 93

G
Gehalt **40,** 99, 128
Gemeinnützigkeit 38
Genfer Konvention 37, 44
Gesetze und Verordnungen
 Gesetz über die Beförderung von Personen mit Krankenkraftwagen (Entwurf 1974) **112,** 114
 Muster für ein Ländergesetz über den Rettungsdienst (1972) **91ff.**

Personenbeförderungsgesetz (PbefG) **46,** 47, **111ff.**
Rettungsassistentengesetz (RettAssG) 120, **121,** 128
Rettungsdienstgesetze der Länder 90, 91, **92ff., 97f.**, 108, 110
Straßenverkehrsordnung (STVO) 49
Straßenverkehrszulassungsordnung (STVZO) 49
Geßler, Otto 34f.
Gewerbe 4, 17, 40, **45**
Gewerkschaft
 DAG **115,** 116, 118
 ÖTV 99, **115,** 116
Gillmann, Helmut 61, 71, 73
Gögler, Eberhard 66, **70, 73,** 74, 85, 90, 126
Gorgaß, Bodo **73,** 95, **115, 118,** 127
Großbritannien 18, 27f.
Gruber, Walter 85

H
Halmagyi, Miklos 77
Hamburg 18f., 26, 29, 38, 54, 68f., 72, 81, 97, 111
Hauptamt 2, 117
Heinemann, Gustav 34, 85
Herzog, Kurt 73, 82, 100
Herzog, Wolfgang 70, **73,** 74, 90
Hessen 25, 29, 38, 46, 94, 96f., 111
Hilfe, Schnelle Medizinische (SMH) **25**
Hilfsorganisation 7ff., 17ff., 29, 33ff., 47, 50, 53, 55, 59, 70, 74, 76f., 79, 81, 84, 88ff., 92ff., 97ff., 102ff., 107ff., 120f., 125ff.
Hippokrates 14
Hoffmann, Victor **67,** 73
Holle, Fritz 73
Hygiene 41, 45

I
Infusion 66
Intensivmedizin 64
Intubation 63, 66, 68

J

Johanniter 7, 38f., 41, 54, 75
Johanniter-Unfall-Hilfe (JUH) 3, 7, 36f., **38**, 39, 42, 44, 53, **54**, 55, 57, 84, 91, 94, 98, 103, 109, 112, 114, 119
Johanniterorden 38f.
St. John's Ambulance **18**, 19, 38f.

K

Katastrophenschutz 33, **35f.**, 38, 42, 54, 57f., 62f., 125
Killian, Hans 76
Kirschner, Martin 65
Klinomobil, siehe auch Einsatzfahrzeuge **64, 66f.**, 70
Kontrollrat, alliierter 26
Kossendey, Ludger 115
Krankenbeförderung **3**, 19, 24, 29, 44, **48**
Krankenpflege 7, 16, 19, 34ff., 40, **42**, 127
Krankenwagen, siehe auch Einsatzfahrzeuge 49, 70, 72, 77, 79ff., 95, 119
Kreuzzüge 16

L

Lamezan-Salins, Eduard Graf von 18
Larrey, Jean Dominique 15
Leber, Georg 88
Lehr, Robert 34
Lex, Hans Ritter von 34
Lick, Rainer Fritz 73
Loennecken, Sverre 73
Luftrettung
  Deutsche Rettungsflugwacht (DRF) 96
  Rettungshubschrauber 96
Luftschutz **36**, 37f., 44
Lüttgen, Roderich 77

M

Maatschappir tot Redding van Drenkelingen (Amsterdam 18. Jhdt.) 17

Malteser
  Malteser-Hilfsdienst (MHD) 3, 7, 37, **38**, 39, 44, 55, 75, 84, 91, 94, 98, 103, 109, 112
  Malteserorden 38
Medien 77, 82ff., 87, 116, 126
Medikalisierung 74
Mittelalter 16
Mundy, Jaromir Freiherr von 18

N

Nationalsozialismus **21f.**, 27, 29, 37, 39, 125
Niederlande 75
  Oranje Kreuz 75
Niedersachsen 26, 38, 46, 85, 92, 94, 96ff., 104, 125
Nordrhein-Westfalen 24, 26, 38, 46f., 68, 85, 90, 94, 96ff., 110
Normen
  DIN 13020 49
  DIN 75080 48ff., 77, 79, 90, 95
  EN 1789 49
Notarzt 68
Notarzteinsatzfahrzeug (NEF), siehe auch Einsatzfahrzeuge 110
Notarztsysteme 65, 68ff., 81, 100, 110
  Frankfurter Modell 68, 71
  Gummersbacher Modell 70f., 73, 90
  Heidelberger Modell 71
  Kompaktsystem, siehe auch Notarztwagen (NAW) 71, 110
  Ludwigshafener Modell 69, 71
  Mainzer Modell 71
  Münchner Modell 68, 71
  Rendezvous-System, siehe auch Notarzteinsatzfahrzeug (NEF) 71, 110
Notarztwagen, siehe auch Einsatzfahrzeuge 61, 69ff., 75, 79f., 109f.
Notfallarztwagen, siehe auch Einsatzfahrzeuge **64, 67**, 68, 70, 77, 79
Notruf 56, **79**, 93f.

O

Ost-West-Konflikt 5, 29, 33, 39, 58, 111, 125
Ott, Gerhard 85

P

Paramedic, siehe auch Sanitäter 100
Partei
   CDU/CSU 115
   FDP 115
   SPD 86, 88, 115
Plasmaexpander 50, **63**, 64
Polizei 19, 21, 28, 38, 41, 54f., 66, 84, 93f.
Praximobil, siehe auch Einsatzfahrzeuge 67
Preußen 20f.
Privater Rettungsdienst 44, 85, 101, 112, 118

R

Redwitz, Erich Freiherr von 72
Reichsarbeitsgemeinschaft für das Rettungswesen (1933) 21
Reichsgesundheitsrat 20
Rettungsdienstbereich 93f.
Rettungskette **69f.**
Rettungskongress 9, 20, **77**, 89, 92, 102, 112f., 117
Rettungsleitstelle 92ff.
Rettungswache 19, 53, 92, **94f.**, 108, 116
Rettungswagen, siehe auch Einsatzfahrzeuge 49, 77, 79ff., 90, 94f., 99, 108f., 119, 122
Rettungszweckverband 92
Rheinland-Pfalz 26, 29, 38, 46, 91f., 94, 96ff., 111
Rossi, Rolando 73
Rotes Kreuz 18
   Deutsches (DRK) 3, 7ff., 11, 19f., **21f.**, 23, 25ff., 33, **34**, 35f., **37f.**, 39, 44, **45f.**, 47, 51, 55, 57ff., 67, 72, 77, 79, 84f., 89ff., 94f., 97ff., 102f., 109ff., 117, 119f., 125
   Internationales (IRK) 29, 39
   Neues Deutsches (NDRK) 23
Rückspiegelrettung 80, 128

S

Saarland 4, 26, 38, 92, 94, 96ff.
Samariterbund, Deutscher 18
Sanitäter 40ff., 50f., 80, 91, 103, **110**, 116, 122, 126
Sanitäter
   Rettungsassistent/in 119f., 123
   Rettungssanitäter/in 11, 76, 80, 89, 95, 102, 104, 107, **110**, 114, **115**, 116, 118, 120ff.
   Sanitätshelfer/in 51
   Transportsanitäter 77, 80, 103, 110
Sanitätsdienst 18, 21, 26, 41f., 44, 53, 58
SAVE-Rettungswagen, siehe auch Einsatzfahrzeuge 95
Schleswig-Holstein 6, 26, 38, 47, 53, 80, 92, 94, 96ff., 108, 110
Schock **63**
Schwesternhelferin **36**, 42
Seefeld, Horst 86, **87**
Seegerer, Karl 69
Sefrin, Peter 73, **115**
Sewering, Hans-Joachim 117f.
Sondersignal **49**, 81
Spezialisierung 44
Steiger, Björn 84
Steiger, Siegfried **84**, 89f., 115
Steiger, Ute 84
Straßenverkehr 52
Stumpf, Ludwig 115
Subsidiarität 37

T

Technisches Hilfswerk (THW) 90
Tönnis, Wilhelm 62, 73
Trage
   Deutsche Einheitskrankentrage 56

Rädertrage 19, 31
Trizone 33

U
Unfallhilfsstelle (UHS) 19, **55f.**, 57, 59
Unfallrettung **3**, 5, 13, 20, 33, 37, 49f., **52,** 53f., 56, 58f., 61f., 65, 68, 70, 74, 78f., 81f., 84, 88, 90, 102, 119, 125f.
Unfallrettungswagen, siehe auch Einsatzfahrzeuge 54, 70, 72, 77
Uniform **41f.**
USA 65, 100, 111

V
Verband deutscher Rettungssanitäter e.V. 116
Verband für Erste Hilfe (Berlin 1903) 19
Verbandkasten 19, 50, 56
Verkehrssicherheitskonferenz **58,** 66, 68, **77,** 88f.
Verkehrsunfall 1, 21, 36, **52f.,** 63, 66, 82ff., 90, 97, 109

W
Wachsmuth, Werner 85
Wehrmedizin 61
Weimarer Republik **21,** 28
Weltkrieg
  Erster **20,** 21
  Zweiter 5, **23,** 24, 28, 33, 52, 61ff., 65
Wiederbelebung 50, **64,** 78, 104
Wilczek, Hans Johann Nepomuk Graf von 18
Wohlfahrtspflege 37

Z
Zentralkomitee für das Rettungswesen in Preußen (1901) 20
Zentralverband für das Rettungswesen (1910) 20
Zentralverband für das Rettungswesen, Deutscher (1926) 21
Zivildienst 117, **118,** 119
Zivilschutz **34, 36,** 125
Zukschwerdt, Ludwig 72

Medizingeschichte im Kontext

Herausgegeben von Karl-Heinz Leven

Die Reihe *Medizingeschichte im Kontext* veröffentlicht Studien, die Themen aus der Geschichte der Medizin und des Gesundheitswesens in wissenschafts- und kulturhistorischer Perspektive betrachten.
Die Reihe versteht sich zugleich als Fortsetzung der von Ludwig Aschoff 1938/39 mit zwei Heften begründeten, von Eduard Seidler 1971-1994 mit 17 Bänden weitergeführten *Freiburger Forschungen zur Medizingeschichte*. Die Bände 1 bis 11 (1999 bis 2004) wurden von Karl-Heinz Leven und Ulrich Tröhler gemeinsam herausgegeben.

Band 1 Christine Hummel: Das Kind und seine Krankheiten in der griechischen Medizin. Von Aretaios bis Johannes Aktuarios (1. bis 14. Jahrhundert). 1999.

Band 2 Cécile Mack: Henriette Hirschfeld-Tiburtius (1834-1911). Das Leben der ersten selbständigen Zahnärztin Deutschlands. 1999.

Band 3 Susanne Mende: Die Wiener Heil- und Pflegeanstalt *Am Steinhof* im Nationalsozialismus. 2000.

Band 4 Bernhard Gessler: Eugen Fischer (1874-1967). Leben und Werk des Freiburger Anatomen, Anthropologen und Rassenhygienikers bis 1927. 2000.

Band 5 Jochen Binder: Zwischen Standesrecht und Marktwirtschaft. Ärztliche Werbung zu Beginn des 20. Jahrhunderts im deutsch-englischen Vergleich. 2000.

Band 6 Cécile Mack: Die badische Ärzteschaft im Nationalsozialismus. 2001.

Band 7 Beate Waigand: Antisemitismus auf Abruf. Das Deutsche Ärzteblatt und die jüdischen Mediziner 1918-1933. 2001.

Band 8 Georg Schomerus: Ein Ideal und sein Nutzen. Ärztliche Ethik in England und Deutschland 1902-1933. 2001.

Band 9 Barbara Rabi: Ärztliche Ethik - Eine Frage der Ehre? Die Prozesse und Urteile der ärztlichen Ehrengerichtshöfe in Preußen und Sachsen 1918-1933. 2002.

Band 10 Bernd Grün / Hans-Georg Hofer / Karl-Heinz Leven (Hrsg.): Medizin und Nationalsozialismus. Die Freiburger Medizinische Fakultät und das Klinikum in der Weimarer Republik und im „Dritten Reich". 2002.

Band 11 E. Caroline Jagella: Ignaz Schwörer (1800–1860). Freiburger Geburtshelfer zwischen Romantik und Positivismus. Ein Beitrag zur Geschichte der medizinischen Ethik im 19. Jahrhundert. 2004.

Band 12 Stephan Anis Towfigh: Das Bahá'ítum und die Medizin. Ein medizinhistorischer Beitrag zum Verhältnis von Religion und Medizin. 2006.

Band 13 Nils Kessel: Geschichte des Rettungsdienstes 1945–1990. Vom „Volk von Lebensrettern" zum Berufsbild „Rettungsassistent/in". 2008.